解除不孕不育困扰

主　编

郑书翰

主　审

李淑玲　闻　姬　郑其国

编著者

（按姓氏笔画为序）

仇立波　王　钢　孙玉国

刘永选　刘海涛　刘德柱

吴　仪　郑书翰　胡传敏

黄星儒　魏守磊

金盾出版社

内 容 提 要

本书分七部分,简单介绍了不孕症的相关基础知识,重点阐述了不孕症的病因、针对病因的中西医治疗方法、不孕症的预防与优生优育、辅助生殖技术、男性因素导致的不孕不育及滨州郑氏妇科对不孕症的治疗经验。本书内容丰富,通俗易懂,方法科学实用,能帮助不孕不育者解除困扰,摆脱烦恼,更是中医爱好者和基层医务人员的良好读物。

图书在版编目(CIP)数据

解除不孕不育困扰/郑书翰主编 . —北京:金盾出版社,2016.10
ISBN 978-7-5186-0916-1

Ⅰ.①解… Ⅱ.①郑… Ⅲ.①不孕症—诊疗—普及读物
②男性不育—诊疗—普及读物 Ⅳ.①R711.6-49

中国版本图书馆 CIP 数据核字(2016)第 080468 号

金盾出版社出版、总发行
北京太平路 5 号(地铁万寿路站往南)
邮政编码:100036 电话:68214039 83219215
传真:68276683 网址:www.jdcbs.cn
封面印刷:北京印刷一厂
正文印刷:双峰印刷装订有限公司
装订:双峰印刷装订有限公司
各地新华书店经销
开本:850×1168 1/32 印张:10.75 字数:215 千字
2016 年 10 月第 1 版第 1 次印刷
印数:1~4 000 册 定价:32.00 元
(凡购买金盾出版社的图书,如有缺页、
倒页、脱页者,本社发行部负责调换)

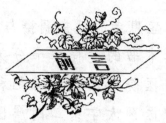

　　不孕不育已经成为临床上的常见病与多发病，并且呈逐渐增多之势，这既是医学科学需要解决的问题，同时也需要全社会努力应对，因为许多社会因素已成为不孕不育发病的诱因。编者自临床工作以来，每天都会看到许多因不孕不育来就诊的患者，她们承受着巨大的心理压力，也对自身疾病存在很多的困扰。为此，我整理了患者所提出的问题，认为其主要的困扰在于不了解不孕不育的发病原因和治疗手段。针对这些问题，我查阅了相关书籍资料，逐一做了通俗的答复，积累了一定时间便集成这本小册子。为解除更多不孕不育患者这样或那样的困扰，遂将这本小册子出版出来。本书重点介绍了不孕不育的成因，这可以解除患者心理上的困惑，鼓励她们积极配合医师，坚持治疗；本书还介绍了许多简便实用的治疗方法，可以让读者有所借鉴，也可以指导不孕症患者的日常调摄与治疗。

　　我在编辑本书的过程中十分荣幸地得到了山东大学齐鲁医院中西医结合妇科名家李淑玲教授和山东中医药大学第二附属医院生殖医学中心闻姬教授的指导,在这里谨向两位前辈道谢!在编辑过程中,还参考了许多相关书籍资料,在此郑重地向原作者致谢!

郑书翰

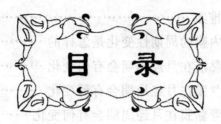

一、基础知识

1. 什么是不孕症

在这本书的开篇,我们首先要确定一下不孕症的概念,即不孕症的诊断标准。目前,高等医学院校的各版《妇产科学》教材对不孕症的诊断标准较为统一,即在夫妻双方性生活正常且男方生殖功能正常的情况下,女方未避孕 1 年以上而未怀孕者;或女方曾有孕育史,又未避孕达 1 年以上而未能怀孕者,即可诊断为不孕症。可见不孕症的诊断标准包括以下两个要点:①性生活正常,并且确定男性生殖功能正常。②未避孕超过 1 年以上而未能怀孕。参照这两个要点,自我诊断不孕症不是一件难事,但是要想逐步了解不孕症的成因及治疗方法,则需要从基础知识、具体疾病、导致不孕症的机制、治疗不孕症的具体措施等几个方面逐一论述。本书将分别论述以上几个方面,通俗而详尽地为大家介绍不孕症的原因与解决方法,以达到解除不孕症患者的心理困扰与疾病困扰的目的。

2. 不孕症是怎样分类的

根据女性既往是否有过妊娠史,不孕症可以分为原发性不孕症与继发性不孕症。原发性不孕症是指女性既往未有妊娠史而且符合不孕症的诊断条件者；继发性不孕症是指女性既往有妊娠史，又未避孕达1年以上而未怀孕者。临床上还可以依据不孕症的病因与预后不同将不孕症分为绝对不孕症与相对不孕症。绝对不孕症是指经过治疗较难治愈者，如先天生殖器官阙如者；相对不孕症指符合不孕症诊断，经过积极治疗后有希望孕育者。临床上能治疗的多是相对不孕症患者，但是随着现代辅助生殖技术的飞速发展，越来越多既往不能克服的生殖难题也得到了解决。

3. 女性外生殖器解剖结构是怎样的

女性外生殖器位于两股之间，包括阴阜、大小阴唇、阴蒂、阴道前庭等组织。

从解剖位置来看，位于女性外生殖器最前面的是阴阜。阴阜为耻骨联合前方的皮肤隆起之处，此处皮下脂肪组织丰富，青春期时此处会生长出呈倒三角状分布的阴毛。大阴唇起自阴阜，向后延伸到会阴，在两股之间纵行隆起。大阴唇的外侧为皮肤，有色素沉着并长有阴毛，内侧面则湿润似黏膜。未产妇的两侧大阴唇常自然合拢，产后会向两侧分开，绝经后大阴唇萎缩。小阴唇是位于两侧大阴唇内侧的一对较薄的皮肤皱襞，表面湿润，通常为褐色，无阴毛生长，但富含神经末梢。阴蒂位于两侧小阴唇顶端下方，主要由海绵体构成，可以勃起，是女性的性兴奋器官。前面的阴蒂、两侧的小阴唇和后面的阴唇系带（大小阴唇在后端融合并于正中线处形成阴唇系带)所围成的一个菱形区域称为阴道前庭,这一区域内有前庭球、前庭大腺、尿道外口和阴道口等解剖结构。前庭大腺的腺管细长,开口于小阴唇与阴道处女膜之间的沟内,性兴奋时前庭大腺会分泌黏液以起到润滑作用。尿道外口位于阴蒂头后下方,阴道口位于尿道外口的后下方。阴道口周缘覆有一层较薄的黏膜皱襞称为处女膜,中央常有一小孔,小孔的形状与大小可因人而异,处女膜可因性交与剧烈的运动而破裂。

4. 阴道解剖结构是怎样的

阴道位于女性内生殖器的最下端,是女性完成性交的主要器官,也是月经血排出及胎儿娩出的通道。阴道位于真骨盆下部中央,是一个上宽下窄的管道,阴道后壁长于阴道前壁。阴道上端能够将宫颈包绕,下端开口于阴道前庭后部。由于阴道上端能够完全地包绕宫颈,所以在宫颈与阴道之间形成了一个圆周状隐窝,称为阴道穹隆。

阴道壁的组织结构自内向外由黏膜、肌层和纤维组织膜构成。黏膜层由复层扁平上皮覆盖,没有腺体分布,呈淡红色,有许多横行的皱襞,使得阴道具有很大的伸展性,受性激素的影响可有周期性的变化。肌层由两层平滑肌构成,内层的平滑肌呈环行分布,外层平滑肌层呈纵行分布,纤维组织膜与肌层紧密粘贴。

5. 子宫解剖结构是怎样的

子宫是产生月经和孕育胚胎、胎儿的器官。子宫位于阴道上方的盆腔中央，是一个有腔壁厚的肌性器官，呈前后略扁的倒鸭梨形状，前贴膀胱，后靠直肠，其下端深入阴道，两侧分布有输卵管和卵巢。成年女性的子宫重约 50 克，长 7～8 厘米，宽 4～5 厘米，厚 2～3 厘米，容量约有 5 毫升。子宫上部较宽称为宫体，宫体的顶部称为宫底，宫底的两侧称为宫角，子宫下部较窄呈圆柱状的部分称为宫颈。宫体与宫颈的比例可因年龄的差异而不同，女性儿童期宫体与宫颈的比例为 1∶2，成年女性这一比例为 2∶1，老年女性这一比例为 1∶1。

宫腔即为子宫的内腔，呈上宽下窄的倒三角形，两侧通输卵管，尖端朝下通宫腔管。宫体与宫颈之间有一段狭窄部分，称为子宫峡部，在非孕期此部分长约 1 厘米，怀孕后这部分会逐渐伸展变长，妊娠末期可达 7～10 厘米，形成子宫下段，成为软产道的一部分。子宫峡部上端因解剖上狭窄而被称为解剖学内口，而下端因在此处的子宫内膜转化为宫颈黏膜而被称为组织学内口。宫颈位于子宫峡部以下，内腔呈梭形，称为宫颈管，成年女性宫颈管长 2.5～3 厘米，其下端为宫颈外口，通向阴道。宫颈上 2/3 在阴道上部称为宫颈阴道上部；宫颈下 1/3 伸入阴道内称为宫颈阴道部。有过分娩史的妇女宫颈外口由于分娩会产生"一"字形横裂。

宫体与宫颈的组织结构是不同的。宫体壁由三层组织构成,由内向外分别为子宫内膜层、肌层和浆膜层。子宫内膜层位于子宫腔与子宫肌层之间,而且子宫内膜层又可以分成三层,分别为致密层、海绵层和基底层。子宫内膜表面(即靠近宫腔面)的 2/3 为致密层和海绵层,统称为功能层,功能层在卵巢性激素的作用下会产生周期性的增殖与脱落,脱落后可以随经血排出;子宫内膜靠近子宫肌层的 1/3 为基底层,不受卵巢性激素的影响,不发生周期性的脱落。子宫肌层较厚,非孕时厚约 0.8 厘米,由大量的平滑肌束和少量的弹力纤维组成。子宫肌层也可以分为三层,内层肌纤维呈环形排列,中层肌纤维呈交叉状排列,外层肌纤维呈纵行排列。子宫浆膜层即为覆盖宫底部及其前后面的腹膜。在子宫前面的腹膜向前反折覆盖膀胱,形成了膀胱子宫陷凹;在子宫后面的腹膜会沿子宫壁向下,至宫颈后方及阴道后穹隆再折向直肠,形成直肠子宫陷凹(也称为道格拉斯陷凹),此处陷凹为女性腹腔内的最低点。

宫颈主要由结缔组织构成,含有少量平滑肌纤维、血管及弹力纤维。宫颈管黏膜为单层高柱状上皮,黏膜内腺体分泌碱性黏液,形成可以堵塞宫颈管的黏液栓,将宫腔与阴道隔离开来,保护子宫免受外来细菌及病毒的侵害。黏液栓成分及性状受性激素影响而发生周期性的变化。宫颈阴道部由复层扁平上皮覆盖,表面光滑。宫颈外口柱状上皮与鳞状上皮交界处是宫颈癌的好发部位。

子宫在盆腔内主要依靠 4 对韧带固定位置,即阔韧带、圆韧带、主韧带及宫骶韧带。阔韧带即为位于子宫两侧呈翼状的双层腹膜皱襞,起自子宫侧缘向两侧延伸达盆壁而成,它能够限制子宫向两侧倾斜。阔韧带有前、后两叶,其上端游离,包裹输卵管并有支持卵巢的作用。圆韧带起自两侧宫角的前面、输卵管近端的稍下方,在阔韧带前叶的覆盖下向前外侧走行,到达两侧骨盆侧壁后,经腹股沟止于大阴唇前端,它能够维持子宫前倾位置。主韧带位于阔韧带下部,横行于宫颈两侧和骨盆侧壁之间,由坚韧的平滑肌和结缔组织纤维束组成,它是固定宫颈位置、防止子宫下垂的主要结构。宫骶韧带即为从宫颈后面的上侧方(相当于宫颈组织学内口的水平)向两侧绕过直肠到达第2、3骶椎前面的筋膜,将宫颈向后、向上牵引以维持子宫处于前倾位置。

6. 输卵管解剖结构是怎样的

很多人会顾名思义地认为输卵管是输送卵细胞(也可称作卵子)的通道,这样理解并不十分准确,事实上输卵管是精子与卵子相遇并完成受精的场所,受精后输卵管会将受精卵输送至宫腔内着床孕育。

输卵管左右各有一条,是细长而弯曲的肌性管道,内侧与子宫两角相连通,外端游离呈伞状被称作伞端,与卵巢接近。输卵管全长8~14厘米,由内向外可分为间质部、峡部、壶腹部和伞端4个部分。间质部为输卵管进入子宫壁内的部分,所以也被称作输卵管子宫部,狭窄而短,长约1厘米。峡部位于间质部外侧,管腔较窄,细而较直,长为2~3厘米。壶腹部在峡部外侧,管腔较宽大且弯曲,长5~8厘米,内有丰富的皱襞。伞端为输卵管的末端,开口于腹腔,因游离端有许多长1～1.5厘米的须状组织而呈伞状,这些须状组织有"拾卵"作用。伞端捡拾卵子后,卵子在壶腹部内进行分裂,并停留在壶腹部-峡部交界处,等候受精,受精后即可形成受精卵,受精卵随着输卵管蠕动的方向通过峡部进入宫腔着床妊娠,这一系列过程必须完美的配合才能获得正常妊娠。

　　输卵管各部的横断面可以分作3层。外层为浆膜层,是腹膜的一部分,即上文所讲的阔韧带上缘。中层为平滑肌层,由内环形、外纵行的两层平滑肌组成。输卵管肌层在卵巢性激素的作用下会产生由外侧向内侧的收缩蠕动,这样的收缩方向可以协助伞端拾卵并帮助运输受精卵到子宫腔内,同时还具有阻止经血逆行和防止感染向腹腔内播散的作用。内层为黏膜层,由单层高柱状上皮覆盖,上皮细胞可分为纤毛细胞、无纤毛细胞、楔状细胞及未分化细胞4种。纤毛细胞的纤毛摆动有助于运送卵子及受精卵;无纤毛细胞有分泌作用;楔形细胞可能为无纤毛细胞的前身;未分化细胞亦称游走细胞,为上皮的储备细胞,其他上皮细胞可能由它产生或补充。输卵管肌肉的收缩和黏膜上皮细胞的形态、分泌及纤毛摆动均受性激素影响而产生周期性变化。

7. 卵巢解剖结构是怎样的

　　卵巢左右各一,呈扁椭圆形,位于输卵管伞端的后下方,是女性产生和排出卵子并分泌性激素的器官。青春期前,卵巢表面光滑;青春期出现排卵后,其表面逐渐凹凸不平,且呈灰白色。卵巢体积随年龄不同而会有较大差异,成年妇女的卵巢约有4厘米×3厘米×1厘米大小,重5～6克,绝经后卵巢会逐渐萎缩、变硬。卵巢前缘有卵巢系膜附着,其连接于阔韧带后叶的部位称卵巢门,卵巢血管与神经即经此处出入卵巢。卵巢外侧以卵巢悬韧带连于骨盆壁,内侧以卵巢固有韧带与子宫连接,两侧的韧带有固定卵巢位置的作用。

卵巢表面由单层立方上皮覆盖,称为生发上皮,上皮的深面有一层致密纤维组织称为卵巢白膜;再往内为卵巢实质,卵巢实质可以分皮质和髓质。皮质在外层,是卵巢的主体,内由大小不等的各级发育卵泡、黄体和它们退化形成的残余结构及间质组织组成,皮质是卵细胞发育至成熟的场所,并具有分泌女性激素的作用;髓质在中心,内无卵泡,但含有丰富的血管、神经、淋巴管及少量与卵巢悬韧带相连续、对卵巢运动有作用的平滑肌纤维。

8. 卵泡的数目有多少

卵泡是由卵细胞及其周围的内分泌细胞所构成的,在卵巢皮质内储存及发育,这是女性的生殖单位。女性在出生时,卵巢皮质内即储存了大量的始基卵泡,待青春期后这些卵泡会逐渐成熟、依次发育,女性在出生后不会再有新的卵泡形成,所以女性的卵泡数目只可能减少而不会增加。通常而言,女性在胚胎6周后原始性腺开始发育,到胚胎8～10周时性腺组织会出现卵巢的结构。胎儿时期体内的原始生殖细胞分化为初级卵母细胞,性索皮质的扁平细胞围绕卵母细胞构成始基卵泡。胚胎20周时,始基卵泡的数量最多可达到700万个,以后发生退化闭锁而致卵泡数量逐渐减少,新生儿出生时卵泡的总数减少约200万个。青春期前,50%~70%的卵泡会在发育的各个阶段发生退化而闭锁,仅有少数卵泡能发育成排卵前卵泡(即成熟卵泡)。青春期女性每侧卵巢约有83 000个卵泡;35岁左右时,由于卵泡闭锁和排卵,每侧卵巢仅剩约30 000个卵泡;到58岁时,每侧卵巢仅剩不足1 000个卵泡。

女性进入青春期后,卵泡发育成熟的过程需要依赖于促性腺激素的刺激。通常每月会发育一批卵泡,一般只有一个优势卵泡可以完全成熟并排出卵子,其余的卵泡在发育不同阶段通过细胞凋亡机制而自行退化,女性一生中一般只有400~500个卵泡可以发育成熟并排卵。

9. 卵泡发育过程是怎样的

根据卵泡的形态、大小、生长速度和组织学特点,卵泡的生长发育过程可以分为始基卵泡、窦前卵泡、窦状卵泡和排卵前卵泡4个阶段。

始基卵泡是由一个停留于减数分裂双线期的初级卵母细胞及包绕其周围的单层梭形前颗粒细胞而组成,直径约50微米。始基卵泡在胚胎时期形成,并储存在卵巢皮质内。

卵泡发育到窦前卵泡时,包绕卵母细胞的梭形前颗粒细胞变为单层柱状颗粒细胞,卵母细胞开始增大并分泌糖蛋白,在其周围形成透明带,这时候的卵泡直径约200微米,此即为初级卵泡。随着卵泡的发育,包绕卵母细胞的颗粒细胞由单层逐渐增殖为多层,外围的间质细胞包绕形成卵泡膜的内、外层,颗粒细胞层与卵泡膜层之间出现了基膜层,此时的卵泡便发展到次级卵泡的阶段。这个阶段卵泡的颗粒细胞上会出现卵泡发育所必需的3种特异性受体,即卵泡刺激素(FSH)受体、雌激素(E)受体和雄激素(T)受体,在卵泡的内膜上出现了黄体生成素(LH)受体,窦前卵泡已经具备了合成性激素的能力。

当卵泡发育到窦状卵泡时,卵泡直径将增至500微米,并在雌激素和卵泡刺激素的持续影响下产生卵泡液,颗粒细胞间积聚的卵泡液增加,最后融合形成卵泡腔。在卵泡刺激素的作用下,窦状卵泡的颗粒细胞获得黄体生成素受体,并在黄体生成素协同作用下,产生大量的雌激素。

排卵前卵泡即为成熟卵泡(也可称作格拉夫卵泡),顾名思义,即指发育成熟的卵泡,这是卵泡发育的最后阶段。在这一时期,卵泡的卵泡液急骤增加,卵泡腔和卵泡体积显著增大,直径可达15～20毫米。此时的卵泡向卵巢表面突出,准备排卵。自月经第一天至卵泡发育成熟,称为卵泡期,一般需10～14天时间。

10. 什么是排卵

排卵即指卵细胞排出卵巢的过程。排卵前,成熟卵泡会分泌较大量的雌激素,从而对下丘脑的分泌功能产生正向反馈作用,促使下丘脑会分泌、释放出大量的促性腺激素释放激素(GnRH),进而刺激垂体分泌、释放大量的促性腺激素(卵泡刺激素和黄体生成素)并出现峰值。在黄体生成素(LH)排卵峰的作用下,排卵前卵泡能够产生少量黄体酮。黄体生成素和卵泡刺激素排卵峰与黄体酮协同作用,激活卵泡液内蛋白溶酶活性,溶解卵泡壁隆起的尖端部分,形成排卵孔,卵细胞即可由此排出。同时,排卵前卵泡液中前列腺素会显著增多,前列腺素能够促进卵泡壁释放蛋白溶酶,也能够促使卵巢内平滑肌收缩,以助于卵细胞的排出,排卵时随卵细胞同时排出的还有放射冠、透明带及少量卵丘内的颗粒细胞。排卵多发生在下次月经来潮前 14 天左右。

11. 排卵时自身有感觉吗

通常来说,女性对排卵的过程并没有明显的自身感觉,仅有个别人会在排卵时出现下腹部的轻微疼痛、腰痛等自觉症状,但很难依据这样的症状来断定为排卵,还有一部分女性会在排卵前后出现性欲的改变、白带的增多、少量的阴道出血等现象。以上这些现象多不会影响正常的起居生活,持续较短时间即可自行恢复,通常不需要就诊治疗,但如果上述现象出现程度的加重或持续时间的延长,需及时到妇科门诊就诊,积极治疗。

12. 排卵后卵子在体内能存活多少时间

排卵后 15～18 小时的卵子受精能力最强,并能维持受精能力达 30 小时左右,随后卵子开始出现变性,受精能力迅速减弱并消失。射入女性阴道内的精子最长可以存活 4～5 天,具有较强受精能力的时间为 1～2 天。所以,在女性排卵前后 1～2 天的性生活才有可能受孕。掌握卵子和精子在女性体内的存活时间对指导不孕症患者的同房时机有一定的意义。

13. 什么是黄体

排卵后随着卵泡液的流出,卵泡腔内的压力逐渐下降,卵泡壁随之塌陷,卵泡膜的血管壁破裂会使得血液流入塌陷的膜内,凝成血块。同时,卵泡壁上的排卵口迅速被纤维蛋白所封闭,留在泡内的颗粒细胞增生变大,胞质内出现黄色颗粒状的类脂质,这些细胞称为颗粒黄体细胞,此时即形成了黄体,其因外观为黄色而得名。伴随颗粒细胞增生的过程,卵泡壁的结缔组织和毛细血管伸入黄体中心,形成放射状排列的间隔,所以黄体的外观呈花瓣状。卵泡内膜随着结缔组织和毛细血管伸入黄体而分布于黄体的四周,卵泡内膜细胞较小,也含有黄色颗粒,叫作卵泡膜黄体细胞。排卵后 7～8 天(即月经周期的第 22 天左右)黄体发育达到高峰,形成成熟黄体。成熟黄体的直径一般为 1～3 厘米,约占卵巢体积的 1/3,并不同程度地凸现在卵巢表面,成熟黄体能分泌雌激素和孕激素。如果卵子受精,黄体能维持分泌功能到妊娠后 4～6 个月,此时黄体称为妊娠黄体。如果卵子未受精,排卵后 9～10 天(即月经周期的第 24 天左右)黄体开始退化,血管减少,细胞萎缩,且有玻璃样变及脂肪性变,黄色逐渐消退。在正常月经周期内,黄体可维持分泌功能12～16天,平均为14天。黄体退化后,由于黄体不再分泌孕激素,所以过4～6天后即可见到月经来潮,也就是说,月经规律来潮的基础是由于孕激素规律性地撤退所引起的。与此同时,卵巢中又有新的卵泡发育,开始新的周期,前一个周期的黄体需要经过8～10周才能完全退化,最后被吸收,外观变为白色。

14. 卵巢是怎样分泌激素的

卵巢合成及分泌的性激素均为甾体激素,属于类固醇激素,主要包括雌激素、孕激素和少量雄激素。

卵巢雌激素的合成是在黄体生成素和卵泡刺激素的共同作用下,由卵泡膜细胞和颗粒细胞共同完成的。卵泡膜细胞上的黄体生成素受体与黄体生成素结合后,使卵泡膜细胞内的胆固醇转化为睾酮和雄烯二酮,睾酮和雄烯二酮透过基底膜从卵泡膜细胞进入颗粒细胞内。颗粒细胞上的卵泡刺激素受体与卵泡刺激素结合后激活颗粒细胞内的芳香化酶活性,将睾酮和雄烯二酮分别转化为雌二醇和雌酮,此即为雌激素合成的主要过程。

雌激素在卵泡开始发育时分泌量很少,到月经第7天,卵泡分泌雌激素的量迅速增加,并于排卵前达到高峰。排卵后卵泡液中的雌激素会释放至腹腔,使血液循环中的雌激素出现暂时的下降,但排卵后1～2天黄体开始分泌雌激素,使循环中的雌激素水平又逐渐上升,在黄体成熟时,循环中的雌激素量会形成低于排卵前高峰的第 2 个高峰。此后,黄体萎缩,雌激素水平迅速下降,在月经期达到最低水平。

孕激素以黄体酮为主,黄体酮又被称作孕酮。在卵泡期早期,卵巢不合成黄体酮,当黄体生成素排卵峰出现时,排卵前卵泡的颗粒细胞会出现黄素化,激活胆固醇侧链裂解酶、17α-羟化酶等,使胆固醇转化为黄体酮,开始分泌少量黄体酮。排卵后,由于血管侵入颗粒细胞层,使黄体颗粒细胞内合成黄体酮的胆固醇增加而使黄体酮分泌量逐渐增加,并得以释放到血液循环中,到黄体成熟时,黄体酮分泌量达最高峰,以后逐渐下降,至月经来潮时下降到卵泡期水平。

女性的雄激素主要为睾酮和雄烯二酮,大部分来自肾上腺分泌,小部分来自卵巢分泌,来自卵巢的雄激素由卵泡膜和卵巢间质合成。排卵前在黄体生成素的作用下,卵巢合成雄激素会有所增多。

15. 卵巢分泌的性激素主要作用是什么

卵巢所分泌的雌激素、孕激素和雄激素各有不同的生理作用。

(1)雌激素作用:其作用比较广泛,雌激素受体除分布在女性生殖道及乳腺外,还存在于肝脏、骨骼、心脏、血管等器官。就女性生殖系统而言,雌激素有如下作用:①可以促进子宫肌细胞增生和肥大,使子宫肌层增厚,增进血液循环,促进和维持子宫发育,能够增加子宫平滑肌对缩宫素的敏感性。②能使子宫内膜腺体和间质增殖、修复。③使宫颈口松弛、扩张。④使宫颈黏液分泌量增加,性状变稀薄,富有弹性,呈易拉丝状,而精子可以顺利通过。⑤可以促进输卵管肌层发育及上皮的分泌活动,并能加强输卵管平滑肌节律性收缩振幅,有利于卵细胞或受精卵向子宫方向运动。⑥使阴道上皮细胞增生和角化,黏膜变厚,增加其细胞内糖原含量,使阴道维持酸性环境。⑦使阴唇发育丰满,色素加深,并协同卵泡刺激素促进卵泡发育,雌激素还可以促使乳头、乳晕着色。除此之外,雌激素能促进肾对水钠的重吸收,形成水钠潴留;促进肝脏高密度脂蛋白合成,抑制低密度脂蛋白合成,降低血液循环中胆固醇水平;维持和促进骨基质代谢。

(2)孕激素:孕激素通常在雌激素作用的基础上发挥作用,孕激素的主要生理功能有:①能够降低子宫平滑肌兴奋性及其对缩宫素的敏感性,抑制子宫收缩,有利于胚胎及胎儿在宫内生长发育。②使子宫内膜从增殖期转化为分泌期,为受精卵着床做准备。③使宫颈口闭合,黏液分泌量减少,性状变黏稠。④抑制输卵管平滑肌节律性收缩频率和振幅。⑤促进乳腺小叶及腺泡发育。⑥孕激素对下丘脑体温调节中枢有兴奋作用,可使基础体温在排卵后升高 0.3℃～0.5℃,临床上可以此判定排卵日期,也是妇产科门诊常用的判定排卵与黄体功能是否健全的简便方法。同时,孕激素能够促进水钠排泄,防止水钠潴留。

(3)雄性激素:女性的雄激素多自青春期以后分泌量增加,以促使阴蒂、阴唇和阴阜的发育,促进阴毛、腋毛的生长。但雄激素分泌过多会对雌激素产生拮抗作用,从而减缓子宫及子宫内膜的生长及增殖,抑制阴道上皮的增生和角化。在机体代谢方面,雄激素能促进蛋白质合成,促进肌肉生长,并刺激骨髓中红细胞增生。在性成熟期前,雄激素促使长骨骨基质生长和钙的保留;性成熟后可导致骨骺关闭。同时,雄激素可调节女性的性欲。

16. 什么是下丘脑-垂体-卵巢轴

女性之所以存在规律的排卵与月经周期,主要依赖于由下丘脑、垂体和卵巢所构成的激素调节轴,称为下丘脑-垂体-卵巢轴。简而言之,下丘脑所分泌的促性腺激素释放激素能够促使垂体分泌促性腺激素(黄体生成素、卵泡刺激素),促性腺激素可以作用于卵巢以调控卵巢分泌性激素。同时,这三者又存在着相互之间正负反馈作用,正反馈时会起到促进相应腺体分泌的作用,负反馈时会起到抑制相关腺体分泌的作用,所以下丘脑、垂体与卵巢之间存在着相互调节、相互制约的关系,从而形成完整而又协调的神经内分泌系统。性成熟后女性即是在这样严密规则的神经内分泌系统调节下形成规律的排卵与月经。

17. 下丘脑-垂体-卵巢轴如何调节女性的月经和排卵

下丘脑是下丘脑-垂体-卵巢轴的启动中心,能够脉冲式(脉冲间隔为60~90分钟)地分泌促性腺激素释放激素。促性腺激素释放激素分泌后,通过垂体门脉系统输送到垂体,刺激垂体分泌促性腺激素和垂体泌乳素，由于垂体在下丘脑脉冲式的分泌下起反应，所以垂体的分泌也呈脉冲式分泌。垂体分泌的促性腺激素包括卵泡刺激素和黄体生成素。卵泡刺激素是卵泡发育所必需的激素，主要生理作用是促进窦前卵泡及窦状卵泡的生长发育，并且激活颗粒细胞芳香化酶，促进雌激素的合成与分泌，调节优势卵泡的选择和非优势卵泡的闭锁。在卵泡期晚期，卵泡刺激素与雌激素协同，诱导颗粒细胞生成黄体生成素受体，为排卵及黄体生成做准备。黄体生成素的主要生理作用是在卵泡期刺激卵泡膜细胞合成雄激素，为雌激素的合成提供底物，并于排卵前促使卵母细胞进一步成熟及完成排卵；在黄体期黄体生成素又能够维持黄体功能，促进黄体合成与分泌孕激素、雌激素。垂体分泌的泌乳素具有促进乳汁合成的功能。

下丘脑、垂体调控着卵巢合成与分泌性激素，同时卵巢分泌的性激素对下丘脑和垂体也具有反馈作用。在卵泡期，循环中的雌激素浓度较低，此时雌激素会抑制下丘脑、垂体的分泌，起负反馈的作用。随着卵泡发育，雌激素水平逐渐升高，负反馈作用会逐渐加强，循环中卵泡刺激素浓度继续下降。但在卵泡发育接近成熟时，卵泡分泌的雌激素达高峰，当循环中雌激素浓度≥200皮克/毫升时，能够促进下丘脑和垂体的分泌功能，此时则起到正反馈的作用，促性腺激素分泌量增多，从而形成了排卵前黄体生成素，即卵泡刺激素。分泌高峰。排卵后，卵巢中形成黄体，黄体开始合成并分泌雌激素和孕激素，雌、孕激素的分泌又可以抑制垂体的分泌以起到负反馈作用，从而使得卵泡刺激素、黄体生成素合成和分泌又受到抑制,进而抑制卵泡发育。黄体萎缩时,循环中雌、孕激素会下降,雌、孕激素对垂体的抑制作用会逐渐解除,从而使黄体生成素、卵泡刺激素分泌量回升,卵泡又开始发育,新的卵巢周期开始,与此同时,子宫内膜失去雌、孕激素的支持而坏死、脱落、出血,也就形成了月经。所以,月经来潮既是一个卵巢周期的结束,又是一个新的卵巢周期的开始。

正是由于下丘脑-垂体-卵巢轴各部分间的协调合作,才保证了女性的生理周期与部分女性生殖器官结构的周期性变化。当女性具备了规律的生理周期时,也就标志着女性的性成熟,更是女性能够完成孕育任务的重要基础。

18. 子宫内膜的周期性变化是怎样的

通过上文的论述,我们认识到子宫内膜可以分为基底层和功能层。基底层靠近子宫肌层,不受卵巢激素周期性变化的影响,在月经期不发生脱落;功能层会受卵巢性激素的影响出现周期性变化,女性在未受孕时子宫内膜功能层会出现周期性地增生与脱落,子宫内膜脱落时即形成月经。在一个正常的月经周期中,子宫内膜的变化周期可分为增殖期、分泌期和月经期3个阶段。现以月经周期28天为例,简要介绍这3个阶段。

子宫内膜增殖期为月经周期第5~14天,相当于卵泡由始基卵泡发育至成熟卵泡的阶段。这一阶段在雌激素作用下,子宫内膜腺体和间质细胞呈增殖状态,子宫内膜的厚度会逐渐增加。子宫内膜分泌期为月经周期第15～28天,相当于黄体期,即黄体形成并持续合成分泌雌、孕激素的阶段。雌激素的分泌使内膜继续增厚,并在孕激素作用下,子宫内膜呈分泌反应,这一阶段的子宫内膜里的血管会迅速增加,血管形态更加弯曲,子宫内膜内的间质组织疏松水肿。此时子宫内膜厚且松软,含有丰富的营养物质,有利于受精卵的着床。月经期为下次月经周期第1～4天,由于孕激素和雌激素的撤退,子宫内膜功能层从基底层崩解脱离,并且内膜组织变性、坏死。变性、坏死的内膜与血液相混排出即形成了月经血,所以月经血中常掺杂有子宫内膜碎片。

19. 宫颈黏液在月经周期会有何变化

上文已经提到,宫颈管内的腺体会分泌碱性的黏液形成黏液栓,黏液栓可以堵塞宫颈管,有效地防止外界病原菌的侵入,保护子宫内环境的稳定,但黏液栓的成分及性状会在卵巢性激素的影响下出现周期性的变化。月经来潮后,体内雌激素浓度降低,宫颈管分泌的黏液量很少,卵泡期雌激素分泌不断增多,宫颈黏液分泌量也不断增加,至排卵期时宫颈黏液变得稀薄、透明,且可拉丝,拉丝度可达10厘米以上。这时宫颈外口增大、变圆,呈"瞳孔"样。若此时将宫颈黏液行涂片检查,干燥后镜下可见羊齿植物叶状结晶,这种结晶在月经周期第6～7日即可开始出现,到排卵期最为典型。宫颈黏液在这一时期出现这样的变化有利于男性精子穿过宫颈进入宫腔、输卵管内完成受精。排卵后受孕激素影响,黏液分泌量逐渐减少,质地变得黏稠且浑浊,拉丝度差,拉丝时容易断裂,此时涂片检查发现羊齿植物叶状结晶逐渐模糊,到月经周期第 22 日左右时这种结晶会完全消失。临床上检查宫颈黏液,可以了解卵巢功能状态,并能推测大致的排卵时间。

宫颈黏液是由含糖蛋白、血浆蛋白、氯化钠和水分组成的水凝胶。在月经前后,宫颈黏液中的氯化钠含量较低,而在排卵期时氯化钠的含量会大大增加,由于宫颈黏液为等渗液,氯化钠比例的增加势必导致水分比重的相应增加,所以排卵期的宫颈黏液稀薄且量多。宫颈黏液中还含有糖蛋白,排列呈网状,排卵时在雌激素的影响下网眼会变大,从而有利于精子通过。雌、孕激素对宫颈黏液的调节作用,使宫颈在月经周期中对精子穿透发挥生物阀作用。

20. 阴道黏膜在月经周期会有何变化

阴道上皮是由复层扁平上皮所构成的,可以分为底层、中层和表层 3 个部分。排卵前,阴道上皮在雌激素的作用下,底层细胞逐渐增生,且逐渐演变为中层细胞和表层细胞,使得阴道上皮逐渐增厚,同时表层细胞出现角化,排卵时表层细胞角化最为明显。阴道上皮细胞内富含糖原,糖原可以被寄生在阴道内的乳酸杆菌分解为乳酸,使阴道保持一定酸度,这样可以防止许多致病菌的繁殖与侵入,以保护阴道环境的稳定。排卵后,由于孕激素的大量分泌,阴道表层细胞在孕激素的作用下会逐渐脱落,从而出现阴道黏膜的变薄。

阴道上段黏膜对性激素的反应最敏感,临床上可以通过检查阴道上 1/3 段阴道侧壁脱落细胞以了解体内雌激素浓度和有无排卵。

21. 输卵管黏膜在月经周期会有何变化

我们已经知道,输卵管黏膜主要由非纤毛细胞和纤毛细胞组成,这些组织在月经周期中会受到雌、孕激素的作用而出现周期性的变化。卵泡期时,由于雌激素的大量分泌,输卵管黏膜上皮纤毛细胞会逐渐生长,体积逐渐增大;非纤毛细胞分泌增加,这都为卵子和受精卵的运输和种植做了必要地准备,同时雌激素还可以促进输卵管的发育及输卵管肌层的节律性收缩。排卵后孕激素的大量分泌会导致输卵管收缩速度增加,但收缩频率将降低。同时,孕激素可抑制输卵管黏膜上皮纤毛细胞的生长,减低输卵管黏膜分泌细胞分泌黏液的功能。输卵管黏膜的周期性变化是为了保证受精卵在输卵管内的正常运行。

22. 月经是什么

月经是指伴随卵巢周期性排卵而出现的子宫内膜周期性脱落及出血,规律月经的出现是女性生殖功能成熟的主要标志。月经的首次来潮为月经初潮,初潮年龄多在 13～14 岁,可早至 11～12 岁。月经初潮的早或迟主要受遗传因素控制,营养、体重也起重要作用。近年以来,月经初潮年龄有提前趋势,许多 10 岁左右的女孩就出现了月经初潮现象,这可能与现代儿童的营养、饮食、作息等原因有关。

23. 正常的月经血是怎样的

月经血通常呈暗红色,这是因为经血中除去血液外,还有子宫内膜碎片、宫颈黏液及脱落的阴道上皮细胞。月经血中含有前列腺素和大量纤溶酶,由于纤溶酶对纤维蛋白的溶解作用,使得月经血不会凝固,只在出血较多时出现血凝块。

正常的月经具有周期性。出血的第 1 天为月经周期的开始,相邻两次月经第 1 天的间隔时间为一个月经周期。月经周期一般为 21～35 天,平均 28 天。每次月经持续的时间称为经期,一般为 2～7 天,以 3～5 天最为多见。一次月经的总失血量为经量,正常经量为 30～50 毫升,超过 80 毫升即为月经过多。实际临床中较难精准测量一次月经的出血量,通常认为浸透 1 片卫生巾的血量约为 10 毫升,并以此标准来估测女性的月经量是否正常。女性在月经期通常无特殊症状,但由于经期盆腔充血及前列腺素的作用,有些妇女会出现下腹部及腰骶部的下坠或子宫收缩痛,并可出现腹泻等胃肠功能紊乱症状,这些症状通常程度不重,并在月经干净后即缓解,常不需要治疗。少数妇女在经期还有头痛及轻度神经系统不稳定的症状。

24. 有月经就一定有排卵吗

通常来讲,健康的育龄期妇女的月经是伴随着正常排卵周期而规律来潮的,所以规律的月经来潮往往标志着有规律的排卵出现。部分青春期和围绝经期的女性虽有月经来潮,但是卵细胞常难排出,甚至卵泡在发育过程中退化,这是由于青春期和围绝经期妇女的下丘脑-垂体-卵巢轴功能不稳定而产生的生理性无排卵月经。育龄期妇女也偶见这样的情况,常可自行恢复,不作为疾病讨论。但是,某些疾病也可以导致妇女虽无排卵但有规律的月经,这种无排卵的规律月经常造成不孕症诊疗过程中的漏诊,需要临床医生与患者共同注意。

25. 基因是什么

在分子遗传学水平上,基因是指一段能够编码一条肽链氨基酸顺序的 DNA(脱氧核糖核酸),所以说基因的本质就是 DNA。DNA 是由核苷酸构成的聚合物,核苷酸又由磷酸、脱氧核糖和碱基所构成。核苷酸依靠不同的碱基可以分成 4 种,分别是腺嘌呤(A)核苷酸、鸟嘌呤(G)核苷酸、胞嘧啶(C)核苷酸和胸腺嘧啶(T)核苷酸。

两条 DNA 链通过碱基间的相互配对联系在一起,并形成双螺旋结构,碱基间的配对有着严格的规律,腺嘌呤核苷酸只能与胸腺嘧啶核苷酸相互配对、鸟嘌呤核苷酸只能与胞嘧啶核苷酸相互配对。通过碱基之间严格的配对关系而形成双螺旋的两条 DNA 单链,彼此是互补的。一个 DNA 分子可由 2 万个以上的核苷酸组成,并依靠 4 种核苷酸不同的排列方式蕴藏着巨大数量的遗传信息。

　　DNA 分子复制的过程为"半保留"复制,即以自己的一半为"样板"合成另一半。DNA 复制时,双螺旋结构的 DNA 通过解螺旋形成两条独立的 DNA 单链,在解螺旋的同时两个独立的 DNA 单链分别形成与之相配对的另一条链,这一过程中严格遵守碱基间的配对关系。这样,一条 DNA 就复制成了两条与之相同的 DNA,从而完成了 DNA 的复制,DNA 复制的同时需要伴随细胞的分裂,这样每个分裂形成的新细胞都包含有一条 DNA,也就保证了每个细胞功能的稳定性。由于 DNA 半保留复制时严格遵守碱基间配对关系,从而保证了遗传物质的稳定性和遗传的保守性。通过亲代 DNA 分子复制成子代 DNA 分子,这样使亲代 DNA 分子所贮藏的遗传信息准确地一代代传递下去。

　　每一个细胞核内的 DNA 是没有组织特异性的,即任何体细胞中的 DNA 都是相同的,都储存着人体全部的遗传信息,但人体的不同组织之所以表现出不同的功能与结构,是由于各种基因在不同组织中表达的活性不同所致。

26. 染色体是什么

　　染色体是人类遗传物质——DNA 的载体,因染色体容易被碱性染料染成深色,所以被称为染色体。人类体细胞中的细胞核内含有 46 条染色体,可以分为 23 对,每对互称为同源染色体。其中 44 条(22 对)为常染色体,另外有 2 条因含有决定性别的基因而被称为性染色体,性染色体包括 X 染色体和 Y 染色体 2 种。女性的性染色体为 XX,男性的性染色体为 XY。

人类生殖细胞的染色体数目与体细胞的染色体数目不同,生殖细胞的染色体数目是体细胞染色体数目的一半,即卵子和精子各有 23 条染色体,即卵子染色体为 22 条常染色体＋X,精子染色体为 22 条常染色体＋Y 或 22 条常染色体＋X。这是因为在生殖细胞经过了减数分裂,所谓的减数分裂是指 DNA 复制一遍,但是细胞却分裂两次,同源染色体彼此分离到不同的细胞中,这就使得生殖细胞的染色体数目是体细胞的一半。随着受精的完成,精子与卵子的细胞核互相融合,染色体数目又变成正常体细胞染色体的数目,这样就保证了人类遗传的稳定。

人类的每条染色体上携带着数以千计的基因,所以染色体数目或结构异常,都将引起许多基因的增加或缺失,从而产生多种畸形或异常的综合征。染色体与遗传有密切的关系,染色体的异常是女性不孕症的重要病因之一,所以女性不孕症发生时常常需要检查染色体是否存在异常。

27. 生殖器官是怎样分化而来的

现代遗传学的基本理论已经被越来越多的人所了解,人们已经知道性染色体 X 和 Y 的不同组合方式决定着胎儿的性别,所以生殖器官的发育与此有着密切的关系。在受精过程中,如果含 Y 染色体精子与卵子结合完成受精则受精卵细胞核内的性染色体为 XY,决定着胎儿的性别为男性,将会分化出男性生殖系统;如果含 X 染色体精子与卵子结合完成受精则受精卵细胞核内的性染色体为 XX,决定着胎儿的性别为女性,将会分化出女性生殖系统。生殖系统发生过程包括生殖腺发生、生殖管道发生和外生殖器发生 3 个阶段。

(1)生殖腺的发生:在胚胎第 3～4 周时,卵黄囊内胚层内会出现多个大于体细胞的原始生殖细胞。1～2 周后,体腔背面肠系膜基底部两侧各出现 2 个由体腔上皮增生形成的隆起,外侧隆起为中肾,内侧隆起为生殖嵴。随后,原始生殖细胞沿肠系膜迁移至生殖嵴并被性索包围,形成了原始生殖腺。原始生殖腺分化为睾丸还是分化为卵巢取决于有无睾丸决定因子,目前研究认为,Y 染色体短臂性决定区可能是睾丸决定因子所在的部位。如果没有睾丸决定因子,在胚胎第 8 周开始,原始生殖腺即逐步分化为卵巢,所以卵巢等女性生殖系统的发育和形成不是由于两条 X 染色体的存在,而是由于缺乏 Y 染色体短臂性决定区基因所致。

(2)生殖管道的发生:泌尿生殖嵴外侧的中肾有两对纵形管道,一对为中肾管,可以发展为男性生殖管道;另一对为副中肾管,可以发展为女性生殖管道。若生殖腺发育为睾丸,间质细胞就会产生睾酮(雄激素),睾酮促使同侧胚胎中肾管发育为附睾、输精管、精囊等男性生殖器官,睾丸中支持细胞分泌副中肾管抑制因子以抑制同侧副中肾管发育,从而保证生殖管道向男性分化。若生殖腺发育为卵巢,中肾管将退化,两侧副中肾管头段形成两侧输卵管,两侧中段和尾段开始融合,构成子宫及阴道上段。在融合初期,两侧会保持有中隔而分为两个腔,约在胎儿 12 周结束的时候中隔消失,成为单一内腔。副中肾管最尾端与泌尿生殖窦相连,形成一个实质圆柱状体,称为阴道板。随后阴道板由上向下穿通形成阴道腔,阴道腔与尿生殖窦之间的一层薄膜为处女膜。

(3)外生殖器的发生:胚胎初期所形成的泄殖腔一部分会分化为尿生殖窦,尿生殖窦两侧隆起为泌尿生殖褶,褶的前方左右相会合呈结节形隆起,形成生殖结节(以后长大,此处称为初阴);褶的外侧隆起为左右阴唇阴囊隆起。若生殖腺为卵巢,约在第12周结束的时候生殖结节发育成阴蒂,两侧尿生殖褶不合并,形成小阴唇,左右阴唇阴囊隆起发育成大阴唇,同时尿生殖沟扩展,并与尿生殖窦下段共同形成阴道前庭。若生殖腺为睾丸,在雄激素的作用下,初阴逐渐伸长形成阴茎,两侧的尿生殖褶沿阴茎腹侧面从后向前合并成管,形成尿道海绵体部,左右阴唇阴囊隆起移向尾侧并相互靠拢,在中线处连接形成阴囊。

28. 受精的过程是怎样的

当精液射入阴道内,精子会在精液液化后离开精液,穿过宫颈管进入子宫腔与输卵管腔,这时精子的顶体表面糖蛋白被女性生殖道分泌物中的 α、β 淀粉酶降解,使得精子顶体膜的稳定性降低,从而具备了完成受精的能力,这一过程被称为精子获能。与此同时,由卵巢排出的卵子在被输卵管伞端"捕拾"进输卵管腔后,停留在输卵管内等待与精子的相遇。受精往往发生在排卵后的 12 小时内,整个受精过程约需要 24 小时。当卵子与精子相遇后,精子的头部顶体外膜与精细胞膜顶端破裂,形成小孔释放出顶体酶,顶体酶可以溶解卵子外围的放射冠和透明带,这个过程称为顶体反应。在顶体反应之后,精子借助酶的作用穿过放射冠和透明带与次级卵母细胞融合。当发生顶体反应后,卵子的透明带会发生结构改变,结构改变后的透明带阻止其他精子穿过,从而保证了单精子完成受精,这个过程称为透明带反应。精子穿过透明带为受精的开始,随后精原核与卵原核融合,核膜消失,染色体相互融合,形成了单一细胞核的受精卵标志着受精的结束。受精卵的形成标志着新生命的诞生。所以,我们常用"虚岁"计算年龄,"虚"出来的这1岁便是在母体内孕育的这1岁。

29. 受精卵是怎样着床的

受精后30小时,受精卵借助输卵管的蠕动与输卵管上皮纤毛细胞的运动向宫腔方向移动,同时进行着细胞的分裂增殖,形成分裂球。由于受到透明带的影响,细胞数目虽然增多,但是整体体积并不增大,这使得分裂球适于在狭窄的输卵管腔内移动。受精72小时后,分裂球形成16个细胞的实心细胞团,此时被称为桑葚胚,随后形成早期胚泡。受精后的第4日早期胚泡进入宫腔,受精后第5~6天早期胚泡的透明带消失,总体积迅速增大,逐渐发育成晚期胚泡。受精后6~7天晚期胚泡逐渐埋入并被子宫内膜覆盖,这个过程称为受精卵着床。受精卵着床后,子宫内膜迅速发生蜕膜变,子宫内膜转变成子宫蜕膜,子宫蜕膜不再发生周期性的脱落,所以女性怀孕后不会再有月经来潮,此后,新生命即在子宫内发育至分娩。

30. 什么是胞宫

在中医理论中,胞宫并不等同于西医所说的子宫,两者有着较大的差别。胞宫又被称作女子胞,是人体内的奇恒之腑之一,有些医学典籍中也称胞宫为子处、子宫、子脏、血室、胞室等。中医理论认为,胞宫是女性的重要内生殖脏器,是主持月经与孕育胎儿的主要器官。

关于胞宫的位置,《类经附翼》主张胞宫"居直肠之前,膀胱之后"。清代的唐容川在《医经精义》里更为详细地记载了胞宫的位置,并绘有图形,主张胞宫位于带脉以下,小腹正中,前邻膀胱,后有直肠,下口连接阴道。但是在《景岳全书》中又进一步描述胞宫时说:"阴阳交媾,胎孕乃凝,所藏之处,名曰子宫,一系在下,上有两歧,中分为二,形如合钵,一达于左,一达于右。"可见中医理论中的"胞宫"除了包括子宫的实体之外,还包括两侧的附件(输卵管、卵巢等),说明中医理论中的胞宫不能完全等同于现代医学上的子宫。

此外,中医理论还主张胞宫有着"藏"与"泻"的交替,所谓的"藏"是指胞宫具有收敛、蛰伏、收藏的作用,这主要表现在经间期、妊娠(包括受精卵的着床过程)时有"藏而不泻"的生理特点;所谓的泻是指胞宫在排出经血、分娩胎儿时有"泻而不藏"的生理特点。中医藏象理论认为"藏精气而不泻"是五脏的生理特点,而"传化物而不藏"是六腑的生理特点,正是因为胞宫具有藏与泻交替的功能才被藏象学说归属于"奇恒之腑",即点明胞宫"藏"时似脏可藏精气而不泻,"泻"时似腑可传化物而不藏。

从胞宫具备藏与泻的生理特点来看,胞宫主要的生理作用是主持月经与孕育胎儿,可见胞宫的藏泻正常才能使女性月经规律来潮,并且顺利孕育胎儿。

31. 中医学的脏腑与妇女的经孕有什么关系

中医藏象理论既通过直接观察方法认识脏腑的形态和功能,又运用哲学思维,以整体观察的方法认识脏腑的生命活动规律,并以脏腑精气的贮藏、运动和代谢来解说脏腑功能。藏象学说强调人体是以心、肝、脾、肺、肾五脏为中心(同时也包括了与脏相表里的腑和奇恒之腑)建立起来的一个有机整体,人体任何的生理功能都是在五脏协调下完成的,同时也认识到当五脏功能不协调时便会发生疾病。就女性的经孕而言,主要与以下的脏腑功能关系最为密切。由于藏象理论建构在中国传统哲学的思辨基础之上,受于篇幅所限不能庞杂地介绍,下文就与女性经孕关系密切之脏腑的功能做一简单的说明。

(1)肾与女性经孕的关系:《素问·上古天真论》里说:"女子七岁肾气盛,齿更发长,二七而天癸至,任脉通,太冲脉盛,月事以时下,故有子……七七任脉虚,太冲脉衰少,天癸竭,地道不通,故形坏而无子也。"这是中医学对肾主生殖理论最早而比较全面的描述,意思是说先天的肾气经过后天的充实,七岁以后开始旺盛,十四岁左右促使天癸产生,并使任脉通,太冲脉盛,月经随之来潮,从而具备生育能力。到围绝经期的时候,女性的肾气亏虚,天癸涸竭,冲任不满,月经闭止,生育能力亦随之丧失。可见肾气的充盛是决定女性月经能够按期而至的关键,也是女性能够具备生育能力的基础。

中医理论认为,肾为人体的先天之本,主藏精。肾所藏之精又分为先天之精和后天之精,先天之精禀受于父母,是繁衍后代、构成胚胎的原始物质,故又称为生殖之精。至青春发育期时,生殖之精在水谷精微(后天之精)的滋养下日臻充盛,通过肾阳的气化蒸腾,滋生出一种对人体生长发育和生殖起重要作用的阴精(即天癸)。天癸是促进生殖功能成熟和维持生殖系统功能正常的精微物质。有人认为,这种物质相当于现代医学所说的下丘脑、垂体、性腺等所分泌的与生殖有关的激素,这一观点仅供参考。妇女的生长、发育、妊娠及衰老都与肾、天癸、冲任密切相关,其中尤以肾起着主导作用。关于天癸,下文还会有一段介绍,这里不再赘言。

(2)肝与女性经孕的关系:中医理论认为,肝藏血,主疏泄。藏血即储藏血液,中医理论主张人体内的血液除营养全身外皆藏于肝。精和血都是月经的物质基础,精藏于肾,血藏于肝,精能生血,血又能化精,精血同源,相互资生,精血充足则冲任旺盛,血海满盈。疏泄有舒展、通畅的意思,肝主疏泄说明肝有调节血量、疏畅气机的作用。肝经调畅,血脉流通,疏泄有度,使胞宫满溢有时,月经始能按期而至,故肾主生殖的功能必赖肝的配合与协调。

此外,肝的疏泄功能还表现在对情志活动的调节方面。

中医学认为情志不遂可以伤肝,肝病又可致情志不畅,中医对因情志所伤导致的不孕,常用疏肝解郁法就是这个道理。正常情况下肝血充盛,肝气调达,血脉流畅,气血平和,心情舒畅,才能保证月经正常并使女性具备正常的生育能力。如肝不藏血或肝失疏泄,致使冲任血少或气血不畅,都可造成女性的月经失调或不孕,故前人有"调经肝为先,肝疏经自调"的说法。

(3)脾与女性经孕的关系:脾为后天之本,人体气血生化之源,主中气而统摄血液;胃主受纳,为水谷之海,多气多血之腑。脾为脏,属阴在里;胃为腑,属阳在表,两者相互依存,共同运化水谷精微,化生气血,为人体的"后天之本"。脾胃健运,气血才能充足,充足的气血才能养先天之精,并使肝血充盛、血海满盈。如脾胃虚弱,气血之生化无源,先天之精失养,冲任之血不能满盈,都可能造成月经不调而不孕。同时,妊娠之后的胚胎也需要受到脾胃所化生的气血的濡养。若脾胃运化功能失常,多会导致胎元失养而致先兆流产、胚胎停育等。

以上肝、脾、肾三脏中,肾在生殖生理方面起主导作用,但也离不开肝、脾的资助和协调,因此调理肝、脾、肾,在月经不调及不孕症的治疗中有十分重要的作用。

32. 什么是天癸

在《黄帝内经·素问》中有一段关于人生长发育过程的论述:"女子七岁,肾气盛,齿更发长。二七而天癸至,任脉通，太冲脉盛，月事以时下，故有子。三七，肾气平均，故真牙生而长极。四七，筋骨坚，发长极，身体盛壮。五七，阳明脉衰，面始焦，发始堕。六七，三阳脉衰于上，面皆焦，发始白。七七，任脉虚，太冲脉衰少，天癸竭，地道不通，故形坏而无子也。丈夫八岁，肾气实，发长齿更。二八，肾气盛，天癸至，精气溢泻，阴阳和，故能有子。三八，肾气平均，筋骨劲强，故真牙生而长极。四八，筋骨隆盛，肌肉满壮。五八，肾气衰，发堕齿槁。六八，阳气衰竭于上，面焦，发鬓斑白。七八，肝气衰，筋不能动，天癸竭，精少，肾藏衰，形体皆极。八八，则齿发去。"这是中医医籍中最早对于"天癸"的论述，记载于《素问》的第一篇文章《上古天真论》里。从这段论述中不难看出，"天癸"的盛衰与男女生殖功能的盛衰相统一，同时与人生长发育的过程相统一。

从字面来看，"天癸"中的"天"字是指先天，主张人为的力量是不能改变的；"癸"是十天干（甲、乙、丙、丁、戊、已、庚、辛、壬、癸）之一，五行属水，这里"癸"指肾中之水，大多数中医学家主张天癸大致等同于"精"。所以天癸即是肾精及肾气充盛到一定程度而产生的一种精微物质，这种精微物质来源于肾精，具有促进人体生殖器官的发育与成熟，并且维持人体生殖功能正常的作用。天癸的来至，是女性月经来潮的生理基础，月经的来潮也是女性具备了生殖能力的标志。

对女性来说，天癸的生理作用主要表现在它对冲任、胞宫的作用方面。"天癸至"则"月事以时下，故有子""天癸竭，则地道不通，故形坏而无子也"，说明天癸是促成月经产生和孕育胎儿的重要物质。人体发育到一定时期，肾气旺盛，肾中真阴不断得到充实,天癸逐渐成熟,并在育龄期的女性生理活动中始终对冲任、胞宫起作用。

中医理论强调,"天癸"由先天之精化生而来,不是人力所能改变,所以很多"先天之精不足"的女性无"天癸"的不至,这类女性大多不能具备正常的生殖功能。可见中医较早地认识到绝对不孕症与相对不孕症的区别。

33. 中医理论是如何阐释月经来潮的

通过上面的论述,我们了解了女性生殖脏器(主要为胞宫)、相关脏腑及天癸等理论,根据《素问·上古天真论篇》"女子七岁,肾气盛,齿更发长;二七而天癸至,任脉通,太冲脉盛,月事以时下"的记载,可见中医学认为女性月经的产生机制是以"肾气-天癸-冲任-胞宫"为轴心完成的。

肾藏先天之精,主生殖。女子到了 14 岁(二七)左右,肾气旺盛,这时候先天之精可以化生出天癸,天癸在后天水谷之精的充养下得到成熟,天癸的成熟促成了月经的出现,所以在月经产生的机制中,肾气盛是起主导作用和决定性作用的。"天癸至"则"月事以时下""天癸竭,则地道不通",说明天癸是促成月经产生的重要物质。"天癸至"是指天癸自肾下达于冲任二脉,并起到调节冲任二脉的作用。"任脉通,太冲脉盛",这是月经产生机制的又一重要环节,也是中心环节。"任脉通"是指天癸达于任脉(通,达也),使任脉内的精、血、津、液旺盛充沛。"太冲脉盛",王冰解释说:"肾脉与冲脉并,下行循足,合而盛大,故曰太冲。"说明肾中元阴之气天癸通并于冲脉为"太冲脉"。冲脉盛是指冲脉承受诸经之经血，血多而旺盛。所以《景岳全书》说："经本阴血，何脏无之？惟脏腑之血，皆归冲脉，而冲为五脏六腑之血海，故经言太冲脉盛，则月事以时下，此可见冲脉为月经之本也。"因此"太冲脉盛"即是天癸通并于冲脉，冲脉在天癸的作用下，广聚脏腑之血，使血海盛满。

由于天癸的作用，任脉所司精、血、津、液充沛，冲脉广聚脏腑之血而血盛。冲任二脉相互资生，血海能够按时满盈，则"月事以时下"。月经的产生依据"血海满盈、满而自溢"的理论，因此血溢出胞宫，月经来潮。

同时，肾所化生的天癸能够作用于冲脉与任脉，同样可以作用于督脉与带脉。即在天癸的作用下，督带二脉具有调节和约束冲任及胞宫的功能，使月经按时来潮。因此，督脉的调节和带脉的约束应该是控制月经周期性的重要因素。

34. 中医是怎样认识人类生殖的

中医很早就认识到了两性交合对生殖的意义，如《素问·上古天真论》说："阴阳和，故能有子。"《灵枢·天年》篇说："人之始生，以母为基，以父为楯。"《灵枢·决气》篇更明确指出："两神相搏，合而成形，常先身生，是谓精。"这都说明古代医家认识到男女双方生殖之精的相合是孕育胚胎的基础。

中医的藏象理论主张人的生殖功能主要由"肾"主司。中医学认为肾为人的先天之本，藏先天之精，是主持人体发育、生殖的器官。《黄帝内经》指出："肾气盛，则有子。"更进一步提出女性到了 14 岁(二七)、男性到了 16 岁(二八)肾气充盛，能够产生"天癸"。"天癸"这一物质能够促进人体生殖功能的成熟，使女性出现规律的月经、男子出现遗精，此时两性交合就能孕育子女。"天癸"这一物质会随着年龄的增长而有盛衰的变化。女性到了 28 岁、男性到了 32 岁的时候"天癸"达到鼎盛；女性到了 35 岁、男性到了 40 岁的时候"天癸"就会日渐衰退，机体的生殖功能也会减弱；女性到了 49 岁、男性到了 64 岁的时候"天癸"便衰竭了，机体的生殖功能也基本消失。可见"天癸"的盛衰与生殖功能的盛衰相统一。

结合上文关于脏腑、经络的论述，我们已经知道阴阳协调、脏腑健全、气血充沛、经络通畅、情志调达是人类具备生育能力的前提。在这个前提下，经过阴阳交媾，始能成孕，即《素问·决气篇》所说的："两神相搏，合而成形。"所谓"两神"即指精子与卵子，"相搏"指卵子受精的过程，"合"即形成受精卵，"成形"乃受精卵发育成胚胎的过程。说明我们的祖先早在两千多年前就已认识到妇女在月经正常、具备生育能力的情况下，经过阴阳交媾、精卵结合，才能孕育新的生命。关于阴阳交媾最易受孕的时间，《女科准绳·胎前门》又引袁了凡的话说："凡妇人一月经行一度，必有一日氤氲之候……此的候也……顺而施之，则成胎矣。"指出每一个月经周期有一日(的候)是容易受孕的时间，很明显"的候"即指现代医学所说的排卵期。此外，还有关于"男精壮而女经调，有子之道也""种子之法莫先调经"等的论述，均说明中医学理论在漫长的发展岁月里，对女性生殖生理的认识已形成了一套比较系统的理论,并积累了丰富的治疗经验,给后世留下了宝贵的财富。

35. 女性什么年龄是最佳生育年龄段

中医理论认为女子"三七(21岁),肾气平均,故真牙生而长极。四七(28岁),筋骨坚,发长极,身体盛壮。五七(35岁),阳明脉衰,面始焦,发始堕"。可见女子自三七(21岁)到五七(35岁)体质会渐增至极点而后减退,伴随着女性体质的增进女性的生育质量也较理想,过了五七(35岁)女性的生育质量就会走下坡路了。可见女性的最佳生育年龄就在"三七"以后到"五七"之前,即22岁至34岁。现代医学也认为女性到了23岁以后身体才能完全发育成熟,机体的免疫力与适应能力也比较强,骨盆韧带和肌肉组织弹性和扩展度也较强,生殖功能最旺盛,卵子的质量最高。所以,这个年龄段安排孕育是比较理想。更严格一点说,女性四七(28岁时)体质状况最好,生育质量也最高,所以在22岁至28岁是理想的生育年龄。在这一阶段怀孕,妊娠、分娩时的并发症也少,胎儿畸形率最低。

如果年龄过小,由于身体各个部分尚未完全发育成熟,神经内分泌系统功能尚不稳定,骨骼钙化也没有最后完成,妊娠和分娩都会对女性的健康产生不利的影响,同时对胎儿的质量也有明显的影响。如果年龄过大妊娠,由于身体整体的功能下降,韧带肌肉的弹性减退,妊娠及分娩时的并发症会明显增多,胎儿的畸形率也会明显增高。

36. 女性在哪个月份安排受孕最好

一般认为在每年的6～8月份安排怀孕是比较理想的。因为在妊娠初期,孕妇多有妊娠反应,胃口差,常恶心,爱挑食,而6～8月份正是蔬菜、水果收获的时候,品种丰富,有较多的选择,能够保证孕妇和胎儿发育的营养供给。到妊娠第三个月的时候,正是胎儿大脑皮质初步形成的阶段,此时正值秋高气爽,气候适宜,庄稼丰收,食物品种丰富,可以保证胎儿的健康发育。临产之时,正值第二年的春末夏初,气候温和,分娩后哺乳与新生儿的沐浴均较方便,不易受凉。当婴儿逐渐长大,需要添加辅食时,已经进入冬季,这时避开了肠道病流行的高峰时间。

37. 受孕时的理想环境是怎样的

中医理论深刻地认识到自然界的环境变化会对人体产生影响,在男女欲孕交合时,对周围环境也有一定的要求。比方说《万氏妇人科》提出"日月薄蚀""地震土陷""山崩水溢"等环境中交合会影响孕育,甚至导致不孕。唐代医家孙思邈在《千金要方》中提出"大风大雨大雾"交合受孕会导致"有子必癫痴顽愚,喑哑聋聩,挛跛盲眇,多病短寿"。中医传统理论中的这些认识虽然有神玄之处,但是主张男女同房交合时需要一个安静、清洁、令人惬意的环境确实是符合优生学观点的。比如,雷雨天气会产生穿透力很强的X线,使人体的生殖细胞染色体有可能发生突变；再比如，房间凌乱时会使人产生烦躁等不良情绪，此时同房会不同程度影响生育质量。所以，想要优生的夫妇一定要注意受孕交合时的环境，要注意保持房间的清洁卫生，避免偷窥干扰的担心；被褥要及时清洗，避免性交后的感染；还要避免在露天荒野、险峻危险之处交合。

38. 怎样理解"男女同姓，其生不蕃"

我国古代主张"同姓不婚"，早在先秦时期的文献中就有不少这方面的论述。《礼记·曲礼》中明确指出："娶妻不娶同姓。"《左传·僖公二十三年》记载："男女同姓，其生不蕃。""蕃"本指草木旺盛，此处乃指子孙繁衍。古人所谓的同姓，可能是指同一个家族，是属于同一血统的人们。这样主张的本质就是限制较近的血亲结婚生育，可见古人很早就认识到血亲结婚的危害。

所谓血亲，就是指有血缘关系的亲属，又可分为直系血亲与旁系血亲。直系血亲是指与自己有直接血缘关系的亲属。假如从自己往上推，如亲生父母、祖父母、外祖父母等都是长辈直系血亲；再从自己往下推，如亲生子女、孙子孙女、外孙等则系晚辈直系血亲。旁系血亲是指与自己有间接血缘关系的亲属，是与自己同出一流，而非直系血亲，如同胞兄弟姐妹、表兄表妹等，则都属于旁系血亲。我国《婚姻法》中明确规定，三代以内的旁系血亲之间不能通婚。那么，怎么计算旁系血亲的"代"呢？下面举一个简单的例子：若姨表兄妹定了亲,男女双方则可先由本人经过父母上推至同出一源的外祖父与外祖母,这样外祖父母即为第一代,男女双方各自母亲(对方的姨母)就是第二代,表兄妹之间则为第三代。表兄妹之间属于三代以内的旁系血亲,所以他们不能结婚。按这种方法计算,堂兄弟姐妹、姨或姑表兄弟姐妹均属三代以内旁系血亲,都不能通婚。从医学遗传学的角度来看,第四代乃至第五代旁系血亲也不宜通婚。

为什么血缘关系近了就不能通婚呢?因为血缘关系近了在遗传学上会给后代带来不良的影响,近亲结婚可以使隐性致病基因相遇的机会明显增加,隐性遗传病的发病率也随之增加。据埃及一项调查表明,在埃及近亲婚姻无脑儿和脊柱裂的发病率是非近亲婚姻的 2 倍;近亲婚姻的新生儿死亡率是非近亲婚姻的 13 倍。英国著名的生物学家达尔文与其表姐结婚,共生子女 10 个,其中 2 个夭折,4 个患精神病,3 个终生不育,连达尔文最喜欢的小女儿也于 10 岁时不幸死亡。

鉴于以上所述,近亲婚配的害处大是不言而喻的,那种传统的"亲上加亲"的婚姻观念必须彻底纠正。

二、认识不孕症

1. 不孕症的发生只与女性有关吗

不孕症并不是少见的疾病,在我国不孕症的发病率已达7%～10%。从临床实际来看,近几年不孕症的发病率有明显的上升趋势,这与人类生存环境的破坏、饮食结构的改变及现代人作息时间的紊乱有着直接的关系。在很多人看来,不孕症的发生只与女性有关系,甚至不少人对这种观点有着根深蒂固的认同。这种观点是错误的,不孕症的发生与男女双方都有关系。据统计,单纯女方因素导致的不孕症占全部发病的40%左右,单纯男性因素导致的不孕症占30%～40%,男女双方因素导致的不孕症占10%～20%。女性因素主要包括排卵障碍、输卵管因素等,男性因素主要包括生精异常和输精障碍,男女双方共同因素主要包括性生活异常与免疫因素。

2. 不孕与不育有什么区别

不孕不育这个词似乎已经成了一个固有名词,但是很多人并不能理解不孕与不育到底有什么联系和不同。严格地讲,不孕与不育是有很大区别的。不孕是指育龄期夫妇性生活正常,而且未避孕也没有怀孕的现象,主要是由于男女双方生殖细胞的异常或者生殖道的功能障碍使精子和卵子不能相遇、结合或影响受精卵着床。不育主要是指精子与卵子已经结合,并且已经在子宫着床后,胚胎或胎儿不能正常发育或发育不良的现象。大部分情况下,不孕与不育是不能严格区分的,常被笼统地称为不孕不育症。临床上也有一种习惯,将女性因素致病的称为女性不孕症,而将男性因素致病的称为男性不育症。

3. 不孕症发病率为什么会增高

从目前的临床实际来看,因为不孕症来就诊的夫妇有明显增多趋势。早在 20 世纪 90 年代后期,世界卫生组织(WHO)即称,世界范围内不孕症的发生率已经达到了10%~20%。近几年,由于男性因素导致的不孕症也有明显增多的趋势。不少学者将不孕症发病率增高的原因归结为生物学因素、环境因素和社会因素三个方面。

现代的人们有着较为开放的性意识,这也导致了近几年由于性传播疾病引起的不孕症增多,特别是沙眼衣原体感染和艾滋病。WHO 报道每年新增的性病患者中有 18% 与感染沙眼衣原体有关。女性生殖道的感染还会引起盆腔炎症,进而导致输卵管因素的不孕。就男性而言,感染沙眼衣原体能够严重影响精液质量。可见这些生物学因素已经成为不孕症发病率增高的重要原因之一。

现代社会工业化、城镇化的迅猛发展使得环境污染越来越严重,由于环境污染因素导致的不孕症也越来越多。许多化学性污染可以导致女性排卵障碍和黄体功能不全,如锰可以导致女性不排卵及黄体功能不全;铬、铜、铅、汞、镭等化学元素可以降低女性生育能力。另一方面,现代社会的食物品种虽然越来越丰富,但是饮食的安全却越来越让人担忧,饮食因素也可以影响妇女的正常生育。比如,残存在食物上的农药可以使女性体内的雌激素代谢障碍而导致不孕;食用大量依靠饲料喂养的肉蛋禽鱼后会引起女性体内雌激素持续偏高,进而可能会导致多囊卵巢综合征。

在现代社会中,越来越多的社会因素也能够影响女性的正常生育。比如,随着社会思想的开放,人们对性也给予了充分的包容与解放,这导致流产率的增高及避孕药的滥用,这些都会引起女性不孕症的发生。现代都市生活节奏越来越快,城市中生活的女性越来越忙,甚至需要熬夜加班,这会逐渐导致激素分泌失调而影响正常孕育。

所以,不孕症的治疗不仅仅是一个医学问题,更是需要全社会关注与研究的一项难题。

4. 导致女性不孕症的因素有哪些

(1)排卵功能障碍:我们已经知道排卵是女性生育的必要条件,这与种庄稼的道理是一样,只有在春天选择那些形态结实、颗粒饱满的种子种到地里,才有可能在秋天有所收获,女性的正常排卵就是获得"种子"的过程。通过基础知识篇的论述,我们已经知道女性的排卵需要依赖下丘脑-垂体-卵巢性腺轴功能的协调与稳定,这个轴上任何一个环节的功能性或器质性异常。比如,许多中枢系统疾病、全身性疾病与卵巢局部的病变等,都可以影响排卵,甚至过度的精神刺激、焦虑等情志方面的改变也可以影响正常排卵,进而导致不孕症的出现。常见的疾病有垂体肿瘤、希恩综合征、重度营养不良、甲状腺功能亢进或减退、肾上腺皮质功能亢进或低下、先天性卵巢发育不良、卵巢早衰、多囊卵巢综合征、闭经溢乳综合征、未破裂卵泡黄体化综合征、卵巢子宫内膜异位症等。

(2)黄体功能不足:通过基础知识篇的论述,我们已经知道黄体是在排卵后形成的,并且能够分泌雌、孕激素以支持受精卵的着床与妊娠时胎儿的早期发育。这就像种庄稼需要施肥的道理一样,种子播种之后必须要定期、定量的向土壤里施撒肥料,保证禾苗苗壮成长。黄体功能不足主要是由于垂体黄体生成激素分泌受到干扰,影响黄体的正常分泌,导致黄体分泌黄体酮不足或黄体过早萎缩,进而影响受精卵着床而导致不孕,或引起早期自然流产与胚胎停育。

(3)输卵管因素:上文纠正了大家的一个误识,输卵管并不是单纯运输卵细胞的通路,更是完成受精的场所,并能输送受精卵返回子宫内着床发育,如果输卵管发育不良、过长、过细、缺如,或者输卵管因炎症等原因造成梗阻、不通畅等均可影响正常的受精与受精卵的运输,进而导致不孕症的发生。另外,输卵管通畅性异常是输卵管妊娠的直接原因。

(4)子宫因素:子宫是受精卵着床后发育成足月胎儿至

娩出的场所,如果子宫的形态与功能存在异常均会成为不孕症的病因,常见的子宫因素导致不孕症的疾病有子宫先天性畸形、子宫发育不良、子宫位置过度倾曲、子宫内膜炎症、子宫内膜结核、子宫内膜息肉、子宫腔粘连、子宫肌瘤、子宫腺肌症等。

(5)宫颈因素:现代医学已经认识到,宫颈位置异常、宫颈狭窄,或宫颈管、宫颈口粘连,宫颈炎症、宫颈黏液异常及宫颈免疫学功能异常等,均会影响精子通过而造成不孕。

(6)外阴、阴道因素:很多女性的外阴、阴道发育异常,如处女膜闭锁、先天性无阴道、阴道横膈等先天畸形,以及外阴、阴道瘢痕等,均会影响性交并阻碍精子进入而导致女性不孕;阴道炎症(如念珠菌性阴道炎、滴虫性阴道炎等)可影响精子活力及生存时间而致女性不孕。

(7)盆腹腔因素:有时盆腔炎症、盆腔子宫内膜异位症及腹腔液中前列腺素分泌量的异常等原因也是女性不孕症的致病因素。

5. 导致男性不育症的因素有哪些

(1)精液异常:男性的精液中蕴含着男性的生殖细胞——精子,同时还有精囊液、前列腺液等成分,如果男性精液的量、质等出现异常,均会引起受精的障碍而导致男性不育症。常见的精液异常有精子数量异常、精子动力异常、精子形态异常、精液液化异常等,这些异常将会在后文中有简单的介绍。导致精液异常的常见疾病主要有双侧隐睾症、先天性睾丸发育不全症、慢性消耗性疾病、慢性中毒(吸烟及酗酒)、精神过度紧张、腮腺炎并发的睾丸炎、前列腺炎症、睾丸结核、精索静脉曲张等。

(2)精子运送障碍:男性的精子在生精小管内的生精上皮化生形成,形成后暂时储存在附睾的尾部,待性交时再射入女性的阴道内,如果附睾与输精管存在病变则可能影响精子的正常输送,如附睾及输精管结核可使输精管阻塞,阻碍精子通过。另外,阳痿、早泄的患者往往不能使精子进入阴道,这也会导致女性不孕。

(3)免疫因素:现代医学科学越来越认识到免疫因素成为男性不育症与女性不孕症的重要病因之一,这是因为男性的精子产生于青春期,这时人体的免疫系统已经建立起稳定的自身免疫应答系统,所以体内可能存在着针对精子特异成分产生的自身免疫应答的基础,女性体内也同样可能存在着针对男性精子特异成分而产生的免疫应答基础,如果男性体内产生对抗自身精子的抗体,射出的精子就会发生自身凝聚,使精液不能穿过宫颈黏液,从而导致女性不孕。这些理论尚有较大的争议,编者会在后文中择要进行介绍。

6. 心理因素会导致不孕症吗

大量的临床病案和学术论文均证实夫妻间的情绪变化与不孕症的发病有着密切的联系,甚至会出现由于夫妻双方心理因素而导致的不孕症。

传统的中医药理论也认为情志是导致疾病的重要原因

之一。《黄帝内经》指出，人的不同情志是由五脏内的气所化生的，所谓肝在志为怒、心在志为喜、脾在志为思、肺在志为悲、肾在志为恐，当单一情志过度时会影响相应脏腑功能的协调，导致疾病的发生。比如，喜欢发怒的人，常常会耗伤肝阴，损伤肝气的条达，从而导致肝主藏血和肝主疏泄功能的异常，进而导致女性月经不调与不孕症的出现。

临床研究表明，精神紧张会激发相应的"紧张激素"释放，这些激素可以直接或间接的干扰下丘脑-垂体-卵巢轴的正常功能，从而引起女性不孕症的发生及其他的生殖系统疾病。例如，心理创伤会引起体内儿茶酚胺浓度的改变，儿茶酚胺又能够影响下丘脑促性腺激素释放激素的释放，从而引起下丘脑-垂体-卵巢轴的功能紊乱，导致不孕症的发生。再比如，精神紧张会引起体内泌乳素浓度的升高，诱发高泌乳素血症。高泌乳素血症的妇女体内常存在着高浓度的多巴胺，这又可以抑制下丘脑分泌促性腺激素释放激素，高浓度的泌乳素也可以直接抑制垂体分泌促性腺激素及卵巢合成激素，这均会导致不孕症的发生。

单纯由心理因素导致的不孕症被称为心理性不孕症，同时心理因素与不孕症的发生常互为因果。现代人的生活压力越来越大，心理压力也越来越大，由心理及精神因素导致的不孕症逐渐增加。同时，许多夫妻因为长时间要不上孩子而出现精神焦虑、内疚感、挫败感等不良情绪变化，这些不良情绪变化又加大了不孕症的治疗难度。

7. 输卵管炎为什么会导致不孕症

通过上文的介绍,我们已经认识到输卵管是保证生殖细胞正常运输、完成受精、输送受精卵到子宫着床妊娠的重要器官,并且为受精卵的早期发育提供了微环境,如果输卵管出现阻塞或通而不畅等现象,则会干扰上述生理功能,导致不孕症或输卵管妊娠的发生。导致输卵管阻塞或通而不畅的原因有很多,但最主要病因是输卵管的慢性炎症。当输卵管炎症发生时,往往先在输卵管内膜产生病变,引起输卵管内膜肿胀,间质形成水肿、充血及渗出等病变,输卵管黏膜上皮因炎症而脱落,使得黏膜互相粘连,从而导致了输卵管管腔的狭窄或完全梗阻,从而阻碍了精子与卵子的相遇,导致不孕。

输卵管炎症主要的原因是感染了病原体,以细菌感染最为常见,如葡萄球菌、链球菌、结核菌、大肠埃希菌等。由于女性分娩或流产时能够造成产道的损伤及胎盘剥离创面,月经期子宫内膜剥脱也可形成创面,同时女性在这一时期免疫力较平时低,所以在产褥期、流产后及月经后是病原体最容易进入内生殖器的时机,从而导致输卵管炎的发生。另外,不严格的无菌手术操作,如宫内节育器的安放、输卵管通液术、输卵管造影术或刮宫手术等,都会引起女性生殖道的感染,形成输卵管炎症。有时已寄生在子宫颈或阴道内的病原体借手术操作的机会上行感染,也会引起输卵管炎症的发生。此外,月经期的性交、女性盆腔内炎症蔓延等也可以成为输卵管炎症发生的原因。

输卵管炎症除了能够导致输卵管管腔狭窄或粘连而引起不孕症之外,还可以通过其他机制引起不孕症。慢性输卵管炎症常会伴随盆腔慢性炎症,这会引起性交痛和生殖道内环境的改变;子宫和输卵管黏膜层炎症、充血能使输卵管黏膜上的纤毛运动功能受损或纤毛破坏,影响受精卵的运送;输卵管周围组织的炎症可能会导致输卵管伞部闭锁或影响输卵管蠕动和拾卵作用。这些都是引起不孕症的可能诱因。

8. 输卵管通畅性检查的方法有哪些

输卵管通畅性检查是评价输卵管结构正常与否的主要方式,是诊断输卵管因素不孕症的主要手段,常用的检查方法有输卵管通液(或通气)试验、子宫输卵管造影、腹腔镜与输卵管通液联合检查、超声监视下行子宫输卵管通液检查、宫腔镜下行输卵管插管检查、借助介入放射学技术进行选择性输卵管造影和再通术等。在临床上最常用的方法有输卵管通液术与子宫输卵管造影术两种。

(1)输卵管通液术:是通过导管向宫腔内注入液体,因输卵管与宫腔直接连通,液体也会流向两侧输卵管,根据注入液体的阻力大小、有无回流及回流液体量等信息来判断输卵管是否通畅,这种方法操作简单,费用较低,而且无须特殊设备,所以在临床上应用较为广泛,同时这种检查方法对轻度输卵管扭曲的矫正、内膜粘连的分离、管腔内残留物的排除等都有一定治疗作用。

（2）子宫输卵管造影术：是通过导管向宫腔内注入造影剂，造影剂会通过宫腔流向两侧输卵管，在注入造影剂后择时行 X 线下透视及摄片，通过造影剂在子宫、输卵管、盆腔内的显影情况以判断输卵管是否有梗阻等现象，同时也可以观察子宫的形态是否正常，这种方法较输卵管通液术诊断更为精准。

以上这两种方法下文还会有更详细地介绍。

9. 行输卵管通畅性检查前应做哪些准备工作

输卵管通畅性检查是介入性的检查方式，需要在检查前做一些准备工作。

（1）检查前应该查明自身生殖道内有无活动性的炎症，若有活动性炎症者需经治疗后再考虑行输卵管通畅性检查。

（2）检查周期内应禁忌性生活，检查宜选择在月经干净后 3～7 天进行。这是因为月经后子宫内膜修复需要一段时间，如果检查时间太早，子宫内膜尚未完全修复，检查中的气体或油剂有可能进入血窦形成栓塞，亦可能将宫腔中残存的经血推挤到输卵管，进入腹腔，以致引起感染或子宫内膜异位症。如果在排卵期后进行检查，子宫内膜已较肥厚，容易造成输卵管内口的假性阻塞，同时介入宫腔的导管等器械容易擦伤内膜，导致术中及术后子宫出血，若此时子宫内膜进入腹腔也可导致子宫内膜异位症发生。所以，在月经干净后的 3～7 天进行输卵管通畅性检查较为合适。

（3）输卵管内口与峡部管腔较细，肌层较厚，受到注入液体刺激时易发生痉挛。因此,在检查前及检查过程中应适当应用镇静药或解痉药,以防止输卵管的痉挛而出现的疼痛与梗阻假象,常用的方法为检查前 30 分钟肌内注射阿托品 0.5 毫克。

(4)在一段时间内只能做一项输卵管通畅性检查,比如在一个月经周期内,如果进行了输卵管通液术的检查,则在同一周期内不能再进行第二次输卵管通液术的检查或子宫输卵管造影术检查。再如,在子宫输卵管碘油造影术后数月才可再次施行生殖系统手术或检查。

10. 如何用输卵管通液术诊断输卵管的通畅性

输卵管通液术是通过导管向宫腔内注入液体,通过液体的阻力大小、有无液体回流及被检查者的自身感觉以判断输卵管是否通畅。常使用的液体为 0.5％甲硝唑 300 毫升加入地塞米松 5 毫克所配成的混合液。甲硝唑对厌氧菌有明显的抑制作用,地塞米松又可以很好的抑制细菌生长,并可溶解瘢痕、预防过敏反应。所以,这两者配合而成的混合液对输卵管炎症等有一定的治疗作用。

在实施通液术前,除去遵循上段所叙述的注意事项外,还需要嘱咐患者排空膀胱,妇科医师需利用双合诊以查清子宫的位置和双侧附件的情况。如需防止患者在术中出现输卵管痉挛,可在术前 30 分钟肌内注射阿托品 0.5 毫克。

操作时,患者取截石位卧于检查床上,妇科医师需进行常规的外阴、阴道的消毒,并放置窥阴器,然后放置子宫导管。将注射器连接在子宫导管的末端,先将导管内注满上述混合液,继之缓慢推注液体30～50毫升(推注液体不能少于30毫升)。在推注液体时可连接压力器以测量推注时的阻力大小,同时观察有无液体的回流并询问患者下腹部有无疼痛症状。

如果双侧输卵管通畅,则推注液体没有明显阻力,或开始有一定阻力,尔后阻力消失,宫颈无液体反流,患者下腹没有明显疼痛;如果输卵管通而不畅,则出现推注液体时有阻力,或开始阻力较大,后阻力减小但仍存在,有少量液体反流,患者自觉下腹有轻微疼痛;如果输卵管阻塞,则推注液体时阻力大,注液不足8～10毫升即不能再推注液体,液体反流多,患者下腹疼痛明显。

输卵管通液试验对设备的要求不高,操作方便,既是检查方法,又有一定的治疗作用,是目前最常用的输卵管通畅性检查方法,准确性在85%左右,缺点是不能判定输卵管阻塞的侧别和确切部位,所以这种检查方法只适合作为输卵管通畅性的初筛方法。

11. 子宫输卵管造影能诊断输卵管通畅性吗

子宫输卵管造影术的原理是在造影剂注入子宫及输卵管的同时进行X射线下摄片,通过造影剂在子宫、输卵管内的显影与在盆腔内的弥散来分析输卵管的通畅性。由于术中所选用的造影剂含碘,所以在术前须做碘过敏试验。碘过敏者不能进行该项检查。

术中造影剂通常选用碘油或碘水。常用的碘油为40%碘化油。油剂的优点为黏稠度高、密度大,影像清晰;流动慢,X线摄片时间比较充裕;刺激性小,变态反应少等。但也同时有吸收慢,滞留在输卵管梗阻部位或滞留在盆腔粘连包块内时间长,油皂化后含有脂肪酸,刺激组织发生肉芽肿,加重输卵管炎或引起慢性腹膜炎等缺点。常用的碘水有60%泛影酸钠、76%泛影葡胺。碘水的优点为黏稠度低,梗阻管腔显示充分;流动快,可一次完成X线摄片;吸收快等。缺点是有一定刺激性,注入时需适当加用局部麻醉药物;由于水剂流速快,有时术者与X线摄片者配合不协调而使X线片显影不清晰。

子宫输卵管造影检查步骤:①检查应安排在月经干净后3～7天进行,术前应嘱咐被检查者排空大小便。造影检查时,被检查者的体位与输卵管通液检查时相同,并常规消毒外阴、阴道和宫颈。②放置窥阴器与子宫导管,可选用的子宫导管主要有锥形导管和气囊导管两类,这一步与输卵管通液检查大致相同。③无菌操作下抽出造影剂7～10毫升,在透视下边注入边观察,当造影剂在子宫输卵管均充盈时即拍摄第一张X线片。如果注入时被检查者有明显阻力感或疼痛难以忍受时,应停止注射。如注入造影剂为碘水剂,则相隔10～15分钟连摄2片;若注入造影剂为碘油剂,第一张片洗出观察后,酌情拍摄第二张片,待24小时后,擦洗阴道,清除可能残留在阴道内的碘剂,再拍摄盆腔平片1张。

若输卵管通畅,则输卵管内无油剂残留,进入盆腹腔的油剂呈涂抹状影像,子宫腔内残留呈纵形条状影,阴道内残留呈横形条状影,输卵管伞部残留呈香肠状影。造影是女性输卵管通畅性检查中比较安全、简便、有效的方法,可在 X 线摄片上显示清晰的图像并长期保存。造影不但可以了解输卵管是否通畅,还可以全面观察宫腔及输卵管内部的情况,但造影不能准确反映盆腔的病变和粘连程度。

12. 子宫输卵管造影的适应证与禁忌证有哪些

(1)子宫输卵管造影术的适应证

①不孕症。通过子宫输卵管造影术可以诊断输卵管是否通畅,还可以使轻度输卵管炎引起的粘连再通,促使受孕。

②生殖道畸形。子宫输卵管造影术可显示生殖道畸形的类型与性质。

③辅助诊断输卵管慢性炎症、积水及结核性病变,鉴别输卵管积水与小的卵巢囊肿。

④子宫不正常出血。子宫输卵管造影术可帮助找出出血原因,了解子宫内膜情况。

⑤辅助诊断子宫肿瘤、异物、卵巢肿瘤等。

⑥观察绝育手术后输卵管情况,多用于输卵管结扎后考虑进行再通术者。

(2)子宫输卵管造影术的禁忌证

①碘过敏者。

②严重的心肺疾病或全身性疾病患者,发热体温超过37.5℃者。

③各种急性或亚急性内、外生殖器炎症与盆腔炎症。

④月经期不宜进行子宫输卵管造影检查,以免造成感染或造影剂逆行进入血管内。

⑤刮宫术后 30 天内或内生殖器出血期间,不宜进行造影检查,否则可引起感染或油栓。

⑥妊娠期不宜行造影术检查,以免造成流产、胎儿放射性损伤。

13. 子宫输卵管造影术的常见并发症与处理方法是什么

(1)静脉回流:造影术中的器械对子宫内膜造成损伤,或者患者子宫内膜旧有炎症;或注射造影剂压力过高、注射量过大等原因,均可引起造影剂的静脉回流。有文献报道称,若油剂引起油性栓塞、变态反应时,患者在造影中或造影后会出现咳嗽、胸痛、心悸、烦躁、休克、昏迷,甚至可致猝死。因此,造影术前必须做好抗过敏、抢救休克的准备,并务必进行碘过敏试验,确定被检查者碘过敏试验阴性后方可进行造影术的操作。在操作过程中,检查医师务必注意造影剂注入速度与阻力,并适时询问被检查者有无明显腹痛。若造影剂注入阻力明显,且被检查者有明显腹痛现象,应立即停止检查。

(2)感染:子宫输卵管造影术需要在无菌操作下进行,如无菌操作不严格,可以导致被检查者的医源性感染,进而引起子宫内膜炎、附件炎、盆腔炎、腹膜炎等。同时由于造影剂对女性内生殖器官的刺激,也容易引起女性旧有生殖道炎症或输卵管炎症的加重。所以,造影术前或术后有必要适当选用抗生素防治感染,并在术中保证无菌操作。同时,为防止器械内残存污物引起感染,术前要对术中器械进行严格消毒,术后应将所使用的导管、注射器用乙醚洗净,或在碳酸氢钠溶液内浸泡后洗净,以免碘油滞留管内而在下次应用时引起不良刺激或感染,有条件的医院可选用一次性器械。

14. 结核性输卵管炎是如何导致女性不孕的

结核性输卵管炎是女性输卵管炎的一种分型,也是女性生殖器结核最常见的一种形式,结核性输卵管炎是导致女性不孕的重要原因之一。输卵管感染结核菌后,两侧输卵管都会发生病变,使输卵管变粗变硬,黏膜面上的纤毛结构被破坏,造成管壁粘连,管腔闭塞不通,从而引起不孕症的发生。

妇科临床上,慢性结核性输卵管炎比较常见,病变较缓慢,输卵管呈现粗大僵直状,管腔常狭窄或梗阻,伞端多见粘连。急性、亚急性结核性输卵管炎病程常伴有浆液性渗出物,呈草黄色,渗出物可以分布在整个腹腔,或形成局限型包裹性积液,如不及时治疗,急性结核性输卵管炎可以转为慢性。

输卵管结核菌感染可经输卵管间质部至宫腔而形成子宫内膜结核,两侧子宫角常最先受累,且可以下行感染宫体内膜,严重者可侵蚀到子宫肌层。治疗后的女性生殖器结核患者,体外受精与胚胎移植的成功率较低,这可能与经抗结核治疗后的子宫内膜纤维化有关。所以,结核性输卵管所导致的不孕症治疗成功率很低。

15. 结核性输卵管炎有哪些临床症状

(1)全身症状:不少结核性输卵管炎的患者因不孕就诊时没有任何自觉症状,只有部分结核性输卵管炎患者会出现身体疲劳、盗汗、低热、食欲差等现象。

(2)月经改变:结核性输卵管炎患者的月经常没有特异性改变,只有部分患者会出现月经周期、经量的紊乱。但是,许多结核性输卵管炎的患者月经期会出现体温升高,甚至可以高达 39.0℃,月经过后体温会自行下降至正常,这种现象可视为生殖器官结核的表现之一。如果经抗结核治疗后,月经期不再出现体温升高则对生殖器官结核有确诊意义。

(3)下腹疼痛:少数结核性输卵管炎的患者会有轻度的下腹坠胀感或腰骶部轻微疼痛,但无特异性。

(4)白带增多:白带增多是该病的一种常见症状,当输卵管结核下行感染子宫内膜出现结核性宫颈炎时,白带可呈脓性或脓血性,进行宫颈病变组织的病理检查有确诊意义。

16. 外阴上皮内非瘤样病变会导致不孕吗

外阴上皮内非瘤样病变是指女性外阴皮肤和黏膜组织发生变性及色素改变的一类疾病,可分为外阴鳞状上皮增生、外阴硬化性苔藓和其他外阴皮肤病。由于外阴鳞状上皮增生和外阴硬化性苔藓的患者外阴皮肤黏膜多成白色,所以本病以前也被称作外阴白色病变。

外阴鳞状上皮增生是最常见的外阴白色病变,病因迄今未明。主要症状为外阴瘙痒,患者多因难以耐受而搔抓,严重者坐卧不安,甚至影响睡眠。该病病变范围主要累及大阴唇、阴唇间沟、阴蒂包皮、阴唇后联合等处。病变早期皮肤常呈暗红或粉红色,角化过度的病变部位呈白色。病变晚期可见皮肤增厚、色素增加、皮肤纹理明显,出现苔藓样变,似皮革样增厚,且粗糙、隆起,严重者有抓痕、皲裂、溃疡。外阴硬化性苔藓是一种以外阴及肛周皮肤萎缩变薄、色素减退变白为主要特征的疾病。该病病因也不明确,主要症状为外阴瘙痒,程度较外阴鳞状上皮增生患者轻,也有患者没有明显不适症状,晚期会出现性交困难。病损部位多累及大小阴唇、阴蒂包皮、阴唇后联合及肛周,常可引起阴道口的狭窄。

上述两种疾病虽然会引起外阴局部的病理变化,但通常不会导致女性不孕症的发生。如果上述疾病引起阴道的狭窄或者引起性交困难,则会影响女性的正常孕育,成为不孕症的发病原因。此外,外阴白癜风、外阴白化病等其他外阴皮肤病通常不影响孕育及分娩。

17. 滴虫性阴道炎会导致不孕症吗

滴虫性阴道炎是由寄生在女性阴道内的毛滴虫引起的一种阴道炎症。毛滴虫也简称为滴虫,是一种厌氧的寄生原虫,容易寄生在女性的阴道内形成滴虫性阴道炎。活滴虫无色透明,肉眼不可见,只能在显微镜下才可以观察到。滴虫的环境适应能力极强,能够在 25℃～40℃ 的环境中生长繁殖,在 3℃～5℃的环境中也可以生存 21 天,在干燥的环境中还可以生存 10 小时,甚至在普通的肥皂水中还可以存活 45～120 分钟,但滴虫适宜存活在 pH 值 5.2～6.6 的潮湿环境中,在 pH 值＜5 或＞7.5 的环境中不能生存。由于女性阴道内的 pH 值存在周期性变化,所以滴虫容易在月经前后得以繁殖而引起阴道炎症的发作。滴虫不仅可以寄生在阴道内,也可以侵入尿道,甚至膀胱、肾盂,以及男性的包皮皱褶、尿道或前列腺中。

滴虫性阴道炎可以通过性交直接传播和通过公共浴池、浴盆、浴巾、游泳池、坐便器、衣物等方式间接传播。滴虫性阴道炎的潜伏期为 4～28 日。25％～50％的患者感染初期没有明显症状,发病的主要症状是阴道分泌物增多及外阴瘙痒,或伴有外阴灼热疼痛、性交痛等现象。由于分泌物中含有白细胞,所以分泌物多呈脓性,如果合并有其他感染则呈黄绿色;由于滴虫无氧酵解糖类,产生腐臭气体,从而导致分泌物呈泡沫状并有臭味。滴虫性阴道炎的瘙痒多发生在阴道口及外阴,如果合并有尿道感染,可伴见尿频、尿痛,甚至血尿。

从孕育方面讲,患有滴虫性阴道炎的女性可能会出现不孕的现象。阴道毛滴虫能吞噬精子,并且通过消耗或吞噬阴道上皮细胞内的糖原阻碍乳酸形成,使得女性阴道内的 pH 值升高,影响精子在阴道内存活,从而导致不孕。同时,由于阴道炎症导致的性交痛、性交困难及性欲减退也会成为不孕症的重要原因。

18. 怎样诊断滴虫性阴道炎

滴虫性阴道炎是由于阴道毛滴虫的寄生而引起的阴道炎症,如果在阴道分泌物中找到滴虫即可确诊该病。临床上最简便的确诊方法是 0.9％氯化钠溶液湿片法。具体的操作方法为:取温的 0.9％氯化钠溶液 1 滴放于载玻片上,在阴道侧壁取典型分泌物混于氯化钠溶液中,立即在显微镜下观察,寻找滴虫。如果显微镜下可以见到呈波状运动的滴虫时即可确诊。对可疑患者,若多次湿片法未能发现滴虫时,可做细菌培养以进一步确诊。患者在取阴道分泌物前 1~2 天不可性交、阴道灌洗或局部用药,取分泌物时阴道窥器不涂润滑剂,分泌物取出后应立即送检并注意保暖,否则可因滴虫活动力减弱而辨认困难。有滴虫性阴道炎的患者在妇科内诊检查时,可见阴道黏膜充血,严重者有散在的出血点,甚至宫颈有出血斑点,形成"草莓样"宫颈,阴道后穹隆处可有较大量的呈灰黄色、黄白色稀薄液体或黄绿色脓性分泌物,常呈泡沫状。这些体征也有助于该病的诊断。

19. 外阴阴道假丝酵母菌病会引起不孕症吗

外阴阴道假丝酵母菌病是由假丝酵母菌感染引起的女性外阴阴道炎症,白假丝酵母菌(白色念珠菌)是本病的主要致病菌。由于假丝酵母菌以前被称作念珠菌,所以本病也被称作念珠菌阴道炎,此外还有真菌性阴道炎的称谓。据国外的统计数据,约有 75% 的妇女一生中至少有一次患有本病,约有 45% 的女性会经历 2 次或 2 次以上的发作,可见外阴阴道假丝酵母菌病在妇科临床极为常见。假丝酵母菌适宜在酸性环境中生长,许多女性有假丝酵母菌感染时阴道的 pH 值多在 4.0~4.7,而且假丝酵母菌对干燥、日光、紫外线及化学制剂的耐受力也较强,但是假丝酵母菌耐热性不强,在 60℃ 的环境中存活时间小于 1 小时。白假丝酵母菌为双相菌,存在酵母相和菌丝相。酵母相为芽生孢子,寄生在女性阴道内,常无临床症状,但是可以传播疾病;菌丝相为芽生孢子伸长而形成的假菌丝,对组织的侵袭能力较强,可以诱发临床症状。许多女性体内会寄生有白假丝酵母菌,但因为菌量极少,呈现酵母相,所以不产生临床症状,但是当全身及阴道局部免疫力下降、白假丝酵母菌大量繁殖并转变为菌丝相时,便会出现临床症状。

本病的主要临床症状为外阴瘙痒灼痛、性交痛、尿痛,部分患者出现白带增多,呈现白色稠厚豆腐渣样或凝乳样改变。妇科检查时可见外阴红斑、水肿,常有抓痕,严重者可见皮肤皲裂、表皮脱落;阴道黏膜红肿,小阴唇内侧及阴道黏膜附有白色块状物,擦拭后可露出红肿的黏膜面;急性发作时还可见到患处的糜烂和溃疡。

从生育方面而言,假丝酵母菌能够破坏阴道的内环境,影响精子的运动,同时白假丝酵母菌还有凝集精子的作用,使得精子活力减弱,这些均会引起女性不孕症的发病。女性在发病后的性交痛也常常成为影响正常性生活的原因之一,进而导致不孕症的发生。

20. 怎样诊断外阴阴道假丝酵母菌病

外阴阴道假丝酵母菌病的主要临床表现为外阴瘙痒灼痛、性交痛及尿痛，部分患者会出现阴道分泌物的增多。其中，尿痛的特点是排尿时尿液刺激水肿的外阴及前庭导致的局部疼痛，阴道分泌物呈白色稠厚凝乳状或豆腐渣状改变。出现以上症状时即应及时赴医院进一步的诊断。临床检验中，若在阴道分泌物中找到假丝酵母菌的芽生孢子或假菌丝即可确诊为外阴阴道假丝酵母菌病。具体可用 0.9% 的氯化钠溶液湿片法或 10% 氢氧化钾溶液湿片法，也可以使用革兰染色检查分泌物中的芽生孢子和假菌丝。湿片法的具体操作方法为取 1 滴 0.9% 氯化钠溶液或 10% 氢氧化钾溶液放于载玻片上，在阴道侧壁取少许分泌物混于上述溶液中，立即在显微镜下观察，如果找到假丝酵母菌的芽生孢子或假菌丝即可确诊。如果存在相应症状而多次湿片检查未找到假丝酵母菌的芽生孢子或假菌丝，确诊时可采用细菌培养法诊断。由于假丝酵母菌感染会使得女性阴道的 pH 值低于 4.5，所以对女性阴道分泌物的 pH 值测定也具有重要鉴别意义。对于可疑病例，若分泌物 pH 值小于 4.5 即可能为单纯假丝酵母菌感染；若 pH 值不小于 4.5，而且涂片中存在大量白细胞，则可能存在混合感染。

21. 细菌性阴道病会导致不孕症吗

细菌性阴道病为阴道内正常菌群失调所致的一种混合感染。正常阴道内,乳酸杆菌多占据优势,因此会产生过氧化氢。细菌性阴道病时,阴道内能产生过氧化氢的乳酸杆菌减少,导致其他细菌大量繁殖,其中以厌氧菌的大量繁殖居多。细菌性阴道病患者中,有 $10\%\sim40\%$ 没有临床症状,有临床症状的患者可见阴道分泌物增多且伴有鱼腥臭味,性生活后加重,有的患者可伴有轻度外阴瘙痒或烧灼感。

就女性生育而言,细菌性阴道病会增加流产的风险。据罗丽兰教授所撰写的《不孕与不育》一书提供的资料,妊娠14 周前细菌性阴道病患者的流产率高于妊娠 20 周前细菌性阴道病患者 5 倍,而且细菌性阴道病会加大通过辅助生殖技术获得妊娠的流产率。可见,育龄期妇女罹患此病时应该积极进行治疗。

22. 怎样诊断细菌性阴道病

以下 4 项中有 3 项符合即可确诊细菌性阴道病。

(1)阴道壁上黏附有匀质、稀薄、白色阴道分泌物。

(2)取少许阴道分泌物放在载玻片上,加 1 滴 0.9% 氯化钠溶液混合,在高倍显微镜下找到线索细胞。线索细胞即阴道脱落的表层细胞于细胞边缘贴附厌氧菌(特别是加德纳菌),以致细胞边缘不清。

（3）阴道分泌物 pH 值大于 4.5。

（4）取阴道分泌物少许放于载玻片上,加入 10％氢氧化钾溶液 1～2 滴,即可产生烂鱼肉样腥臭气味。这是由于厌氧菌繁殖时会产生胺类物质,胺类物质遇碱性溶液会释放出带有腥臭味的氨气。

23. 什么是两性畸形

部分女性的生殖器官同时具有某些男女两性特征的畸形称为两性畸形,是先天性生殖器发育畸形的一种特殊类型,多由于胚胎或胎儿在宫腔内受到过高或不足量的雄激素刺激所导致。该类患者根据病因的不同可以分为女性假两性畸形、男性假两性畸形和生殖腺发育异常。下面简要介绍女性假两性畸形和男性假两性畸形,生殖腺发育异常将在后文中简单介绍。

（1）女性假两性畸形:是指女性的染色体为 46,XX,内生殖器为女性,但外生殖器出现部分男性化改变。女性假两性畸形最常见的病因是先天性肾上腺皮质增生,多为常染色体隐性遗传病所致。患有该病的患者在胎儿期缺乏相应的生物酶,使 17-羟黄体酮不能转变为皮质醇,由于皮质醇的减少,促肾上腺皮质激素分泌会出现增多,同时刺激肾上腺网状带产生大量的雄激素,使女性胎儿出现男性化改变,出生后男性化改变常见加剧。如孕妇在妊娠早期服用某些具有雄激素作用的药物如人工合成孕激素、甲基睾酮等,也会使胎儿出现男性化改变,但这类改变出生后多不会加剧。

（2）男性假两性畸形：又被称为雄激素不敏感综合征。为 X 连锁隐性遗传疾病。患者的染色体为 46,XY。生殖腺为睾丸，无子宫，睾丸分泌睾酮，但靶器官因缺乏雄激素受体而对睾酮不敏感，使生殖器畸形或缺乏男性第二性征。依据外阴组织对雄激素不敏感的程度，本病可以分为完全不敏感型与部分不敏感型 2 类。

①完全不敏感型男性假两性畸形多表现为女性体态，但青春期时无月经初潮，身材发育尚好，臂长，乳房发育但乳头小，乳晕较苍白，外生殖器为女性，但阴毛少，大小阴唇发育差，阴道为盲端或很短，无子宫，睾丸位于腹腔或腹股沟处。

②部分不敏感型男性假两性畸形较少见，临床常见到外阴多表现为两性畸形，青春期多出现腋毛、阴毛增多，阴蒂继续肥大等男性改变，但是阴道极短或仅有浅凹陷，无子宫，性腺在腹腔或腹股沟处，与完全不敏感型患者区别在于男性化程度的不同。

24. 常见的生殖腺发育异常有哪些

（1）真两性畸形：患者体内同时具备男女两种性腺，可能一侧为睾丸，另一侧为卵巢，或每侧同时含有卵巢及睾丸两种组织的卵睾，此种畸形称为真两性畸形。染色体可为含有男性染色体的嵌合体，外生殖器多为混合型，部分有子宫的患者在切除睾丸后可生育。诊断本病必须通过开腹探查或利用腹腔镜辨认出卵巢和睾丸两种组织，并进行相应检查明确两种性腺存在方可确诊。

（2）混合型生殖腺发育不全：此类患者染色体多为 45，X/46，XY，体内一侧为异常睾丸，一侧为未分化或条索状的生殖腺（有时此侧生殖腺缺如）。大多数的患者表型似女性，常按女性抚养，少部分患者呈男性改变或性别不清。患者条索状性腺的同侧常有输卵管和发育不全的子宫，还可有阴道或不同程度的外阴发育异常，如阴蒂增大、尿道下裂等。此类患者青春期前行睾丸组织学检查多不会发现异常，但青春期后睾丸曲细精管内无生殖细胞。约有 25% 的本病患者可发生性腺肿瘤，并可于青春期前发病，所以幼儿期发现者宜切除腹腔内睾丸和条索状性腺，以防止男性化和性腺恶变，按女性抚养，同时给予雌激素替代治疗，有子宫者应加用孕激素。就诊晚且表型以男性为主者，应切除性腺，避免肿瘤的发生。

（3）单纯型生殖腺发育不全：此类患者可以分为 XY 单纯性腺发育不全和 XX 单纯性腺发育不全。XY 单纯性腺发育不全的病因多是胚胎早期生殖腺未能分化为睾丸而呈索条状，不能分泌睾酮和副中肾管抑制因子，同时中肾管缺乏睾酮刺激，不能向男性发育，染色体常为 46，XY。副中肾管因未被抑制而发育为输卵管、子宫与阴道上端，外生殖器不受雄激素的影响而发育成女性外阴。临床表现为正常女性内外生殖器，双侧条索状性腺，生长智力正常，但患者身材高大，无腋毛，青春期不出现女性第二性征发育与月经初潮，乳房不发育，内外生殖器发育幼稚，有输卵管、子宫、阴道，人工周期下可见月经来潮。睾酮水平高于正常女性，血清促性腺激素水平较高，雌激素水平低下，骨密度低于正常值。XX

单纯性腺发育不全患者染色体为 46,XX,父母多为近亲结婚,临床表现多为女性,身高正常,青春期无第二性征发育与月经初潮,乳房常不发育,内生殖器发育不良,多见神经性耳聋。该类患者在青春期后使用人工周期可见月经来潮。

25. 宫颈糜烂会导致不孕吗

宫颈糜烂多由子宫颈慢性炎症所引起,是妇科临床的常见病之一。正常的宫颈表面由复层鳞状上皮所覆盖,表面光滑,呈粉红色。当子宫颈炎症累及深部组织时,子宫颈表面的鳞状上皮由于营养障碍而自行脱落,其剥脱面逐渐被柱状上皮所覆盖,由于柱状上皮较薄而易露出下面的血管及间质的红色,从而出现类似"糜烂"样的改变,此即为宫颈糜烂的发病原理。这样的糜烂面并不是真正的溃破糜烂,而是覆盖着一层较薄的柱状上皮,所以在新版的《妇产科学》教材取消了"宫颈糜烂"这一病名,而是以"宫颈柱状上皮异位"替代,言简意赅地点明了该病的病理变化。根据宫颈糜烂面积的大小,本病可以分为 3 类,糜烂面小于整个宫颈的 1/3 时为轻度糜烂,糜烂面积占整个宫颈的 1/3～2/3 时称为中度糜烂,糜烂面积占整个宫颈面积 2/3 以上时为重度糜烂。

正常的子宫颈黏液能保护精子,提供能量,并能储存精子。排卵期子宫颈黏液量会明显增多而且变得稀薄、透明,pH 值为 7.2～7.5,延展力强,黏液中氯、钠、糖原等含量最高,这均有利于精子的输送及通过,以利于受孕。宫颈糜烂发生时,宫颈黏液的性状会发生变化,常呈淡黄色黏液状,有时为脓性,并含有大量白细胞和细菌,pH 值亦有改变,从而影响精子的动力。阴道内过多的分泌物也可以稀释精液,不利于精子穿过宫颈黏液而上行。同时,导致宫颈炎症的许多细菌能够使精液中的精子发生凝集作用,这些都能够引起女性不孕症的发生。在临床上,许多患有宫颈糜烂的女性并不影响受孕,所以宫颈糜烂并不一定引起不孕症的发生。

26. 无孔处女膜会导致不孕吗

无孔处女膜也被称作处女膜闭锁,在妇科临床较为常见。导致其发生的主要原因为女性在外阴分化过程中,生殖褶形成的处女膜没有与阴道相互穿通,从而导致女性处女膜闭锁,内外生殖器不能相互贯通。无孔处女膜的患者在青春期月经初潮前通常不会有明显的症状,月经初潮后因处女膜闭锁使经血无法排出体外而积聚在阴道内,多次月经来潮后,经血愈积愈多,造成子宫、输卵管积血,甚至积血通过输卵管反流入腹腔内造成腹腔积血,通常临床表现为女性的原发性闭经、痛经等疾病,严重者伴有便秘、肛门坠胀、尿频或尿潴留等症状。患者多在青春期月经初潮时因阴道积血和急性腹痛就诊时方被确诊。

由于本病通常在青春期月经初潮后不久就能得到确诊,并能通过处女膜切开术等方式进行治疗,所以婚后多半不会影响正常的性生活与生育。如果积血时间过久,已经形成粘连或继发感染,特别是导致了输卵管积脓,则会影响日后的正常生育,导致不孕症的出现。

27. 阴道闭锁的患者能怀孕吗

阴道闭锁主要是因为胚胎时期的泌尿生殖窦未参与阴道下段的形成而出现的女性内生殖器的闭锁。阴道闭锁的位置位于阴道下段，长 2～3 厘米，其上多为正常阴道，症状与无孔处女膜较相似，但是闭锁的位置比无孔处女膜闭锁的位置高。阴道闭锁处黏膜表面色泽正常，也不向外膨隆，肛查可扪及向直肠凸出的阴道积血包块。阴道闭锁的主要治疗手段为手术治疗。术时应先切开闭锁段阴道，并游离积血下段的阴道黏膜，再切开积血包块，排净积血后，利用已游离的阴道黏膜覆盖创面，术后定期扩张阴道以防瘢痕挛缩。由于阴道闭锁的患者子宫、卵巢通常没有明显的异常，所以在手术治疗后不会影响正常的孕育。

28. 先天性无阴道的患者能够怀孕吗

先天性无阴道主要是因为胚胎时期双侧副中肾管中段和尾段未发育或发育不全而致，所以本病也被称作先天性副中肾管发育不良。绝大多数的先天性无阴道患者没有子宫或仅有原始子宫，有极个别患者会有发育正常的子宫，但是卵巢发育大都正常。患者常会因青春期后一直无月经来潮或婚后性交困难在就诊时被发现患有本病。在妇科检查中，可见患者的外阴和第二性征都正常，但无阴道口或仅在阴道外口处见一道浅浅的凹陷，有时可见到内陷形成约 2 厘米短浅阴道盲端,直肠-腹部诊和盆腔B型超声检查常不能发现子宫。极少数有正常子宫的患者常会在青春期月经初潮后出现宫腔积血,并伴有周期性腹痛。另外,约有15%的先天性无阴道患者合并有泌尿道畸形,出现单侧肾脏、单输尿管、多囊肾、马蹄肾等现象。

由于绝大多数的先天性无阴道患者没有发育正常的子宫,所以很难具备正常的孕育功能,在治疗上主要采取阴道成形术以解决婚后性生活困难的问题。对于极少数有发育正常子宫的患者,在月经初潮时即应尽快实施阴道成形术,同时引流宫腔内积血并将人工阴道与子宫相接,以保留生育功能。

29. 阴道横膈、阴道纵隔和阴道斜隔会导致不孕症吗

阴道隔是由于胚胎时期双侧副中肾管融合障碍而致,根据阴道隔的形态与女性内生殖器的关系可以分为阴道横膈、阴道纵隔和阴道斜隔三种类型。

阴道横膈是由于胚胎时期两侧副中肾管融合后的尾端与泌尿生殖窦相接处未贯通或部分贯通所致。横膈可以位于阴道内任何部位,但以位于阴道上、中段交界处者居多,横膈的厚度约为1厘米。根据阴道横膈所在的位置可以分为高位阴道横膈与低位阴道横膈,根据横膈是否有孔隙出现可以分为完全性阴道横膈与部分性阴道横膈。高位阴道横膈位于阴道上段,多不影响性生活,常在妇科检查时偶然发现;低位阴道横膈多位于阴道下端,常因性生活不满意而就医时

发现。完全性阴道横膈较少见,多数的阴道横膈中央或侧方有一小孔,月经血可以从小孔排出。

阴道纵隔是由于胚胎时期双侧副中肾管会合后中隔未消失或未完全消失所致。阴道纵隔可以分为完全性阴道纵隔与部分性阴道纵隔两类。完全性阴道纵隔可以形成双阴道,常合并有双宫颈、双子宫,有时纵隔偏向一侧形成阴道斜隔,导致该侧阴道完全闭锁,可出现因经血潴留所形成的阴道侧方包块。绝大多数阴道纵隔无症状,有些患者婚后因性交困难或潴留在斜隔盲端的积血继发感染就医时才明确诊断,另一些可能晚至分娩时产程进展缓慢才确诊。

就生育而言,阴道隔会导致下生殖道的阻塞,并有可能引起性交困难及性交痛,也会影响精子在女性体内的上游、获能等过程,这些都会成为不孕症发生的原因,所以阴道隔一经确诊应立即采取相应的治疗措施。

30. 子宫发育异常为何会导致女性不孕症

临床上较常见的子宫发育异常的情况包括双子宫、双角子宫、中隔子宫、单角子宫和残角子宫。

双子宫是由于胚胎期两侧副中肾管完全未融合,各自发育,形成两个子宫和两个宫颈,阴道也完全分开,左右侧子宫各有单一的输卵管和卵巢,患者常没有自觉症状,通常在人工流产、产前检查甚至分娩时偶然发现。双子宫患者在妊娠晚期胎位异常的概率较正常女性明显增多,在分娩时未孕侧子宫也可能阻碍胎先露部下降,并伴见子宫收缩乏力;也有双子宫患者阴道内有纵隔出现,常因出现性交困难或性交痛而就诊时发现阴道纵隔与子宫畸形。双角子宫和鞍状子宫是由于子宫底部融合不全而形成的,如果子宫底部融合不全呈双角状称为双角子宫,子宫底部稍下陷呈鞍状则称为鞍状子宫。双角子宫与鞍状子宫一般无临床症状,通常也不影响受孕,但妊娠时容易发生胎位异常。中隔子宫是由于胚胎期两侧副中肾管融合不全,在宫腔内形成中隔而致。从子宫底至宫颈内口将宫腔完全隔为两部分为完全中隔,仅部分隔开者为不完全中隔。中隔子宫是不孕症的诱因之一,还可以诱发流产、早产和胎位异常等,若妊娠时胎盘附着在中隔上还会出现产后的胎盘滞留。中隔子宫外形一般正常,经子宫输卵管造影或宫腔镜检查可以得到确诊。单角子宫是由于胚胎期一侧副中肾管发育,另侧副中肾管未发育或未形成管道而造成的。未发育侧的卵巢、输卵管、肾常同时缺如,妊娠可发生在单角子宫,但反复流产和早产较多见。残角子宫是由于胚胎期一侧副中肾管发育正常,另一侧发育不全形成残角子宫,可伴有残角子宫侧泌尿系发育畸形。多数残角子宫与对侧正常的宫腔不能相通,仅有纤维带相连。若残角子宫内膜无功能,一般无临床症状,也不需治疗;若残角子宫内膜有功能且与正常宫腔不相通时,则会造成宫腔积血,并出现痛经,甚至并发子宫内膜异位症,需通过手术切除残角子宫。

　　子宫发育异常可以成为女性不孕症的重要诱因。这是因为子宫发育不良影响了女性生殖器官容受精液,并影响精子的获能;所造成的子宫形态异常不利于受精卵的着床与胚胎的发育;子宫内膜的功能改变,导致精子不能存活、受精卵不易着床；子宫发育不良也会导致子宫肌层发育不良，不能容受胚胎的发育而导致妊娠流产；该病所致的子宫畸形也会引起胎盘位置的异常。所以，女性在确诊子宫发育不良后应该积极治疗，并在妇产科医师的指导下备孕。

31. 子宫发育异常应该怎样诊断

子宫发育异常多是由于胚胎期双侧副中肾管融合障碍或异常而导致，多与染色体核型异常、性激素分泌异常等因素有关，同时子宫形态结构的异常又常会导致女性月经的改变。本病主要的临床表现有：原发或继发性不孕；原发性闭经或月经失调（月经稀发，月经过少，痛经或功能性子宫出血等）；下生殖道畸形或发育异常；女性第二性征发育不良（呈幼稚型）；卵巢功能不全（无排卵、月经失调等）；性功能异常（性交困难、性交痛、阴道痉挛、性冷淡和无性高潮等）；经血潴留（如宫腔积血、积液、积脓和腹腔积血）；盆腹腔包块，可见于双子宫、残角子宫、双角子宫等处；病理妊娠率增加（反复或习惯性流产、早产、胎位和胎盘位置异常、死胎和异位妊娠等）。同时，本病多合并有泌尿系统畸形，包括多囊肾、马蹄肾、游走肾、输尿管异常等表现。

了解本病的主要临床症状是诊断本病的主要前提，若要准确诊断子宫发育异常的类型还需要借助超声、CT、MRI、子宫输卵管造影术、腹腔镜等检查手段，如要判断是否合并有染色体异常及激素水平异常，还需要行必要的染色体检查和内分泌检查。

32. 宫腔粘连会导致不孕吗

宫腔粘连是由于手术、刮宫、电灼和药物腐蚀等原因导致子宫内膜损伤和感染引起的子宫颈管、子宫内膜或子宫肌层粘连，常出现宫腔变形、月经失调和不孕等现象。引起宫腔粘连的原因主要有损伤性刮宫、宫腔感染、妇科手术、结核性子宫内膜炎等。

由于损伤和感染破坏了子宫内膜层组织结构和功能的完整性，引起宫壁组织瘢痕粘连愈合，宫腔变形、狭窄或闭锁，降低了子宫容受性，从而影响受精卵植入和胚胎发育，引起不孕症的发生。在发生宫腔粘连的同时，子宫内膜组织也会发生变化，不利于精子储存、成活和获能，也不利于受精卵着床和胚胎发育，这也是导致不孕症发生的机制之一。

根据宫腔粘连的部位和范围可以分为完全性粘连、部分性粘连和边缘性粘连，根据子宫内膜组织学变化可分为子宫内膜粘连、瘢痕结缔组织粘连和平滑肌组织粘连。临床上常表现为原发性或继发性不孕，月经失调（闭经发生率为37%，月经稀发和月经稀少的发生率为33%，痛经的发病率为2.5%，月经过多的发病率为1%，月经正常者为6%），反复流产、早产等。宫颈管部位的粘连常可以引起子宫腔积血或积液，继而导致腹腔积血和盆腔子宫内膜异位症。

33. 如何诊断宫腔粘连

一般常用以下三种检查来诊断宫腔粘连。

（1）子宫输卵管造影检查：宫腔粘连在行子宫输卵管造影检查中，可发现完全性粘连时宫腔体积显著缩小，甚至有宫腔完全闭锁的现象；周围型粘连常表现为宫腔边缘呈锯齿状和鼠咬状，出现形态多样不规则的充盈缺损阴影；混合型粘连时常表现为宫腔中间和边缘充盈缺损阴影同时存在。子宫输卵管造影术检查能判断宫腔的封闭程度，但不能确切反映宫腔粘连的程度和范围，不能提示粘连的坚韧度和类型，而且对轻度、稀疏的粘连带常会漏诊，中央型粘连常被误诊为鞍状子宫，一侧宫角封闭的粘连易误诊为单角子宫。据统计，通过子宫输卵管造影诊断宫腔粘连的确诊率为36%左右。

（2）经阴道超声检查：该方法是诊断宫腔粘连较准确的一种方法。宫腔粘连在阴道超声下特征性变化为子宫内膜回声不均匀，并可见不规则的高回声或片状高回声区域，其间有形态不规则的低回声区，粘连及内膜回声与肌层的回声分界不清，宫腔线显示不清。据统计，采用阴道超声诊断宫腔粘连准确率可达80%以上。

（3）宫腔镜检查：宫腔镜是诊断宫腔粘连最准确、可靠的方法。在宫腔镜直视下检查，可以确定粘连的部位、范围、性质和程度，还可同时分离粘连恢复宫腔的正常结构。

34. 什么是子宫肌瘤

子宫肌瘤是女性生殖系统最常见的良性肿瘤，也是妇科临床上的多发病，病变组织由平滑肌及结缔组织组成，该病一般见于30～50岁的妇女。目前,子宫肌瘤的确切病因尚未有明确的阐述。由于该病多发于育龄期,青春期前和绝经后的妇女较少发病或可以见到病变萎缩,这一现象提示子宫肌瘤的发生可能与女性性激素分泌水平有关。相关研究证实,肌瘤组织局部对雌激素的高敏感性是肌瘤发生的重要因素之一。此外研究证实,孕激素有促进肌瘤有丝分裂活动、促进肌瘤生长的作用。

按照肌瘤在子宫内生长的部位分类,有90%的子宫肌瘤发生在宫体部,少部分肌瘤发生在宫颈部。按照肌瘤与子宫肌壁的关系,子宫肌瘤可以分为肌壁间肌瘤、浆膜下肌瘤和黏膜下肌瘤。有60%～70%的子宫肌瘤为肌壁间肌瘤,即肌瘤位于子宫肌壁间,瘤体被肌层包围。浆膜下肌瘤是指肌瘤向子宫浆膜面生长,并突出于子宫表面,肌瘤表面仅有子宫浆膜层覆盖。黏膜下肌瘤是指肌瘤向宫腔方向生长,在宫腔内凸出,表面仅有黏膜层覆盖,黏膜下肌瘤易形成蒂,在宫腔内生长犹如异物,常引起子宫收缩,有时肌瘤可被挤出宫颈外口而凸入阴道。子宫肌瘤可单一生长,称为单发性子宫肌瘤;如果多种类型的子宫肌瘤在同一子宫内生长则为多发性子宫肌瘤。

有不少患者可因本病而出现临床症状,常见症状有功能性子宫出血、经量增多及经期延长,下腹包块,白带增多,尿频、尿急,下腹坠胀,经期加重的腰酸背痛等。

35. 子宫肌瘤为什么会引起不孕症

(1)子宫肌瘤的发生常会引起子宫内膜和肌层血管系统

功能失调,多表现为异常血管生成增多,螺旋动脉和周围静脉血管充血和扩张,引起子宫内膜缺血和缺氧,导致月经过多、功血和贫血。多发性子宫肌瘤和黏膜下子宫肌瘤可使子宫腔内膜面积增加数倍,甚至数十倍,进一步加重月经失调的程度,不利于妊娠。许多子宫肌瘤引起的月经不调会直接抑制女性的排卵,从而引起排卵障碍型不孕症。

(2)黏膜下子宫肌瘤和多发性子宫平滑肌肌瘤常会引起子宫和输卵管解剖位置的改变与宫腔形态的异常,干扰受精卵的植入、胎盘形成和胎儿的正常发育,从而引起不孕不育。有研究显示,黏膜下子宫肌瘤患者的妊娠率和胚胎植入率会明显降低,而浆膜下肌瘤和子宫肌壁间肌瘤,不引起子宫腔变形(且肌瘤直径≤5~7厘米),一般不会引起不孕。

(3)子宫肌瘤的存在常会引起子宫内膜内分泌功能的紊乱,使得子宫内自然杀伤细胞和巨噬细胞增加,影响受精卵的植入和发育以引起流产。子宫肌瘤及周围的子宫内膜间质细胞分泌前列腺素增加,导致局部雌激素增加,并且直接增强子宫平滑肌收缩活性,从而干扰受精卵正常植入和胚胎发育。同时,前列腺素作为炎性介质可诱发子宫内膜炎症,炎性细胞释放的内毒素和生化介质进一步引起一氧化氮生成增加,而一氧化氮的细胞毒作用不利于受精卵和精子的存活,从而导致女性不孕症的出现。

此外,弥散型腹膜平滑肌瘤病与合并子宫肌瘤的子宫腺肌病也会引起女性不孕症。

36. 子宫肌瘤患者主要的临床表现有哪些

(1)子宫出血:此为子宫肌瘤的主要症状,以周期性出血(月经量过多,经期延长或者月经周期缩短)增多为多见,约占 2/3;而非周期性(持续性或不规则)出血增多占 1/3。长期出血而未及时治疗者可发生贫血,严重贫血能导致贫血性心脏病、心肌退行性变等。

(2)腹部肿块:下腹部的肿块常为子宫肌瘤患者的主诉,有时也可能为子宫肌瘤患者的唯一症状。腹部肿块的发现多在子宫肌瘤长出骨盆腔后,常在清晨空腹膀胱充盈时较明显或可触及,如子宫肌瘤体积较大,在膀胱不充盈时亦可触及。子宫肌瘤一般位于下腹正中,少数可偏居下腹一侧,质硬或有高低不平感。较大者多出现变性,质软而光滑。

(3)疼痛:子宫肌瘤患者常会出现腹痛、腰酸、痛经等症状,该病引起的疼痛多因肌瘤压迫盆腔血管引起瘀血,或肌瘤直接压迫神经,或有蒂的黏膜下肌瘤刺激子宫收缩而导致,有时也可因肌瘤坏死感染引起盆腔炎、盆腔组织粘连等而引发。如出现子宫肌瘤红色变性,常见腹痛剧烈并伴有发热;子宫浆膜下肌瘤蒂扭转或子宫轴性扭转时亦产生急性剧烈腹痛。大的浆膜下肌瘤向阔韧带内生长,不仅可压迫神经、血管引起疼痛,还可压迫输尿管导致肾盂积水而致腰痛。如以经期腹痛为主,并且痛势剧烈,呈渐进性加重的患者需考虑并发子宫腺肌病或子宫内膜异位症的可能。

(4)压迫症状:多发生于子宫颈肌瘤,或为子宫体下段肌瘤增大,充满骨盆腔,压迫周围脏器而引起。例如,压迫膀胱,可出现尿频或排尿困难、尿潴留等;压迫输尿管,可致肾盂积水、肾盂肾炎;生长在子宫后壁的肌瘤可压迫直肠引起便秘或排便困难;盆腔静脉受压,可出现下肢水肿。压迫症状在月经期前较显著,这是因为此时子宫肌瘤充血肿胀之故。如果浆膜下肌瘤嵌顿于膀胱子宫陷窝或子宫直肠陷窝也可出现膀胱或直肠的压迫症状。

（5）带下异常:子宫肌瘤患者的子宫内膜腺体增多,伴有盆腔充血或炎症,这均能使白带量增加。当黏膜下肌瘤发生溃疡、感染、出血、坏死时,则产生血性白带或脓臭性白带。

（6）不孕与流产:子宫肌瘤导致不孕症的机制见上文所述,同时子宫肌瘤患者的自然流产率明显高于普通人群。

37. 如何诊断子宫肌瘤

结合病史、症状、体征和 B 超检查,可以对绝大多数的子宫肌瘤做出准确诊断。超声检查是诊断子宫肌瘤最常用的方法,诊断的准确率较高,还可以描述出子宫肌瘤生长的位置、数量、形态等内容,但有时对小的、症状不明显或囊性变肌瘤诊断困难。诊断子宫肌瘤时可借助诊断性刮宫以帮助了解宫腔情况,并了解子宫内膜的病理性质;还可通过宫腔镜检查观察宫腔内的病变,并切除黏膜下肌瘤;在诊断不明时需通过腹腔镜检查以明确诊断。此外,磁共振检查对子宫肌瘤的诊断较为准确,可以清楚地显示肌瘤的部位和数目,对小肌瘤也可辨别清楚,还可显示肌瘤的退行性变性,如玻璃样变性、钙化等,但是检查价格相对昂贵,难以推广。

38. 子宫内膜炎可以引起不孕症吗

　　子宫内膜炎多是由外阴、阴道感染细菌、病毒、真菌和病原微生物、原虫等上行蔓延而导致的。轻型子宫内膜炎常局限在子宫内膜层,而慢性或迁延型感染往往累及输卵管、卵巢、子宫肌层和盆腔腹膜,引起附件炎、盆腔炎、盆腔结缔组织炎、盆腔腹膜炎和盆腔器官粘连而导致不孕。此外,病毒性子宫内膜炎除引起不孕外,还可通过胎盘垂直感染胎儿引起胎儿发育异常、胎儿畸形、流产、早产、胎膜早破、新生儿感染和日后的生长发育障碍(如痴愚、弱智)等。

　　子宫内膜发生炎症时,子宫内膜行经、生殖、屏障作用、排泄、内分泌等生理功能均出现不同程度的异常,进而成为不孕症的发病原因。局部炎性细胞浸润和炎症介质的渗出会呈现胚胎毒作用,不利于精子成活和受精卵着床,当炎症累及输卵管时又可引起输卵管梗阻性不孕。同时,细菌内毒素和细胞因子促进巨噬细胞和多形核粒细胞生成一氧化氮,一氧化氮对于子宫内膜下血管和局部微循环有扩张作用,并可以舒张平滑肌,从而改变了正常内膜组织功能和子宫容受性,不利于妊娠。严重的子宫内膜炎,如结核、阿米巴和血吸虫感染时,内膜组织的溃疡和炎性渗出可导致宫腔粘连,破坏内膜的完整性和功能,引起月经失调和不孕。

39. 子宫内膜炎的主要临床症状是什么

（1）原发性或继发性不孕，发病机制见上文所述。

（2）白带增多，呈黏液脓性、浆液性或血性白带，常伴有恶臭气味。

（3）低热，下腹不适、坠痛。

（4）月经过多，经期延长，痛经，经间期出血等。

（5）妇科检查时常提示子宫增大、压痛，附件及宫旁组织增厚、压痛，查血常规多见白细胞升高。

当育龄期妇女出现上述症状时要及时就诊，对子宫内膜炎进行必要的排查。

40. 如何诊断子宫内膜炎

（1）根据病史、症状和体征：急性子宫内膜炎时，多有明显的宫腔手术操作史、不洁性交史等诱因；慢性者多为急性感染继发而来。

（2）阴道、宫颈和宫腔分泌物检查：该法可查找致病菌，并进行药敏试验。

（3）妇科超声检查：超声下可提示宫腔有无积液存在，宫腔内的积液多提示存在炎性渗出，从而需要进一步排查子宫内膜炎的可能。

（4）宫腔镜检查：镜下可见子宫内膜炎患者的子宫内膜充血、血管扩张，呈树枝样分布。若为结核性子宫内膜炎，则内膜表面见粟粒样白色结节或宫腔粘连,腔内充满杂乱、质脆的息肉状突出物。

(5)诊断性刮宫:该方法可了解内膜的组织学变化,如内膜结核、内膜息肉等。

41. 子宫内膜息肉可以导致不孕症吗

子宫内膜息肉常继发于慢性子宫内膜炎,多是因为炎性子宫内膜局部血管和结缔组织增生形成有蒂的息肉状赘生物,常突入子宫腔内。子宫内膜息肉多发生于宫体部,若宫颈管内出现息肉时可引起宫颈管扩张,有时息肉还可以脱出于宫颈外口。

当子宫内膜息肉发生时,有蒂的息肉状赘生物会充塞宫腔,妨碍精子存留和受精卵着床,也会妨碍胎盘的植入和胚胎的发育,从而引起不孕症的发生。子宫内膜息肉多由子宫内膜炎发展而来,所以子宫内膜息肉常合并有子宫内膜的感染,这使得宫腔内环境改变不利于精卵结合和受精卵着床,这也是导致不孕症的重要原因。如果子宫内膜息肉合并输卵管或卵巢炎,还可导致输卵管梗阻性不孕或无排卵性不孕。

临床上除不孕症的发生外,该病还会见到急性或慢性子宫内膜炎病史,月经失调(月经过多、经期延长、经间期出血、痛经等),下腹坠痛,白带增多,性交后出血等症状。临床上可以采用超声、子宫输卵管造影术、宫腔镜检查等方法进行确诊。

42. 如何诊断子宫内膜息肉

（1）根据病史、症状及体征进行综合分析：子宫内膜息肉患者的主要临床表现为月经失常，如月经紊乱、经量增多、经期延长或药物流产后持续子宫出血等。此外，由于紧张、牵拉和压迫，息肉可发生出血、坏死、感染等继发性改变，可出现腹痛、阴道分泌物增多，甚至发热等症状。部分患者可无任何症状而仅在查体时发现。

（2）诊断性刮宫：此为诊断子宫内膜息肉传统的方法，因具有很大的盲目性，漏诊率较高。

（3）阴道超声和子宫声学造影（SHG）检查：阴道超声由于它的无创伤性常被作为诊断子宫内膜病变的首选手段，子宫内膜息肉在阴道超声下可见到强回声结节，多呈舌形或椭圆形，无被膜，蒂部与子宫内膜连续、界线欠清。多普勒超声可根据血流情况提高诊断的特异性。子宫声学造影检查时可见病灶清晰漂浮于液体中，内膜不规则增厚，凸向宫腔内，有蒂的则成舌状略强回声团，无蒂的内膜息肉呈局部隆起状并与子宫内膜层相连续。

（4）子宫输卵管造影术（HSG）检查：子宫输卵管造影检查在诊断子宫内膜息肉时较常用，大多表现为宫腔充盈缺损。

（5）宫腔镜检查：该方法可直接观察宫腔内病变，是最准确的诊断方法。子宫内膜息肉多为单个或多个，大小不等，呈指状、舌状、乳头状或椭圆形、圆形。质地柔软，表面光滑，与周围组织相似,多数有蒂,细而长,表面有时可见纤细的血管网,同时宫腔镜可清晰地观察息肉周围的内膜,色泽一般与子宫内膜颜色相近。

43. 什么是排卵障碍

通过基础知识篇的论述,我们已经了解到女性生殖系统存在着周期性变化,这种周期性变化主要依靠下丘脑-垂体-卵巢轴(H-P-O 轴)的调控,女性生殖系统周期性变化的生理作用是排出卵子和分泌甾体类性激素。因下丘脑-垂体-卵巢轴上任何一个环节出现功能失调或器质性病变导致的暂时或长期的排卵障碍,甚至无排卵而引起的不孕症即为排卵障碍型不孕症。从目前临床观察来看,排卵障碍型不孕症已经成为女性不孕症的主要病因之一,占所有不孕症发病的25％～30％。排卵障碍型不孕症的患者常伴随出现月经失调、闭经、多毛症、肥胖等临床症状。有时候女性卵巢的分泌功能也会在排卵过程中起到"微调节作用",这样的"微调节"失衡也会成为排卵障碍的原因。

44. 排卵障碍的发病原因有哪些

如上文所述,正常的规律排卵依靠于完整的下丘脑-垂体-卵巢轴的调节功能和卵巢的旁/自分泌功能的正常。凡是能干扰下丘脑-垂体-卵巢轴上的任何一个环节,引起其功能性障碍或器质性损害的疾病,均可引起无排卵或排卵功能障碍,进而导致不孕症的发生。由于造成无排卵的病因相当复杂,临床表现不一,除下丘脑、垂体、卵巢直接与其有关外,甲状腺、肾上腺等脏器的功能异常也参与了无排卵的发病。所以,排卵障碍的病因可以分为下丘脑性无排卵、垂体性无排卵、卵巢性无排卵及其他内分泌腺影响等。

(1)下丘脑性无排卵的原因:可以分为器质性病变和功能性因素两大类。器质性病变主要包括 Frohlich 综合征(由颅咽管肿瘤压迫所致,主要症状为视力障碍合并垂体功能低下,如性腺发育不良、闭经、肥胖等,有时伴有偏盲、头痛等颅内肿瘤压迫症状),卡尔曼综合征(由于下丘脑神经核先天发育不良,临床表现除性腺发育不良外,尚有嗅觉缺如等症状),Laurence-Moon Biedl 综合征(为染色体畸变所致,表现为卵巢不发育、智力低下、肥胖等,还可伴有肢体畸形),以及外伤、颅内严重感染等因素。功能性因素主要包括如下几个方面:①精神疾病或过度紧张。严重的精神疾病或过度恐惧、忧郁等,均可引起下丘脑促性腺激素释放激素(GnRH)脉冲式分泌功能障碍,导致垂体分泌的异常,进而使黄体生成素(LH)与卵泡刺激素(FSH)分泌平衡失调,黄体生成素峰消失,表现为继发性闭经及无排卵等。②体重过轻或过重。女性过度消瘦或过度肥胖均可引起下丘脑功能紊乱而导致无排卵。③剧烈运动。剧烈运动(如芭蕾舞演员、马拉松运动员等所从事的运动)可干扰下丘脑促性腺激素释放激素的分泌,引起下丘脑-垂体-肾上腺功能增强,而下丘脑-垂体-卵巢轴功能受到抑制,导致可逆性的排卵障碍及闭经,剧烈运动停止后即可恢复。运动还可使体重降低,导致耗氧量增加和脂肪/肌肉比值降低,使血中儿茶酚胺的量增加,降低垂体对促性腺激素释放激素的敏感性,进而干扰垂体的正常分泌,导致排卵障碍。④神经性厌食。多见于25岁以下的年轻女性,由于进食中枢受到抑制,自我强迫性厌食或拒食等使得体重明显下降,继而引起下丘脑与甲状腺分泌功能的异常,导致月经不调与不孕症。⑤药物性因素。长期服用氯丙嗪、避孕药、某些减肥药等药物,可抑制下丘脑分泌促性腺激素释放激素,导致无排卵、月经紊乱及闭经,并可伴有血泌乳素升高等,停药后多可自行恢复。

(2)垂体性无排卵的原因:①垂体肿瘤。主要为垂体腺瘤,以无功能性腺瘤及泌乳素腺瘤较多见。当肿瘤增大时可因压迫、侵蚀及破坏,导致腺垂体分泌功能障碍,引起无排卵、继发闭经、第二性征减退、生殖器官萎缩等临床症状,部分患者还可出现头痛、视力障碍等症状。若为泌乳素腺瘤,则表现为血泌乳素升高、闭经、溢乳等现象。②垂体损伤。垂体组织由于缺血、炎症、放射线及手术等遭到破坏,出现功能障碍,常见的疾病为席汉综合征。席汉综合征多由于产后大出血合并休克导致腺垂体组织缺血性坏死,进而致腺垂体功能异常,主要表现为因促性腺激素(Gn)分泌不足及无排卵所致的闭经、性欲减退、第二性征消退、生殖器萎缩等。③空蝶鞍综合征。由于蝶鞍膈先天性发育不良,或继发于垂体手术或放疗后引起的膈孔过大,使蛛网膜下隙部分随膈孔进入蝶鞍,使之内部充满脑积液。由于脑积液的压力作用,压迫垂体及蝶鞍,造成腺垂体功能低下及蝶鞍扩大等现象,主要临床表现为闭经,常伴头痛、视力障碍等。

（3）卵巢性无排卵的原因：①先天性卵巢发育异常。包括性腺发育不全、嵌合型性腺发育不全及单纯性性腺发育不全等，该类患者常伴有染色体异常，卵巢多为幼稚型或缺如，卵巢皮质内无卵泡存在，多表现为原发性闭经，并伴有其他遗传性疾病典型征象，这类不孕症患者较难通过药物治疗。②卵巢抵抗综合征。该综合征病因不明，特点为卵巢内有卵泡存在，促性腺激素分泌水平升高时卵泡不能发育。有学者分析该综合征可能与自身免疫有关，也有人认为可能与卵泡上缺乏促性腺激素受体有关。总之，该综合征患者无规律的卵泡发育。③卵巢早衰。卵巢早衰指年龄不足40岁的女性因卵巢功能衰退而自然绝经，该病病因尚不明确，可能与自身免疫、病毒感染等原因有关，部分患者可有染色体异常。关于本病下文还会有所论述。④多囊卵巢综合征。关于该综合征下文还会详细论述。⑤未破裂卵泡黄素化综合征。卵泡发育未成熟或成熟后，卵泡未破裂，以致卵细胞未能排出，但卵泡颗粒细胞即发生黄素化。该病患者使用基础体温测量、排卵试纸检测等多种监测排卵方法显示的结果均提示有排卵，但是通过连续超声下监测及腹腔镜检查看不到排卵出现，该综合征发病机制尚不清楚。

（4）其他内分泌腺影响：其他内分泌腺的功能异常所引起的排卵障碍或无排卵主要包括甲状腺功能异常和肾上腺功能异常。

45. 怎样使用基础体温测量方法监测排卵

基础体温是一种十分实用、方便的监测排卵的方法，没有创伤,操作简单,是女性朋友容易掌握的一种监测方法。基础体温的测量方法为:被监测者每天清晨醒来,在安静状态下,将水银(或电子)体温计含入口腔舌下,测量舌下体温并进行记录,通常需要连续测量 3 个或 3 个以上月经周期才有临床分析的意义。测量基础体温的要点是患者需要保证 6 小时以上的睡眠,在醒后立即进行测量。

正常妇女排卵后会形成黄体,黄体形成后即分泌黄体酮,黄体酮的降解产物会刺激下丘脑的体温调节中枢引起女性体温的上升,通常上升 0.3℃~0.5℃达到高温相,高温相通常在黄体期持续 12~16 天,在下次月经来潮的前后下降至上升前的体温。由于女性排卵后会出现温度上升,所以女性就形成了特有的双相体温,即排卵前的月经期与卵泡期为持续的低温相,排卵后体温上升达到高温相,而且高温相应该可以维持 12~16 天,正常的双相体温通常提示排卵和黄体功能均正常。在体温上升之前通常会有一个短暂的下降,这可能是由于排卵时雌激素大量分泌对体温中枢产生了抑制作用,通常认为这个下降点前后即会发生排卵。

根据基础体温分析,通常认为具备典型双相体温的女性有正常的排卵,体温无明显上升的女性应考虑为无排卵,体温上升幅度及持续天数不足的女性需考虑为黄体功能不全等疾病。但是,有 10% 的女性超声下证实有正常排卵,但体温无典型双相上升;还有一部分患者超声下证实无排卵出现,却有典型双相体温,如未破裂卵泡黄素化综合征患者,所以有些时候基础体温并不能准确地判断排卵。

46. 怎样根据宫颈黏液的变化判断排卵

在有排卵的月经周期中,宫颈黏液会受雌激素和孕激素周期性变化而发生周期性的改变,所以临床上常可以通过观察宫颈黏液的变化以判断排卵。在排卵时,宫颈黏液会发生以下几个方面的变化:①宫颈黏液量会随着雌激素分泌的增多而增加,在排卵前 1～2 天或排卵当日会明显增多,达到 0.4～1.5 毫升,是卵泡晚期的 4～6 倍。②排卵前宫颈黏液内氯化钠及水分会增多,质地变稀薄,透明。③拉丝试验,排卵期宫颈黏液拉丝度可达 10 厘米或以上。④宫颈黏液结晶随雌激素水平的变化而变化,当黏液涂片呈现典型羊齿状结晶时,多提示排卵即将发生。⑤伴随宫颈黏液量与性质的变化,女性宫颈外口在排卵时会扩张松弛。

47. 怎样使用超声监测排卵

B 型超声监测排卵是妇科临床上常用的一种监测排卵的方法。这种方法无创伤,对生殖细胞无害,并可连续动态地观察卵泡的发育,是唯一一种可从体外直观的监测卵泡的形态变化与排卵的方法。经阴道的 B 超可检测出 5 毫米直径的小卵泡,监测排卵更为准确。自然排卵中,通常可于月经周期第 5～7 天检测出一组小卵泡,到月经第 8～12 天出现 1 个优势卵泡,此时优势卵泡直径可达 10 毫米或更大,此后优势卵泡以每日 2～3 毫米速度增大,直至发育为成熟卵泡。

成熟卵泡的典型超声特征为：①卵泡直径≥17～18毫米。②卵泡液增多，卵泡位于卵巢边缘，边界清晰，透亮度好。③80％成熟卵泡可见卵丘结构，卵泡周围出现透声环。

排卵后的超声特征为：①80％表现为卵泡消失。②数小时内卵泡可明显变小，卵泡壁塌陷，形态不规则，壁厚。③卵泡内出现密度较高光点，边缘不连续或呈锯齿状，提示血体形成，如继续监测可见黄体影像，光点致密，边缘厚实。④20％排卵可出现陶氏腔积液。

在使用超声监测卵泡发育的同时，尚可监测子宫内膜的发育，间接判断体内雌激素水平及其生物活性，协助预测排卵。排卵前子宫内膜厚度可达10毫米或以上。

48. 如何使用排卵试纸检测排卵

目前，女性常会使用排卵监测试纸（LH试纸）自行监测排卵日期。该方法的原理是监测月经中期的尿黄体生成素（LH）峰以推测排卵发生的时间。本法具有无创、价格低廉、操作简单、准确度较高等优点。

排卵试纸监测的月经中期黄体生成素分泌峰是一个相对短的事件，一旦黄体生成素从垂体释放入血，很快通过尿液从体内清除，通常仅在黄体生成素分泌峰时尿中的黄体生成素浓度会超过一个阈值而使排卵试纸显示阳性结果。大多数周期，这个试验仅有1天出现阳性，有时可连续2天。所以，使用这种方法监测排卵时应坚持每日连续监测，或根据整个周期长度和以往监测的结果,在预测出现峰值的前2～3天每日进行监测。由于尿黄体生成素浓度测定的结果对液体入量和测定时间非常敏感,所以测试前短时间内尽量不要大量饮水。排卵经常发生在排卵试条出现强阳性结果后的1天内,一般不会超过2天。所以,首次强阳性结果后的第1～2天是指导同房或有指征的人工授精的最佳时间。

49. 判断排卵的常用方法还有哪些

除上文介绍的基础体温测量、观察宫颈黏液变化和使用排卵试条监测判断排卵之外,还有许多判断排卵的方法。

（1）血雌二醇测定:动态测定血雌二醇水平对于推测有无排卵具有较高的准确性。在卵泡早期血雌二醇为5～50皮克/毫升,排卵前3天开始出现明显升高,可达200皮克/毫升,一天后又可上升至300皮克/毫升,至黄体生成素排卵峰前24小时达400皮克/毫升以上,称雌二醇分泌峰值。血雌二醇分泌峰值后1～2天常出现排卵,准确率可达80%以上。

（2）血黄体生成素测定:使用该法须于月经周期第八天开始,每日抽血测定血黄体生成素水平。排卵周期中,卵泡早期血黄体生成素水平较低为2～30单位/毫升,排卵前可达高峰40～200单位/毫升,称黄体生成素峰值,约97%的女性排卵发生在血黄体生成素出现峰值后的24小时以内。

（3）血黄体酮测定:卵泡期的颗粒细胞、卵泡膜细胞及间质细胞均能合成黄体酮,但合成量非常少,当排卵前出现黄体生成素峰值时,颗粒细胞开始黄素化,黄体酮分泌量开始增加,并在黄体功能成熟时达分泌高峰(≥10纳克/毫升)或更高。临床上常于黄体中期抽血测定黄体酮分泌水平来推测有无排卵,一般认为黄体酮≥4纳克/毫升时提示有排卵,但是不能完全依据一次血黄体酮值来确定有无排卵或是否存在黄体功能不全,如未破裂卵泡黄素化综合征患者虽无排卵,但黄体中期血黄体酮水平可达到正常排卵的水平,所以使用本方法时,应进行综合分析判断。

50. 排卵障碍的诊断需做哪些内分泌功能测定

(1)内分泌激素测定:有条件的医院应于女性月经第2～3天进行性激素六项检查,即检查卵泡刺激素(FSH)、黄体生成素(LH)、泌乳素(PRL)、雌二醇(E_2)、黄体酮(P)、睾酮(T),有时也需要检查促甲状腺激素(TSH)、皮质醇等。若泌乳素高于正常值上限时(＞30纳克/毫升),则考虑高泌乳素血症,应进一步检查垂体及甲状腺功能。若泌乳素正常,则应注意卵泡刺激素与黄体生成素水平,若卵泡刺激素、黄体生成素值均＜5单位/毫升,提示下丘脑-垂体功能障碍,往往提示排卵障碍。若卵泡刺激素、黄体生成素值均高于正常参考值(＞40单位/毫升),则提示为卵巢功能衰竭所致的高水平促性腺激素分泌,可能有卵巢先天发育不全、卵巢早衰等。若卵泡刺激素、黄体生成素值均处于正常范围,应注意黄体生成素/卵泡刺激素的比值,当该比值≥2.5～3时,提示有多囊卵巢综合征的可能,应进行进一步检查以明确诊断。若血睾酮水平过高,也应考虑多囊卵巢综合征的可能,同时还应注意肾上腺功能状态是否存在异常。此外,对部分患者还应进行甲状腺激素的测定,以排除甲状腺功能异常所导致的排卵障碍。

(2)孕激素试验:该方法主要是了解闭经患者内源性雌激素功能状态。每日肌内注射黄体酮10~20毫克,连续注射3~5天,或每日口服醋酸甲羟黄体酮10毫克或达芙通(地屈黄体酮片)等天然孕激素制剂10毫克,每日2次,共服用5天。若停药后3~7天出现撤退性出血,则为阳性,提示卵巢能分泌一定量的雌激素,但是由于无排卵发生,子宫内膜不能由增生期转变为分泌期。若无撤退性出血则提示体内缺乏雌激素刺激,子宫内膜增生不良,需进一步检查以确定病因。

(3)雌激素及人工周期试验:对于孕激素试验阴性的患者,可行雌激素试验。口服戊酸雌二醇,每日1~2毫克,或口服倍美力0.625毫克,共20天。若停药后3~7天出现撤退性出血,为阳性反应,表明卵巢分泌雌激素功能低下,原因可能在卵巢本身,也可能是垂体或下丘脑功能异常;若为阴性,则提示病因在子宫内膜。在临床上,单用雌激素不一定能引起撤退性出血,可在用药的最后5~10天加用孕激素,此即为人工周期试验。所谓人工周期试验即指雌、孕激素序贯周期用药,每日可服用己烯雌酚1毫克,或戊酸雌二醇1毫克,或倍美力0.625毫克,口服21天,后5~7天每日肌内注射黄体酮10毫克,或口服甲羟黄体酮10毫克。停药后无撤退性出血为阴性,提示为子宫性闭经;停药7天内有撤退性出血为阳性,需进一步检查内分泌,明确诊断。

(4)促性腺激素(Gn)试验:对孕激素及雌激素试验阳性者,可给予外源性促性腺激素,以诊断排卵障碍的病因。一般于撤退性出血第五天起,每日肌内注射人绝经期促性腺激素(HMG)或卵泡刺激素(FSH)75～150 单位,连续注射 4～5 天,根据基础体温、B 超、血雌二醇测定、宫颈黏液改变等来了解卵巢的反应性。若上述方法证实有卵泡发育,则提示是下丘脑或垂体的功能或结构异常引起了排卵障碍;若外源性促性腺激素注射后卵巢无卵泡发育,则证明导致排卵障碍的病因在卵巢本身。

(5)氯米芬试验:于月经或撤退性出血第五天开始,每日口服氯米芬 100 毫克,共 5 天,于服药第三天、第五天与停药后第五天分别抽血测定血卵泡刺激素、黄体生成素(LH)的数值。若停药后卵泡刺激素、黄体生成素值较用药前增高 3～10 倍,则为阳性反应,说明下丘脑调节功能正常,这是由于氯米芬阻断雌激素与下丘脑雌二醇受体结合,解除了雌激素对下丘脑的反馈抑制作用,使卵泡刺激素、黄体生成素分泌增加所致。若达不到上述标准,则为阴性反应,提示下丘脑功能存在异常。

(6)垂体兴奋试验:当患者卵泡刺激素、黄体生成素水平均低时,此试验可以区别垂体或下丘脑的病变。该试验的具体方法为:清晨空腹时经静脉快速注入促黄体生成素释放激素 100 微克,于注射前和注射后的 15 分钟、30 分钟、60 分钟、120 分钟分别采血测定血中黄体生成素值。若注射后 30～60 分钟,黄体生成素值升至注射前 3 倍以上,为阳性反应,提示垂体功能良好。反之,即为阴性反应,提示垂体功能障碍。

由于闭经的许多实验室检查方法与排卵障碍时的检查大致相同,下文不再赘述。

51. 什么是卵巢过度刺激综合征

卵巢过度刺激综合征是诱发排卵治疗过程中较常见的医源性并发症,发病机制尚不十分明确,有学者认为该病的发生与过量的雌激素分泌有关,也有学者认为与促排卵时肾素-血管紧张素系统分泌异常有关。虽然本病的发病机制尚未明确,但其基本病理改变已较清楚,主要表现为卵巢增大及血管通透性增加。前者主要表现为双侧卵巢多发性卵泡及黄体囊肿伴间质水肿;后者主要表现为由于毛细血管壁的损害,血管通透性增加,导致血管内液体漏出,引起胸腔积液、腹水和弥漫性水肿等,进而使血容量减少、血液浓缩、肾血流量灌注不足,出现少尿,可伴有电解质紊乱、氮质血症、血栓形成等,最后可因肾衰竭、成人呼吸窘迫综合征而死亡。

出现卵巢过度刺激综合征的患者多有应用促排卵药物的经历,主要临床表现为胃肠道不适、腹胀、刺激性咳嗽、呼吸困难、少尿、不能平卧、呼吸音减弱、腹部膨隆、腹围增加、有移动性浊音。超声检查可见有腹水、卵巢增大、卵巢内卵泡不少于 10 个。查内分泌与血常规提示血雌二醇＞1 500 皮克/毫升,红细胞比容增加,重度患者会出现生化常规检查的异常。

　　根据临床表现与实验室检查,可将卵巢过度刺激综合征患者分为轻、中、重三度。轻度患者血雌二醇水平达 1 500 皮克/毫升以上,超声检查卵巢增大,卵巢直径小于 5 厘米,双侧卵巢卵泡总数不少于 10 个,可伴轻度腹胀,部分患者出现恶心、呕吐、腹泻等消化道症状。中度患者血雌二醇水平达 3 000 皮克/毫升以上,超声检查卵巢增大,卵巢直径达 6～12 厘米,出现腹水,总量不超过 1 500 毫升,自觉腹胀、腹痛。重度患者在中度的基础上腹水增加,出现胸腔积液,卵巢直径大于 12 厘米,或出现血液浓缩,血黏度增加,血凝异常,肾灌注流量下降,肝肾功能损害等。

　　鉴于卵巢过度刺激综合征的危害性,临床上在使用药物诱发排卵时,需要采取严密的监测手段及积极预防措施,以防止卵巢过度刺激综合征的发生。

52. 什么是闭经

　　闭经是妇产科临床较为常见的一种病,是月经稀少的一种极度形式。临床上可分为原发性闭经和继发性闭经。原发性闭经是指年满 16 周岁而无月经来潮的女性;继发性闭经是指曾有规律的月经,而月经停止 6 个月以上者。原发性闭经常见的原因包括染色体异常、性分化异常、生殖道畸形及性腺发育不良;继发性闭经则常是由下丘脑-垂体-卵巢轴的功能异常所致。

　　通过基础知识篇的论述,我们已经知道了正常月经的建立和维持有赖于下丘脑-垂体-卵巢轴的调节,以及靶器官子宫内膜对卵巢雌、孕激素的周期性反应,所以这之中任何一个环节发生功能或结构的异常都会引起闭经的出现。按照性腺轴上不同的病变部位可以将闭经分为子宫性闭经、卵巢性闭经、垂体性闭经和下丘脑(中枢)性闭经。

从女性孕育角度而言,闭经常会成为不孕症的主要发病原因,能够导致闭经的原发病较多,包括先天性因素、器质性因素、功能性因素等,所以诊断导致闭经的原发病是治疗的第一步,尔后针对原发病进行治疗。例如,处女膜闭锁的患者常会引起原发性闭经,当诊断确立时应积极治疗处女膜闭锁这一原发病,当原发病缓解后常可保证女性正常的生育功能。在临床实践中,我们也观察到有一部分闭经患者并不影响正常的生育功能。中医妇科经典理论中也认识到有少部分女性一生没有行经,但是生殖功能正常,这样的情况被称为"暗经"。

53. 引起闭经的原因有哪些

根据闭经的发病原因和病变部位,本病可分为子宫性闭经、卵巢性闭经、垂体性闭经和下丘脑性闭经4类。

(1)子宫性闭经的原因:子宫性闭经可以分为原发性与继发性两类。原发性闭经多由于染色体异常、性分化不良或先天畸形造成的先天性无子宫、无阴道或子宫发育不全而引起。继发性闭经多由于子宫内膜损伤,如过度刮宫造成的宫腔粘连、严重感染(如结核性子宫内膜炎)、放射治疗等原因所造成。哺乳时间过长或长期应用避孕药常可使子宫内膜过度萎缩,也可能是造成继发性子宫性闭经的原因。

(2)卵巢性闭经的原因

①性腺发育不良。常由染色体异常或性分化不良导致,有时也会因为单纯性腺发育不良导致。表现为卵巢成条索状,多数为原发性闭经,少数患者见稀发的几次月经来潮,该类患者缺乏女性第二性征发育,促性腺激素水平较高。常见的疾病有特纳综合征、XX单纯性卵巢发育不良、XY单纯性腺发育不良和先天性雄激素不敏感综合征等。

②卵巢功能早衰。临床上常称之为卵巢早衰,是一种多因素导致的40岁之前的女性卵巢功能衰竭,由于卵巢功能的过早衰退,使得卵泡发育与性激素分泌均出现异常,从而导致闭经。临床可根据年龄、症状和内分泌检查予以确诊。

③多囊卵巢综合征。本病下文将会单独介绍。

(3)垂体性闭经的原因

①垂体损伤可造成垂体功能低下,促性腺激素分泌减少,导致卵巢功能低下,引起继发性闭经。

②垂体肿瘤是器质性病变中引起闭经的最常见原因,主要包括腺瘤与颅咽管瘤。临床常见的是垂体泌乳素瘤,因引起大量泌乳素的分泌而造成促性腺激素分泌异常,进而引起闭经的出现。

③空蝶鞍综合征。本病指蛛网膜下隙进入垂体窝,压迫垂体,蝶鞍增大,影响垂体正常分泌促性腺激素的功能而造成闭经。本病前文已有简单论述。

(4)下丘脑性闭经的原因

①精神神经因素。如突然或长期的紧张、压抑、恐惧、忧

虑等情绪变化可影响下丘脑正常分泌促性腺激素释放激素的功能,此外环境变化、神经性厌食、体重下降等都会抑制下丘脑分泌促性腺激素释放激素,进而导致继发性闭经。

②闭经泌乳综合征。该病患者常表现为下丘脑分泌促性腺激素释放激素量减少,除闭经外,还有乳汁分泌、生殖器的萎缩。

③先天性促性腺激素低下症(卡尔曼综合征)。该病多由于染色体异常造成下丘脑神经核发育不良,从而不能有效地完成激素合成,多表现为原发性闭经、嗅觉缺陷及色盲。

④其他。外伤、手术、严重颅内感染也可引起下丘脑功能障碍,进而导致女性闭经。此外,甲亢、甲减、库欣综合征、糖尿病等都能通过下丘脑影响垂体功能而引起闭经。

由于闭经多继发于卵巢排卵功能的异常,所以导致闭经的病因与前文所介绍的排卵障碍病因大多相同,读者可前后文比较阅读。

54. 什么是多囊卵巢综合征

多囊卵巢综合征(PCOS)是临床上常见的女性内分泌紊乱的疾病之一,且近几年本病的发病率有明显增多之势,本病的主要特征为无排卵或稀发排卵,同时可以见到患者出现肥胖、多毛、面部痤疮、月经不调等临床症状。本病于1935年首次提出,目前经典的诊断标准是在2003年制定的,可见现代医学对本病的认识时间较短,未能明确指出本病的病因与特异性的病理变化。由于本病临床表现多样,患者可同时具备以上全部的典型症状,也可以只有部分症状,但因排卵障碍而致月经不调与不孕则是多囊卵巢综合征的主要临床表现,也是患者来妇科就诊的主要原因。

从临床实际来看,本病的发病率较高。据相关数据报道,因排卵障碍而导致的不孕患者中有 90% 为多囊卵巢综合征,可见本病在不孕症研究中的重要性。

55. 多囊卵巢综合征的主要临床表现有哪些

多囊卵巢综合征患者会表现出多样性的临床症状,不同的患者也可能会表现出不同的临床症状。总的来说,多囊卵巢综合征患者有如下临床表现。

(1)月经失调:大多数多囊卵巢综合征的患者月经改变表现为月经错后、月经稀发、闭经、月经量过少,部分患者则表现为无排卵性功能性子宫出血或月经提前。青春期患者月经初潮年龄一般正常,临床症状常在月经初潮前后出现。还有一部分多囊卵巢综合征患者存在排卵障碍,但是月经周期却很规律,这一部分患者容易被漏诊,妇科医师在临床实践中需多加留意。

(2)无排卵与不孕:多囊卵巢综合征多会出现排卵障碍或无排卵,并引起原发性不孕。有许多确诊有多囊卵巢综合征的女性可以顺利妊娠,但多见胚胎停育与先兆流产,也常见继发性不孕症。

(3)多毛与痤疮:多囊卵巢综合征患者多因雄激素分泌增多而有多毛(毛发呈男性型分布)、面部痤疮等临床表现。

(4)肥胖：大多数的多囊卵巢综合征患者会在青春期前后出现体重明显增加，体形多呈中心性肥胖。

(5)卵巢增大与卵巢多囊样改变：多囊卵巢综合征患者的卵巢特征性改变为双侧卵巢增大，可以通过 B 超或腹腔镜检查得到确定，有的患者卵巢可增大 2～3 倍，并在增厚的卵巢皮质内见到多个小卵泡（这些小卵泡的横径通常小于 5 毫米）呈车轮状排列，这样的改变称为卵巢多囊样改变。但是据有关学者统计，有 24%～40% 的多囊卵巢综合征患者无卵巢体积增大与卵巢多囊样改变。

(6)黑棘皮症：当胰岛素抵抗合并雄激素增多时，患者常出现黑棘皮症。黑棘皮症的典型表现为颈后、腋下、外阴、腹股沟皮肤角化过度，有时呈细小疣状改变，皮肤色素加深。

(7)糖耐量异常和 2 型糖尿病：此为多囊卵巢综合征的主要并发症之一，与胰岛素抵抗有关。

(8)脂代谢异常：低密度脂蛋白升高而高密度脂蛋白降低，血纤溶酶原激活抑制因子-1 增加。

(9)心血管疾病：通过心血管造影证实，包括年轻女性在内的很大一部分多囊卵巢综合征患者有冠状动脉的狭窄。

(10)心理疾病：许多研究表明，多囊卵巢综合征患者，特别是有多毛表现的患者有发生反应性抑郁症和轻度心理异常的风险。

56. 多囊卵巢综合征的可能病因有哪些

目前，多囊卵巢综合征的病因尚不清楚，多数研究结果认为下丘脑-垂体-卵巢轴异常、肾上腺功能异常、胰岛素抵抗与高胰岛素血症及遗传环境因素等原因,都可能导致多囊卵巢综合征。

(1)下丘脑-垂体-卵巢轴异常:多囊卵巢综合征患者常出现黄体生成素(LH)和卵泡刺激素(FSH)分泌的不协调。常会见到黄体生成素分泌过多,但无周期性改变和峰值形成,而卵泡刺激素分泌呈低水平,从而导致黄体生成素与卵泡刺激素的比值(LH/FSH)上升,黄体生成素常高出卵泡刺激素2.5倍以上。另外,多囊卵巢综合征患者体内雌激素来源较多,持续上升的雌激素对下丘脑形成不适当的反馈,致下丘脑分泌促性腺激素释放激素频率增高,黄体生成素分泌随之上升;高水平的黄体生成素又刺激卵泡膜细胞及间质细胞,产生过多的雄激素,同时抑制性激素结合球蛋白的合成,使游离雄激素增多,其中的雄烯二酮转化为雌酮,形成不良循环。高水平的雄激素还可以通过增加黄体生成素对促性腺激素释放激素的敏感性而造成黄体生成素分泌上升。多囊卵巢综合征患者的雌激素水平在卵泡早期未降低,其负反馈作用使卵泡刺激素处于低水平,但并未完全被抑制,这可以刺激卵泡不断生长,却不能刺激卵泡发育至成熟,从而形成发育至不同阶段的多个小卵泡。多囊卵巢综合征患者卵巢内的多个小卵泡又合成过多的抑制素,使卵泡刺激素进一步降低,亦形成不良循环。此外,多囊卵巢综合征患者下丘脑-垂体功能可发生异常,主要是多巴胺活性与数量相对不足,对促性腺激素释放激素释放的抑制性减弱,从而导致垂体分泌增强。

（2）胰岛素抵抗与高胰岛素血症：近来研究发现，50%～70%的多囊卵巢综合征患者都存在胰岛素抵抗。大部分学者认为，胰岛素抵抗与随后出现的高胰岛素血症在多囊卵巢综合征高雄激素血症形成中起重要作用，并是该病的病理生理基础。胰岛素抵抗是指体内胰岛素促进细胞、组织和器官利用葡萄糖的效能降低，即胰岛素敏感性下降，机体需要超过正常量的胰岛素才能在胰岛素的效应器官产生正常的生理效应。高胰岛素血症多继发于胰岛素抵抗之后，由于胰岛素抵抗，机体为了维持正常的血糖水平，代偿性地增加胰岛素的分泌量，形成高胰岛素血症，高胰岛素血症可以引起高雄激素血症的形成。

此外，胰岛素样生长因子的分泌增加、肾上腺功能异常及遗传等因素都与多囊卵巢综合征的发病有密切的关系，在此不一一赘述。

57. 多囊卵巢综合征的诊断标准是什么

多囊卵巢综合征的临床表现多样性与病理生理认识的不彻底性决定着该综合征的诊断标准一直存在着争议。过去诊断主要根据多囊卵巢综合征的首位发现者 Stein-Leventhal 描述的典型临床表现，如肥胖、多毛、闭经、不孕及卵巢增大等，但是这样的表述只适用于部分多囊卵巢综合征患者，不能称为"诊断标准"。现代的多囊卵巢综合征的诊断标准是在 2003 年制定的。主张具备以下 3 项中 2 项即可诊断：①排卵障碍。无排卵或稀发排卵，注意有规律的无排卵月经也是该综合征的表现之一。②高雄激素血症。临床或生化检查以总睾酮升高为典型,雄激素增高的临床表现会有种族的差异。③卵巢的改变。B超下卵巢呈多囊样改变作为诊断多囊卵巢综合征的基本标准之一已经得到普遍承认,是诊断多囊卵巢综合征的必备标准。多囊卵巢综合征在B超下表现为每侧卵巢内有10~12个直径2~9毫米的小卵泡,在卵巢皮质内呈车轮状排列,双侧卵巢体积≥10毫升。

除此之外,妇女内分泌检查 LH/FSH 比值≥2.5~3倍也是提示多囊卵巢综合征的一个重要指征,但在2003年鹿特丹会议上不作为主要的诊断依据。可见即使血内分泌检查提示 LH/FSH 比值≥2.5~3倍时,也需要结合具体临床症状和超声检查进一步明确诊断。

58. 什么是卵巢早衰

卵巢早衰是指40岁以前的女性发生的由于卵巢功能衰竭所致的高促性腺激素性闭经。大多数的患者曾有较为规律的月经,由于卵巢功能提前衰退而月经提前闭止,内分泌检查时可发现雌激素下降而卵泡刺激素分泌升高,本病近年来的发病率有明显增高趋势。根据卵巢组织学检查,有学者将卵巢早衰分两类,一是卵泡耗竭型,即卵巢皮质充满纤维组织或卵巢间质,卵泡极为罕见或完全缺如;二是卵泡数目正常型,即卵巢皮质内始基卵泡数目正常,但均未发育,对促性腺激素敏感性低。

59. 卵巢早衰的临床症状有哪些

(1)月经改变:闭经是卵巢早衰的主要临床表现,卵巢早衰发生在青春期前可表现为原发性闭经,且没有女性第二性征发育,在青春期后发病则表现为继发性闭经,40岁以前月经终止,往往有第二性征发育。卵巢早衰前月经改变的形式很不一致,半数左右的患者会有月经稀发或阴道不规则出血,还有一部分患者会突然出现闭经。多数卵巢早衰的患者卵巢功能衰退发生过程是突然且不可逆的,少数患者闭经一段时间后,又恢复正常月经,出现一过性的排卵功能恢复。

(2)不孕与雌激素缺乏的表现:由于卵巢功能的衰竭,卵巢早衰的患者除出现不孕与月经改变外,也会出现一组雌激素低下症候群,如烘热、出汗等血管舒张症状,抑郁、焦虑、失眠等精神症状,以及外阴瘙痒、阴道干涩、性交痛和尿频、尿急等泌尿生殖道症状。正常的女性常会在围绝经期出现上述症状,本病患者因卵巢功能的过早衰退而较早出现,青春期前发生卵巢早衰的患者常不会出现上述症状。

研究认为,多数卵巢早衰的发生可能与遗传、内分泌及免疫性疾病有关。肾上腺功能减退、糖尿病、甲状腺功能亢进或减退、甲状旁腺功能亢进或减退等,均与卵巢早衰的发病关系密切,所以卵巢早衰的患者也会出现相应原发病的临床症状。同时,许多遗传性疾病与免疫性疾病也可能导致卵巢早衰,临床上也应注意。

60. 卵巢早衰的诊断标准是什么

公认的卵巢早衰的诊断标准是女性40岁以前出现至少4个月以上闭经,并有2次或2次以上血内分泌检查提示血清卵泡刺激素(FSH)>40单位/毫升,雌二醇(E$_2$)<73.12皮摩/升,两次检查间隔时间需在1个月以上。

此外,超声检查、骨密度测定等均有助于卵巢早衰的诊断。比如,超声检查常见多数卵巢早衰患者的卵巢、子宫缩小,卵巢中无卵泡。骨密度测定中,卵巢早衰的患者多会出现低骨量和骨质疏松的表现,这可能与雌激素水平降低有密切关系。

61. 什么是泌乳素

泌乳素(PRL)是主要由垂体前叶泌乳素细胞分泌的一种蛋白类激素,妊娠期羊水与分泌晚期的子宫内膜也可产生一定量的泌乳素。女性泌乳素的主要生理作用是为产后哺乳做准备,但泌乳素受体分布广泛,除乳腺外,还见于下丘脑、垂体、蜕膜、羊膜、卵巢、睾丸等。泌乳素的主要生理作用为促进乳腺腺泡小叶的生长发育,促进产生乳汁中酪蛋白与乳蛋白,分泌乳汁。此外,泌乳素还有调节卵泡发育和子宫内环境、促进受精卵着床、调控羊膜渗透压等生理作用。

62. 什么是高泌乳素血症

高泌乳素血症(HP)是指由内外环境各种因素导致的,以外周血泌乳素升高、闭经、溢乳、无排卵和不孕为特征的综合征。从病理改变看,高泌乳素血症可分为肿瘤性高泌乳素血症、产后高泌乳素血症、特发性高泌乳素血症、医源性高泌乳素血症等,临床以闭经、不孕、溢乳为主要表现。

63. 什么原因可以导致泌乳素分泌增多

泌乳素在女性体内的分泌是动态变化的,呈脉冲式分泌,有明显的睡眠-觉醒周期性分泌改变,夜间分泌量高于白天。在月经周期内,卵泡期泌乳素分泌较少,而在黄体期会达到分泌峰值。妊娠足月时,泌乳素分泌水平会较平时增加10倍,分娩前开始下降,分娩后再次升高,产后2小时左右达到分泌高峰。除此之外,高蛋白饮食、剧烈运动、紧张和性交活动、哺乳、乳头刺激和睡眠障碍,均可导致血泌乳素分泌量的升高。泌乳素的升高有时也与服用某些药物有关,如雌激素、避孕药、抗精神病药物、部分抗高血压的药物及阿片类制剂,均可导致泌乳素的升高。

病理性的泌乳素升高主要见于下丘脑-垂体疾病、系统性疾病、异位泌乳素生成等原因。以下将分别论述病理性泌乳素升高的原因。

(1)下丘脑病变:①下丘脑或邻近部位的肿瘤,如颅咽管瘤、神经胶质瘤等,压迫第三脑室,切断了泌乳素抑制因子(主要是多巴胺)对泌乳素分泌的抑制作用,而促使泌乳素大量分泌。②下丘脑炎症或破坏性病变,如脑膜炎、结核、组织细胞增多症或头部放疗等,影响泌乳素抑制因子的分泌或运送,也引起泌乳素分泌的增高。③头部外伤引起的垂体柄切断同样由于中断了泌乳素抑制因子的传递而产生高泌乳素血症。④下丘脑功能失调,如假孕,常会导致泌乳素分泌增高而可出现泌乳。

(2)垂体疾病:①垂体肿瘤。高泌乳素血症患者中有20%~30%证实有垂体瘤,最常见的为垂体微腺瘤(指肿瘤直径小于 10 毫米,仅位于蝶鞍内,蝶鞍大小正常),这是引起年轻女性高泌乳素血症最常见的原因。此外,如生长激素瘤、促肾上腺皮质激素瘤也可引起高泌乳素血症。②空蝶鞍综合征。空蝶鞍综合征是指蛛网膜下隙疝入蝶鞍内,致使蝶鞍扩大,鞍内垂体组织受压而出现的一系列综合征。该综合征导致多巴胺运送受阻而使泌乳素分泌失去抑制,进而导致高泌乳素血症。

(3)系统性疾病:①原发性甲状腺功能减退。甲减时外周血 T_3、T_4 水平降低,可通过反馈调节机制导致下丘脑促甲状腺素分泌增加,促甲状腺素作用于垂体泌乳素细胞,刺激垂体泌乳素合成与分泌增加,同时促甲状腺素还可能通过抑制多巴胺分泌而使泌乳素水平升高。②肾功能不全与严重的肝病、肝硬化。慢性肾衰竭患者因泌乳素清除率下降而导致高泌乳素血症。严重肝病、肝硬化等亦可影响多巴胺的代谢而引起血泌乳素升高。

除上述原因之外,胸壁病变、带状疱疹神经炎、乳腺手术、不合理的哺乳和长期吸吮乳头的刺激、多囊卵巢综合征等,均可引起病理性高泌乳素血症。

64. 高泌乳素血症为什么会引起不孕症

目前,学者认为泌乳素通过中枢作用与末梢作用两个途径对下丘脑-垂体-卵巢轴产生不利的影响,从而影响女性的正常受孕。所谓的中枢作用是指过高水平的泌乳素通过短路反馈影响下丘脑的正常分泌,从而抑制促性腺激素释放激素(GnRH)的合成与释放,进而使促性腺激素水平降低,脉冲分泌将减弱,雌激素正反馈作用消失,导致无排卵。所谓的末梢作用是指血泌乳素大于 100 纳克/毫升时,卵泡液的泌乳素也增高,抑制卵泡刺激素诱导的颗粒细胞芳香化酶的活性和雌激素的合成,从而抑制卵泡的发育与成熟,同时也抑制黄体酮的生成,引起黄体功能不全,进而导致女性不孕。

65. 高泌乳素血症常见的临床症状有哪些

(1)月经异常:85%以上的高泌乳素血症患者会发生月经紊乱,可为月经量少、月经稀发、无排卵性月经,少见月经量多和功能性子宫出血。闭经发病率随着血泌乳素数值增加而增高,以继发性闭经多见。

(2)溢乳:乳房检查有乳汁分泌者占高泌乳素血症患者总量的 72.5%,所以乳房检查在诊断高泌乳素血症时具有一定的必要性。泌乳的出现率与血中泌乳素的数值水平无关,泌乳素水平很高时未必有乳汁分泌。反之,有些患者泌乳素水平稍高却可见乳汁分泌。

(3)不孕:高泌乳素血症导致不孕的机制见上文所述。

此外,本病还会出现生殖器萎缩、性欲减退、性生活困难、骨量丢失导致骨质疏松、甲状腺肿大、多毛等临床症状。

66. 如何诊断高泌乳素血症

诊断高泌乳素血症需要对患者的既往病史有所回顾,需要仔细询问患者是否服用治疗消化道溃疡、中枢神经系统疾病、高血压疾病的药物及服药时间;是否服用避孕药,分娩时有无产后出血及手术史;有无畏寒、皮肤干燥、出汗减少等症状。此外,还须进行体格检查,注意甲状腺是否肿大,检查乳房是否有乳汁分泌,妇科检查注意有无生殖器萎缩的现象。

对高泌乳素血症的确诊主要依赖实验室检查,即血泌乳素水平的测定。采血过程应避免过多的血管刺激,取血应在上午9～11时空腹及安静状态下进行。当血中泌乳素高于30纳克/毫升时即可诊断,但因受泌乳素脉冲波动及应激影响(如检查时情绪紧张、检查前剧烈运动等),检查结论会存在误差,必要时应复查。查血时也可同时进行甲状腺激素水平的测定,排除甲状腺功能异常。

当血中泌乳素值大于60纳克/毫升,并伴头痛、视力障碍、偏盲等疑有垂体病变时,应建议患者做CT或MRI的蝶鞍摄影,以明确有无垂体的器质性病变。

67. 甲亢会引起不孕症吗

甲亢即甲状腺功能亢进,是一种以甲状腺激素(T_3、T_4)合成分泌增多,基础代谢率增高和交感神经系统功能亢进为特征的综合征。主要临床表现为心悸、多汗、神经过敏、易激动、畏热、消瘦、突眼、甲状腺肿大、基础代谢率高等,多发于女性,常伴随出现月经失调和不孕。甲亢引起不孕症的机制主要有以下两点。

(1)甲亢对下丘脑-垂体系统的作用:甲状腺激素参与下丘脑-垂体-卵巢轴的功能调节。微量甲状腺激素能够促进促性腺激素分泌,甲亢时,大量甲状腺激素分泌通过负反馈起抑制作用,引起无排卵、月经失调和不孕。

(2)甲亢对卵巢和子宫的作用:正常甲状腺激素促进卵巢分化、增强卵巢对促性腺激素释放激素和促性腺激素的敏感性和反应性,促进卵泡发育和性激素分泌,提高卵巢对外源性激素如人绒毛膜促性腺激素(HCG)、胰岛素和雌激素的反应性。甲亢的妇女甲状腺激素生成增加,使血浆雌激素浓度高于正常妇女 2～3 倍,从而引起子宫内膜增生过度、月经过多、月经频发、经期延长、痛经等,进而导致不孕症的出现。

68. 甲减可以引起不孕症吗

甲减即为甲状腺功能减退,是指由于甲状腺激素分泌不足而导致的机体代谢功能减退的综合征。女性发病率高于男性,甲减发病率常随年龄增长而升高,是导致不孕和流产的重要原因。甲减的妇女常出现月经失调、闭经、不孕、便秘、畏寒、精神呆滞、运动耐受力降低等症状。有些甲减患者出现智力低下、疲乏无力、记忆力减退、嗜睡、语言迟钝、声音低沉、水肿、眼窝深陷、反应迟钝、体温降低和心率缓慢等症状。严重的甲减患者可出现高血压、认知障碍、心包积液、非对称性心脏扩张、心肌病、神经病、共济失调等症状。

由于甲状腺激素参与了性腺轴的调节与分泌,所以青春前期的甲减会引起下丘脑-垂体-卵巢轴功能减退,表现为迟发青春期、月经初潮推迟、月经稀发、月经过少、继发性闭经、第二性征发育不良和不孕。成人后的甲减常出现无排卵或排卵障碍,月经失调(月经过多、经期延长、闭经),性功能减退和不孕等。在甲减的妇女中,80%存在性发育迟缓,一旦性腺功能成熟,生育功能多为正常,但妊娠率低于正常妇女。患有重、中、轻度甲减的妇女无排卵率分别为100%、75%和15.8%,闭经发生率分别为81.8%、60%和26.3%,原发不孕发生率分别为27.3%、10%和0,继发不孕发生率分别为72.7%、90%和26.3%。以上资料均明确表明,甲状腺功能状态对下丘脑-垂体-卵巢轴的功能性损害与女性不孕的发生密切相关。

69. 什么是黄体功能不全

通过基础知识篇的论述,读者朋友已经知道黄体的形成过程与生理作用。所谓的黄体功能不全是指由于黄体发育不全、过早退化、萎缩不全、孕激素分泌不足等原因引起的月经失调和生育功能缺陷综合征,常会引起女性不孕症、妊娠早期流产、反复流产等问题的出现。依据现代妇科学研究,黄体功能不全多与遗传因素、下丘脑与垂体激素分泌异常、甲状腺疾病、子宫发育异常、低胆固醇血症、前列腺素分泌异常、子宫内膜异位症、高泌乳素血症、高雄激素血症等原因有关,有时还与服用某些药物(如氯米芬)有关。

70. 黄体功能不全为什么会引起不孕症

通过基础知识篇的论述,我们已经了解到黄体形成后的主要生理功能之一是合成并分泌黄体酮,妊娠后黄体转化为妊娠黄体,并持续分泌黄体酮支持妊娠。妊娠第七周前,妊娠黄体维持妊娠;第10周后,母体胎盘生成黄体酮的数量明显增加,进而成为维持妊娠时黄体酮主要来源。可见黄体功能正常是支持妊娠的主要基础之一,黄体功能不全时往往会引起黄体酮分泌的不足,从而导致女性不孕与流产的出现,是不孕症发病原因之一。

(1)黄体酮分泌不足可引起子宫内膜分泌化不良,而受精卵的着床与子宫内膜分泌化有关,所以子宫内膜分泌化不良时可增加受精卵植入失败率,从而引起不孕症的出现。

(2)黄体酮分泌不足可引起生殖免疫学缺陷。人类生殖是一种同种异体移植现象,可引起母体-胎儿界面生殖免疫反应,而黄体酮是维持妊娠早期母体-胎儿界面生殖免疫功能正常的重要因素,黄体分泌黄体酮不足则可能引起免疫功能的缺陷导致女性不孕、早期流产或隐匿流产。

(3)黄体酮分泌不足可引起黄体酮诱导封闭因子生成减少。妊娠期随着滋养细胞、外周淋巴细胞和蜕膜细胞对胚胎抗原的识别和黄体酮受体生成,黄体酮以剂量相关性方式促进蜕膜淋巴细胞生成黄体酮诱导封闭因子,后者可维持正常妊娠免疫功能所需要的非对称性抗体的生成,以维持母体-胎儿界面的生殖免疫平衡状态。如黄体酮分泌不足则此过程会相应受限,从而导致免疫性不孕症或复发性自然流产的发病。

(4)黄体酮分泌不足可引起子宫内膜炎性细胞因子生成增加。当黄体功能不全黄体酮分泌不足时,子宫内膜呈现明显的炎症反应,出现前列腺素生成增加、白细胞浸润、微血管通透性增加,这均不利于受精卵的着床与发育,从而导致女性不孕。

71. 黄体功能不全应该如何诊断

(1)基础体温:基础体温测量是评价黄体功能最简便常用的方法。通过上文的介绍我们已经知道,排卵后形成的黄体具有分泌雌、孕激素的作用,孕激素的降解产物又可以使基础体温上升 $0.3℃～0.5℃$,从而形成典型的双相体温。如果连续测定基础体温 2～3 个月经周期,基础体温未呈现典型双相上升(高温天数少于 12 天或温差小于 $0.3℃$),基础体温或高温相上升缓慢、高温相中间有陷落等都可能提示黄体功能不全。

（2）血中黄体酮浓度测定：理论上说，该方法是诊断黄体功能不全的最合理的方法，但是由于黄体中期黄体酮呈脉冲分泌，波动范围极大，且存在明显的个体差异，故可影响诊断。当血中黄体酮测定数值在 5 纳克/毫升以上时提示有排卵，黄体中期达 10 纳克/毫升以上提示黄体功能正常，不足 10 纳克/毫升可诊断黄体功能不全。

（3）子宫内膜活检：该方法是诊断黄体功能不全最常用的经典方法。活检应在月经前 2～3 天进行，经前期子宫内膜呈分泌期变化，如果子宫内膜的组织学发展相对于月经周期落后 2 天以上可诊断黄体功能不全，此方法可为黄体功能不全的确诊方法。

（4）尿孕二醇测定：在黄体中期测 48 小时尿中黄体酮代谢产物孕二酮可以反映黄体功能，并且不受黄体酮脉冲式分泌的影响。如孕二酮小于 4 毫克/48 小时可诊断为黄体功能不全，该方法价廉、无损伤，可能是诊断黄体功能不全较好的方法。

（5）唾液黄体酮测定：唾液与血中黄体酮水平有很密切的相关性，因此可取代血黄体酮的测定。

（6）超声：可监测卵泡发育、排卵及黄体的存在，但有学者指出该方法存在明显缺陷，因此该方法尚未列为诊断黄体功能不全的常规方法。

72. 什么是免疫性不孕

人体为了防御外界病原体和异物的入侵，有一个完善而严密的识别与防御系统,即为免疫系统。人体对病原体或异物,通过免疫系统做出的防御反应即为免疫反应。所有能作用于人体而引起免疫反应的物质叫作抗原,而身体内发生防御反应产生的专门"对付"抗原的物质叫作抗体。

当病原体或异物侵入人体后,刺激人体内的淋巴细胞产生体液免疫和细胞免疫。体液免疫是指体内的 B 淋巴细胞被抗原刺激后产生全身或局部性的抗体;细胞免疫是指体内的 T 淋巴细胞被抗原刺激后产生细胞毒作用。两种免疫,前者能消灭病原体,后者可中和毒素。

人体对自身的组织与细胞有特殊的识别,一般不会引起针对自身细胞或组织的免疫反应,但人体有许多物质具有抗原的特性,在免疫系统失调等情况下可以发生自身的免疫反应。就生殖领域而言,女性的卵细胞、男性的精液或精浆、胚胎等都具有抗原的特性,如果自身的免疫耐受或者免疫平衡失调,均会影响正常的生殖过程而导致不孕症。

目前,越来越多的学者已经认识到免疫因素常常成为不孕症发病中的重要病因之一。据统计,有 10%～20% 的不孕症患者是由于免疫因素异常而导致的不孕,称为免疫性不孕。学者们发现女性妊娠的过程中,胎儿是半异体移植物,但却能在母体中共存一段时间而不发生排斥反应,说明女性体内在妊娠期存在着免疫耐受或者免疫平衡。但是,当这个耐受或平衡破坏之后即可发生免疫反应,这时配子细胞或胚胎出现抗原表达,引起母体对配子细胞(卵子、精子)和胚胎的排斥,进而导致不孕症,此为免疫性不孕或流产的主要原因。不论精子、卵子、受精卵、性激素、促性腺激素以致精浆都具有一定的抗原性,当自身免疫功能失调时,均能引起免疫反应,进而导致不孕。

免疫性不孕症有广义与狭义之分。广义的免疫性不孕症是指机体对下丘脑-垂体-卵巢(睾丸)轴任一组织抗原产生免疫,女性可表现为无排卵、闭经,男性可表现为精子减少或精子活力降低。狭义的免疫性不孕通常指夫妇双方存在抗精子免疫或抗透明带免疫,这是临床上常见的免疫性不孕症类型。免疫因素可作为不孕的唯一原因,也可以与别的病因并存而影响正常孕育。免疫性不孕中抗精子抗体是最常见的一种,抗子宫内膜抗体、抗心磷脂抗体、抗卵巢抗体等因素引起的不孕症也可以见到。

免疫性不孕可以分为同种免疫、局部免疫和自身免疫3类。同种免疫指男方的精子、精浆作为抗原,在女方体内产生抗体,使精子凝集或失去活动力。在女性经期或子宫内膜有损伤时或者肛门的性交,精子及抗原物质才易于进入血流而激发女性的免疫反应。局部免疫是指有些妇女的子宫颈黏膜及子宫内膜含有产生免疫球蛋白 G 和 A 的淋巴样细胞,子宫颈黏液内含有抗精子的免疫球蛋白,使得子宫颈及女性生殖道对精子具有局部免疫作用。自身免疫是男性精子、精浆或女性卵子、生殖道分泌物、激素等溢出生殖道进入自身的周围组织,造成自己身体的免疫反应,在体内产生相应的抗体物质,影响精子的活力或卵泡成熟和排卵,进而导致不孕。

73. 抗精子抗体为什么会导致不孕症

免疫性不孕中常见的原因即抗精子抗体导致的不孕不育。男性的精液由精子及精浆组成,目前男性精液中已发现的抗原有 30 余种。正常情况下,精子、精浆被血生精小管屏障隔绝于自身免疫系统之外而不产生抗体,但在男性性腺损伤、感染或发生梗阻时,或男性精液中免疫抑制物水平低下,或免疫活性细胞突变等情况下,精液可作为抗原,使机体本身产生抗精子抗体,出现自身免疫反应,进而导致男性不育症。

由于抗精子抗体的产生,可以引起无精子或少精子症,也可导致精子凝集与精子制动异常,降低了精子的存活率及活动力,在很大程度上降低了精液的质量,抑制精子附着及穿透卵子透明带的功能,阻止精卵结合,从而导致不孕症的发生。另外,抗精子抗体可作用于胚胎,造成流产,并从多方面干扰受精过程而导致不孕或不育。

当女子宫颈黏液中存在抗精子抗体时,也可使精子凝集而阻碍精子进入输卵管,这是由于性交时精液通过受损的生殖器进入女性体内引起的同种异体免疫反应造成的。

74. 抗透明带抗体为什么会导致不孕症

女性也可发生自身免疫性不孕,即抗透明带抗体所导致的不孕症。通过基础知识篇的介绍,我们已经知道女性卵子上的透明带在受精过程中所具有的生理作用。但是,透明带也具备抗原性,可成为抗原而刺激产生抗透明带抗体,或由于感染致使透明带变性,刺激机体产生抗透明带抗体。抗透明带抗体的出现常会引起女性不孕症的发生,原因主要有以下几点。

(1)抗透明带抗体遮盖了位于透明带上的精子受体,使精子不能识别卵子,不能进行精卵结合,从而导致受精卵形成受限。

(2)抗透明带抗体可以稳定透明带表面结构,抵抗精子顶体酶对透明带的溶解作用,使精子不能穿透透明带,影响受精过程。

(3)若已完成受精,因抗透明带抗体所致的透明带结构稳定可以导致胚胎被封固在透明带内而无法着床,进而导致女性不孕。

75. 什么是复发性自然流产

自然流产是指妊娠在 28 周以前、胎儿体重不足 1 000 克而自然终止者。也有不少学者将妊娠不足 20 周,胎儿体重小于 500 克终止妊娠者称为自然流产。复发性自然流产是指连续发生 3 次或 3 次以上自然流产者,也常被称作习惯性流产。

临床观察自然流产的发生率为 10％～15％,但真实发生率可能远比实际观察到的要高得多。据估算,人类妊娠中有 70％～80％是以自然流产而告终的,但由于大部分的胚胎在着床后很短时间内即停止发育,这样的"流产"仅仅表现为月经延迟、经量增多或正常月经来潮,导致临床上难以确认。因此,很难统计其真实发生率。相关资料显示,自然流产复发的风险随着流产次数的增加而显著上升。

自然流产和复发性自然流产多与以下原因有关:胚胎染色体异常(孕 8 周以前流产的胚胎 60% 为非整倍体),女性生殖器官结构异常(如先天性副中肾管发育异常、子宫动脉发育异常、宫腔粘连、子宫肌瘤、子宫内膜异位症、子宫腺肌症等),女性内分泌异常(如黄体功能不全、甲状腺功能异常、多囊卵巢综合征等),感染(如弓形虫、巨细胞病毒、细菌、支原体、衣原体感染等)。除此之外,尚有 40% 以上的自然流产和复发性自然流产较难说明原因,随着研究的深入,很多既往未能解释原因的复发性流产被认为可能与免疫因素关系密切。

76. 什么是子宫内膜异位症

具有活性的子宫内膜组织(包括腺体和间质)生长在子宫内膜以外部位,随卵巢性激素的周期变化而出现周期脱落的病症称为子宫内膜异位症,常简称为内异症。绝大多数异位内膜移植的位置位于盆腔以内,而且以卵巢及宫骶韧带最为常见,其次为子宫、直肠子宫陷凹、腹膜脏层等部位,故本病也有盆腔子宫内膜异位症之称。常在卵巢功能衰退后,异位的子宫内膜才逐渐萎缩,并被吸收,妊娠或使用性激素抑制卵巢功能,可暂时阻止本病发展,所以子宫内膜异位症是激素依赖性的疾病。子宫内膜异位症可以持续加重盆腔粘连、经行腹痛,并且导致患者不孕,是继发性痛经的主要形成因素之一。流行病学研究认为,育龄期妇女是子宫内膜异位症的高发年龄,有76%的子宫内膜异位症患者发生在25~45岁。

77. 子宫内膜异位症的病因是怎样的

关于异位子宫内膜的来源,以及子宫内膜如何异位生长的原因,至今尚未阐明,但是目前学术界关于这个问题的主要解释有以下几种。

(1)子宫内膜种植学说:该学说主张月经期时子宫内膜腺上皮和间质细胞随经血逆流,经输卵管进入盆腔,种植于卵巢和邻近的盆腔腹膜,并在该处持续生长、蔓延,形成盆腔内异症,多数临床和实验资料均支持这一学说,并被绝大多数学者所接受。但它不能解释盆腔外子宫内膜异位症的发生原理,也无法解释多数育龄女性存在经血逆流,而仅有少部分(10%~15%)妇女发病的现象。

(2)淋巴及静脉播散学说:不少学者提出子宫内膜可通过淋巴和静脉向远处播散,临床上所见远离盆腔的器官发生内异症可能就是内膜通过血行和淋巴播散的结果。该学说无法说明子宫内膜如何通过静脉和淋巴系统,而为何盆腔外内异症的发病率又极低。

(3)体腔上皮化生学说:该学说的主旨在于人的上皮组织在某种条件下可以转化,即卵巢表面上皮、盆腔腹膜在某种情况下可以转化为子宫内膜。但是,这一学说尚无充分的临床及实验依据。

(4)诱导学说:未分化的腹膜组织在内源性生物化学因素诱导下可发展成为子宫内膜组织。这个学说从本质上讲是体腔上皮化生学说的延伸,但尚缺乏有力的证据。

(5)遗传学说:子宫内膜异位症具有明显的家族聚集性,有研究发现内异症与谷胱甘肽转移酶、半乳糖转移酶和雌激素受体的基因多态性有关,提示内异症可能通过多基因或多因素遗传,从而形成明显的家族发病倾向。

(6)免疫调节学说:有学者发现,免疫监视、免疫杀伤功能细胞(NK细胞等)的细胞毒作用减弱而不能有效清除异位的具有活性的子宫内膜,可能是本病发病的重要原因之一。

(7)血管生成学说:有研究认为,血管生成参与了内异症的发生机制。患者腹腔液中血管内皮生长因子等血管生长因子增多,使盆腔微血管生长增加,导致异位内膜得以成功地种植生长。

78. 子宫内膜异位症的主要临床症状是什么

子宫内膜异位症的临床表现因人和病变部位的不同而多种多样,而且症状特征与月经周期密切相关,有 25% 的患者可不出现任何症状,出现临床症状的子宫内膜异位症患者主要表现为月经期间的下腹部剧烈疼痛。疼痛多由子宫内膜异位病灶受卵巢激素的周期性脱落而引起,也与前列腺素分泌异常有关。由子宫内膜异位症引发的痛经为继发性痛经,并有进行性加重的特点,疼痛多位于下腹、腰骶及盆腔中部,有时也可以放射至会阴部、肛门及大腿,常于月经来潮时出现,而且疼痛可以持续整个经期。疼痛严重程度与病灶大小不一定呈正比关系,粘连严重、卵巢异位囊肿患者可能并无疼痛,而盆腔内小的散在病灶却可能引起难以忍受的疼痛。少数患者也可以出现长期下腹作痛,经期时加剧的现象。

子宫内膜异位症患者的不孕症发病率高达 14%,本病引起不孕的原因较为复杂,下文将进一步介绍。

同时,有 15%~30% 子宫内膜异位症的患者有月经量增多、经期延长或月经淋漓不尽等月经不调的症状。这可能与卵巢实质病变、无排卵、黄体功能不足或合并有子宫腺肌病和子宫肌瘤有关。

见于直肠子宫陷凹的子宫内膜异位病灶可以因局部粘连使子宫后倾固定,在同房时会引起深部性交痛。

盆腔外任何部位有异位内膜种植生长时均可在局部出现周期性疼痛、出血和肿块,并出现相应症状。肠道内异症可出现腹痛、腹泻、便秘或周期性少量便血,严重者可因肿块压迫肠腔而出现肠梗阻症状。膀胱内异症常在经期出现尿痛和尿频,但多被痛经症状掩盖而被忽视。当异位病灶侵犯或压迫输尿管时,可以引起输尿管狭窄、阻塞,从而出现腰痛和血尿,甚至形成肾盂积水和继发性肾萎缩。手术瘢痕异位症患者常在剖宫产或会阴侧切术后数月至数年出现周期性瘢痕处疼痛,在瘢痕深部可扪及包块,随时间延长,包块可能会逐渐增大,疼痛加剧。

除上述症状外,卵巢子宫内膜异位囊肿破裂时,囊内容物流入盆腹腔可引起突发性剧烈腹痛,常伴恶心、呕吐和肛门坠胀。

79. 子宫内膜异位症为什么会引起不孕症

子宫内膜异位症与不孕之间的因果关系一直无法详尽阐明,难以用一种机制解释,一般认为子宫内膜异位症导致不孕是多种因素相互作用的结果。

(1)机械性因素:重度子宫内膜异位症往往造成盆腔粘连,使输卵管、卵巢之间解剖结构发生改变,引起输卵管拾卵障碍或精子、受精卵的输卵管内输送障碍。

(2)腹腔液异常:腹腔液中各种激素和其他物质的浓度影响排卵、拾卵、输送受精卵等过程。子宫内膜异位症腹腔液中前列腺素水平升高,影响卵泡生长及排卵,还可影响输卵管肌肉的收缩,巨噬细胞增多可吞噬精子,这些因素均可能对输卵管拾卵、受精、受精卵分裂等生殖过程有阻碍作用。

(3)卵巢功能异常:子宫内膜异位症可伴有多种卵巢功能异常,如排卵黄体生成素分泌峰值异常、卵泡发育异常、无排卵、高泌乳素血症、黄体功能不全、未破裂卵泡黄素化综合征。其发生率均高于非子宫内膜异位症人群。

(4)免疫功能异常:子宫内膜异位症患者可有细胞免疫异常,在患者血清及阴道分泌物中存在抗子宫内膜抗体,可影响排卵及黄体功能,并影响受精卵着床。

(5)宫腔内环境改变:有研究显示,子宫内膜异位症伴不孕患者黄体期子宫内膜发育延迟的发生率为14%，在月经周期第19～20天缺乏 β_2 整合素的表达，这可能会导致胚胎种植失败。子宫内膜异位症患者黄体期宫腔内的孕激素及蛋白酶抑制物的水平低，这会干扰早期胚胎的发育及植入，进而引起不孕或流产。

80. 怎样诊断子宫内膜异位症

在育龄期的女性如果出现继发性痛经，并且疼痛程度呈进行性加重，同时伴不孕或慢性盆腔痛，盆腔检查可扪及与子宫相连的囊性包块或盆腔内有触痛性结节，即应高度怀疑子宫内膜异位症的可能。如果需要在临床上确诊，还需借助一些辅助检查、腹腔镜检查和活组织检查才能确诊。

阴道或腹部超声检查是鉴别卵巢异位囊肿和子宫内膜异位症的重要方法，可确定异位囊肿位置、大小和形状，准确率较高。超声下，子宫内膜异位形成的囊肿呈圆形或椭圆形，常与周围组织粘连，囊壁厚而粗糙，囊内有细小的絮状光点，超声检查的同时尽量结合盆腔CT及MRI检查进一步确诊。

血清CA-125值测定也是子宫内膜异位症的确诊手段之一。子宫内膜异位症的患者血清CA-125浓度可能增高，临床上多用于重度内异症和疑有深部异位病灶的患者。在诊断早期子宫内膜异位症时，腹腔液中CA-125值较血清值更有意义。血清CA-125水平用于监测异位内膜病变活动情况，即监测疗效和复发较诊断更有临床价值，治疗有效时CA-125降低，复发时又增高。

抗子宫内膜抗体是内异症的标志抗体,靶抗原是内膜腺体细胞中一种孕激素依赖性糖蛋白,如果患者血中检测出该抗体,表明体内有异位内膜刺激及免疫内环境改变,但测定方法较繁琐。

腹腔镜检查是目前诊断子宫内膜异位症的最优方法,在腹腔镜下见到典型病灶或对可疑病变进行活组织检查即可确诊。如果遇到疑为内异症的不孕症患者,妇科常规检查及 B 型超声检查无阳性发现的慢性腹痛及痛经进行性加重的患者,特别是血清 CA-125 检查浓度升高,只有在腹腔镜检查或剖腹探查直视下才能确定内异症。

81. 什么是性传播疾病

所谓的性传播疾病可以简称为性病,主要由性接触而感染的一类疾病,女性较男性更容易受到传播。以往性病只包括梅毒、淋病、软下疳、性病性淋巴肉芽肿和腹股沟肉芽肿 5 种,随着社会因素的变化,现在已经扩大达 20 余种,较常见的有非淋菌性尿道炎、艾滋病、尖锐湿疣、生殖器疱疹、生殖器念珠菌病、滴虫病、细菌性阴道病、阴虱病、疥疮、乙型肝炎和股癣等。在国外,性传播疾病占盆腔炎症性不孕的第一位;近年来,这类疾病在国内的发病率日渐增高,与不孕的关系也越来越受到重视。

82. 淋病可以引起女性不孕症吗

淋病是一种常见的性传播疾病,是由淋病双球菌所致的泌尿生殖系统化脓性疾病,主要通过性交传播,并可经血行播散。本病会引起关节炎、心内膜炎、脑膜炎、菌血症、不孕、淋病性结膜炎等并发症。由于淋菌耐青霉素菌株的出现,为本病的治疗带来了很大的困难。

淋病的致病菌淋病双球菌对单层柱状上皮细胞和移行上皮细胞如女性的尿道、子宫颈、膀胱黏膜等较敏感,而对复层鳞状上皮细胞如舟状窝、阴道黏膜不敏感。因此,淋球菌首先侵入女性的尿道与宫颈黏膜,与上皮黏附,被柱状上皮细胞吞噬进入细胞后大量繁殖,导致细胞损伤崩解,然后淋球菌侵入黏膜下层,在该处引起炎症反应,出现黏膜糜烂、脱落,形成典型的尿道脓性分泌物。若不及时治疗,淋球菌可进入后尿道或宫颈,向上蔓延引起泌尿生殖道和附近器官炎症,如尿道旁腺炎、尿道球腺炎、前列腺炎、精囊炎、附睾炎、输卵管炎、子宫内膜炎等。感染淋病双球菌后黏膜可由鳞状上皮或结缔组织替代,引起尿道瘢痕性狭窄,进而导致输卵管狭窄、梗阻,从而引起女性不孕症的出现。

83. 沙眼衣原体感染会导致女性不孕吗

近些年来,西方发达国家女性沙眼衣原体感染的发病率已超过淋病性传播疾病而居首位,并成为导致女性不孕症的主要病因之一。沙眼衣原体主要通过性交感染,临床特点是无症状或症状很轻,常不易察觉,使病程迁延,一旦发现感染常已侵犯到子宫内膜、输卵管和盆腔等处,引起这些部位的炎症,导致输卵管的粘连,引起女性输卵管性不孕症的出现。

动物实验进一步表明,沙眼衣原体感染还可以通过自身免疫反应而引起输卵管的损伤。

沙眼衣原体感染在男性最常见症状是尿道分泌物增加,但尿液清亮,无排尿困难,尿液涂片检查中见大量的白细胞而无其他细菌。女性在感染初期临床表现多不明显,不易被发现,临床上易与阴道炎相混淆。当感染持续存在时,会有脓性分泌物、无菌性脓尿等,若不治疗将发展为子宫内膜炎、输卵管炎,进而引起盆腔炎,导致输卵管性不孕及宫外孕。妊娠期感染沙眼衣原体可引起胎膜早破、早产等,分娩时经产道感染沙眼衣原体可引起新生儿脐炎、新生儿肺炎等。

84. 梅毒会导致不孕症吗

梅毒是由苍白螺旋体所引起的一种慢性性传播疾病,几乎可侵犯全身各个器官,并产生多种多样的症状和体征,也可通过胎盘传给后代而发生胎传梅毒,危害极大。

苍白螺旋体是小而纤细的螺旋状微生物,有 6～12 个螺旋,在体外干燥环境中不易生存,沸水、肥皂水及一般消毒剂(如苯酚、酒精等)很容易将其灭活。感染后临床表现多种多样,时隐时现,病情变化难测,很容易造成误诊和漏诊。

梅毒的传染途径有直接接触、间接接触和胎盘传染 3 种。直接接触传染又分为性直接接触和非性直接接触传染,性直接接触传染是梅毒传染的主要途径。此外,输血(特别是输入梅毒病人的新鲜血)也可以发生传染。根据传染途径不同将梅毒分为后天梅毒与先天梅毒。后天梅毒是指通过性传播、输血传播等方式后天感染而形成的；先天梅毒为在胎儿期由梅毒孕妇借血行通过胎盘传染于胎儿，故亦称胎传梅毒。

患梅毒的孕妇，在妊娠期病原体可通过胎盘感染胎儿，致胎儿发育不良、畸形，多在妊娠第四个月时胎儿发生停育而流产。就男性而言，当梅毒感染前列腺时，即可表现出前列腺肿大和前列腺疾病的一系列症状，进而影响精子的质量。所以，梅毒是导致女性不孕不育的重要原因之一。

85. 什么是遗传性不孕

遗传性不孕是指由于遗传因素而引起的不孕症。主要由于染色体组成异常、性腺分化异常、性激素分泌或功能异常所导致。正常情况下，性染色体组成决定了性别，尔后性腺分化、内外生殖器官分化在胚胎期逐步完成，出生时生殖系统的各个器官完全形成，并且具备正常的形态。儿童期生殖系统仍处于幼稚状态，青春期随着大脑功能和生殖内分泌系统功能的不断完备，性器官亦日趋成熟，最终进入性发育成熟期。因此，在性器官从分化至成熟的过程中，任何环节受到损害，皆可影响正常生育功能而导致不孕。

86. 什么是特纳综合征

特纳综合征是常见的能引起遗传性不孕症的疾病之一，特纳综合征患者的核型为 45,XO,细胞核内仅有一个 X 性染色体,多是由于卵细胞在减数分裂过程中发生了 X 染色体不分离而导致,本病主要临床表现为原发性闭经、不孕、第二性征发育不全、阴毛及腋毛稀少、乳房小,还可见眼距宽、内眦赘皮、腭弓高、小颌、原形胸、肘外翻、第四指骨短、心血管畸形(如主动脉弓狭窄)、肾畸形、皮肤多痣、营养不良、骨质疏松、关节松动、弓形足等。出生时可见患者颈短、蹼状颈及发际低下,部分患儿可见手、足背水肿及下肢、手臂淋巴结肿大,数月后消失;学龄期多见身材矮小,常有智力低下;青春期易发生原发性闭经,第二性征发育不良,生殖器官呈幼稚型。X 单体患者在胚胎期性腺可分化为卵巢,出生前卵泡退化,性腺呈条索状,少数患者卵泡退化程度稍低,因而有卵泡存在,并可发育成熟,这小部分患者可见月经来潮并有生育能力。

87. 与遗传有关而不宜生育的疾病有哪些

(1)严重的显性遗传性疾病:包括视网膜母细胞瘤、强直性肌营养不良、遗传性痉挛性共济失调、软骨发育不全等,均会造成严重的功能障碍和明显畸形,不能正常地工作、学习和生活,并且会直接遗传至下一代,所以这些疾病的患者均不宜生育。

(2)严重的隐性遗传性疾病:包括肝豆状核变性、苯丙酮尿症、糖原贮积症、先天性全色盲、小头畸形等。男女双方如果有一方是隐性遗传性疾病患者,所生子女可以不发病,而只是成为携带者,而如果双方都患有同样隐性遗传病,子女则会发病。

(3)严重的多基因遗传性疾病：包括精神分裂症、躁狂抑郁性精神病、原发性癫痫、先天性心脏病、唇裂和腭裂、青少年型糖尿病等。该类疾病的发生与遗传和环境均有一定的关系。如果患者的父母或兄弟姐妹中还有人患病，那么子女的发病机会也较高。上述几类疾病的患者在孕育前必须到妇科门诊进行必要的孕前检查与咨询。

88. 使用宫内节育器后会不会造成不孕

宫内节育器又叫避孕环，是放置在子宫腔内的避孕装置，通常以不锈钢、塑料、硅胶等材料制成，有的带有铜、锌或孕激素等活性物质，是一种避孕效果较好的方法。

避孕环放到子宫腔后，身体和子宫内膜有一个适应的过程。一部分人放环后可能出现白带增多、血性白带、月经量增多、月经周期不正常及下腹不适等。这些症状多数在3个月到半年内自行消失，对身体无多大影响。但若无菌操作不严、技术不熟练、放置不妥或动作粗暴等都可能引起严重的并发症，如子宫穿孔、异位妊娠、宫内节育器异位、感染（子宫内膜炎及附件炎等）、不规则出血及月经失调等，均可能成为不孕症的诱因。

放置避孕环后会迅速起到避孕作用，取出后避孕作用随即消失。根据临床观察，许多妇女在取环后不久就再次怀孕了。因此，有妊娠计划时要及时取出避孕环，除发生上述严重并发症外，一般不会造成不孕。

89. 人工流产术会造成不孕吗

人工流产是指妊娠26周以内用人工方法使妊娠中断的手术,妊娠3个月以内叫早期流产,3～6个月叫晚期流产。前者可采用负压吸引术、钳刮术,后者则以中期引产术为主。近年来在妊娠7周内还可用米非司酮等药物流产。使用哪一种方法流产,要由医生根据妊娠时间的长短及孕妇的具体情况决定。

人工流产术是避孕失败后的补救措施,反复多次的人工流产会影响身体健康,对以后的妊娠、分娩也有影响,临床上常可遇到因人工流产而导致不孕的妇女。

人工流产手术时可出现子宫穿孔、迷走神经亢进综合征(也称为心脑综合征)、出血、子宫颈撕裂伤、人工流产不全、空气栓塞等多种并发症,人工流产的远期并发症还有子宫内膜炎、盆腔积液、月经不调、宫腔或宫颈粘连等,以上这些并发症均有可能成为女性不孕的诱因。因此,尽量不做或少做人工流产术是预防因流产导致不孕症发病的主要方法。

90. 口服避孕药停药后可能造成不孕吗

使用口服避孕药避孕越来越被现代女性所接受,广泛应用的女性口服避孕药是人工合成的甾体类激素,主要是雌激素和孕激素。两者常合并使用,是一种比较安全、可靠的避孕方法。按规定服用避孕药,避孕率可高达99%以上。

应用人工合成的雌激素和孕激素避孕,主要是通过抑制排卵,改变宫颈黏液的黏稠度,阻止精子穿过,使子宫内膜出现非典型分泌相,不利于受精卵的着床,以达到避孕目的。

避孕药一般不会引起不孕。大量研究表明,大多数妇女的月经于停药后 6～10 周恢复,约 70% 妇女在第一次月经后期中恢复排卵,3 个月经周期恢复排卵率可达 90% 以上。有部分妇女停药后,出现雌、孕激素水平高于服药前水平的反跳现象,更易受孕。但是,在编者的临床实践中还是看到了许多患者因服用避孕药物导致月经不调,进而导致不孕症出现。所以,编者建议女性朋友尽量不要选用药物避孕的方式。

三、治疗不孕症

1. 不孕症患者如何缓解精神心理压力

上文已经介绍了精神心理因素与不孕症的发病有着互为因果的关系,所以有效的缓解不孕症患者的精神心理压力是临床治疗不孕症的关键之一。缓解不孕症患者的精神心理压力需要医生与不孕症患者两方面的努力,对于患者而言应该努力做到以下几点。

(1)不孕症患者应与妇产科医生之间建立密切的医患关系:妇产科医生与不孕症患者的共同目的是准确分析不孕症发生的原因并制定出可行的治疗方案。患者应该实事求是地将自身的病情、实验室检查结果及所承受的心理压力讲述给医生,并深入地与医生分析病因,这会在很大程度上缓解患者对疾病的担忧与消极情绪。同时,和睦的医患关系也会大大增加患者治疗的信心。

患者应该允许同医生一起探讨有关性与婚姻的私密话题,医生有必要为患者做到保密的义务。这使得医生可以帮助患者疏导不正确的性观念,缓解部分患者由于手淫、自慰等所造成的自责心理,消除患者不必要的羞耻感,促使患者建立健康正确的性心理状态。

(2)夫妻间互相尊重,互相鼓励:虽然临床上将不孕症分析为男性因素致病或者女性因素致病,但没有健康的宝宝则是夫妻双方需要共同面对的问题。所以,当不孕症发生时,夫妻双方应该互相尊重,互相鼓励,增强战胜疾病的信心,缓解不孕症患者的消极情绪。在临床实践中,夫妻双方越是和睦治疗,效果越是满意。

(3)适时求助心理医生:现代医学越来越认识到心理因素是很多疾病的主要致病原因之一,临床心理医生也越来越被大家所接受。不孕症患者应该认识到精神心理因素是导致疾病发生的重要原因之一,应该受到关注。如果精神心理压力大,不孕症患者应该适时地去心理医生处就诊,请求专业的疏导与治疗。

2. 如何使用输卵管通液术治疗慢性输卵管炎症所致不孕症

向输卵管内注入抗菌药物、地塞米松以抑制炎症渗出和肉芽增生,同时也可注入糜蛋白酶以利于炎症溶解和吸收。方法同输卵管通液术,使用 20 毫升针管抽取生理盐水 20 毫升(内含庆大霉素 8 万单位,地塞米松 5 毫克或糜蛋白酶 10 000 单位,同时加入阿托品 0.5 毫克,以防输卵管痉挛),以输卵管通液的方法,缓慢注入宫腔进入输卵管。治疗时间选择在月经干净后 3～4 天开始,每 2 天进行 1 次,5 次为 1 个疗程。如果注入液体的阻力越来越小,则提示输卵管阻塞部分已渐渐被冲开。2 个疗程后做子宫输卵管造影术检查,以观察治疗效果,若毫无改进则停止治疗。若一侧或两侧通畅,则再继续 2 个疗程。此方法适用于输卵管轻度粘连的治疗,大部分基层医院均可开展。

3. 如何使用手术方法治疗慢性输卵管炎症所致不孕症

在介绍具体手术方法之前务必说明以下几点:①输卵管结核不可以采取手术方法治疗,因为此时输卵管已经失去功能,受孕概率较小。②双侧输卵管积水直径在 3 厘米以上的患者应考虑切除输卵管,因此时输卵管的功能已大部分失去,且会影响体外受精-胚胎移植技术的成功率。③采取手术方法治疗慢性输卵管炎症的患者年龄应该小于 40 岁,最好在 35 岁以下。④最好行显微外科手术,以提高成功率。

具体的手术操作方法有以下几种。

(1)输卵管-子宫吻合法:适用于输卵管近端阻塞(间质部和峡部)。先切断闭塞段的输卵管,在子宫角锥形切除闭锁的间质部输卵管,将保留的输卵管近端纵行分叉切开约 0.5 厘米,分叉两端顶部以 5-0 肠线通过输卵管黏膜做褥式缝合各 1 针,再分别穿针于子宫角新开口处子宫肌壁、子宫前后壁浆膜层并结扎。使输卵管鱼状开口与宫角新开口相对合,使输卵管与宫腔相通。宫角新开口的肌层用 2-0 肠线间断缝合,5-0 肠线将输卵管浆膜层固定于子宫浆膜层。此方法术后妊娠率为 12%～50%。

(2)输卵管端-端吻合法:适用于输卵管中段阻塞。在不损伤系膜下血管的情况下将阻塞段输卵管切去,以硬膜外导管自伞端插入做支架,将输卵管两断端对正、靠拢,以 5-0 或

6-0铬制肠线在输卵管3、6、9点钟处间断缝合输卵管肌层各1针,尽量不穿透黏膜层,再间断缝合输卵管浆膜层,取出导管。此方法常用于绝育手术后复通,手术后妊娠率可达90％。

(3)输卵管造口术:适用于输卵管远端阻塞。现常在腹腔镜下手术,分离输卵管粘连并造口,但是常由于输卵管伞端缺失或术后新形成的伞端拾卵功能差,往往不易受孕,是输卵管整形术中疗效最差的一种。

(4)输卵管粘连松解术:适用于子宫输卵管造影显示输卵管通畅而伞端周围轻度粘连者。该术式常在腹腔镜下进行,用单极微电针切断粘连,游离整段输卵管,并使卵巢恢复正常解剖位置,手术后创面涂透明质酸钠以减少粘连。

以上是相关专业书籍所介绍的方法,但从编者实际的临床观察,上述方法的临床疗效十分不理想,甚至许多患者做过上述手术后更加大了治疗难度,希望相关患者谨慎选择上述方法。

4. 怎样治疗滴虫性阴道炎

因滴虫性阴道炎可同时有尿道、尿道旁腺、前庭大腺的滴虫感染,所以治愈此病多需全身用药,主要治疗药物为甲硝唑及替硝唑。初次治疗可选择甲硝唑2克,单次口服;或服用替硝唑每次400毫克,每日2次,连服7日。通过临床观察,口服药物的治愈率为90％～95％。药物的不良反应多为胃肠道反应,如食欲减退、恶心、呕吐;偶见头痛、皮疹、白细胞减少等不良反应。如果出现不良反应应立即停药。需要提醒患者的是,甲硝唑用药期间及停药 24 小时内、替硝唑用药期间及停药 72 小时内禁止饮酒,哺乳期用药不宜哺乳。如果滴虫性阴道炎是通过性生活传播而得,则需要性伴侣的配合治疗,并且治疗期间禁止性生活。初次治疗失败的患者可以通过加大甲硝唑或替硝唑的用量进一步治疗。

除去口服用药治疗外,还可以局部应用甲硝唑治疗该病。因这种方法没有胃肠道等不良反应,所以在临床也较为常用。具体操作为每晚将 200 毫克甲硝唑塞入阴道内,10 天为 1 个疗程,也可在塞入甲硝唑之前用 1‰硼酸液冲洗阴道以改善阴道的内环境,提高疗效。

如果患者已经妊娠,则应以局部治疗为主,若需口服用药则应告知患者及其家属药物可能的不良反应。由于滴虫性阴道炎容易于月经后复发,所以监测治疗效果需在月经干净后检查白带,连续 3 次月经周期检查未见滴虫方可称为临床痊愈。

5. 中医如何治疗滴虫性阴道炎

滴虫性阴道炎在中医学属于"带下病""阴痒"等范畴。主要病机为湿热虫邪所致,可因感染虫淫所致,也可因内生湿热所致。

感染虫淫证多见外阴及阴部瘙痒明显,或奇痒难忍,带下量多、色灰黄或脓样,可呈泡沫状,白带中常可夹带有血丝,味臭秽,也可见尿黄、尿急、尿频、尿道灼热等症状,舌质红,脉弦数。方药可选用杀滴虫方。药物组成:苦参30克,百部12克,赤芍10克,鹤虱10克,薏苡仁30克,黄柏10克,萆薢10克,土茯苓12克,蛇床子15克,生甘草5克。每日1剂,水煎,早晚分服。可再煎煮1遍于睡觉前清洗外阴20分钟。

湿热蕴结证多见阴痒明显,坐卧不宁,灼热而痛,带下量多、色黄绿或灰白,有泡沫或夹有血丝,味臭秽,伴有心烦易怒,胸胁胀满,目赤肿痛,口苦,小便黄少,舌质红,苔黄腻,脉弦滑。方药可选用龙胆泻肝汤加味。药物组成:龙胆草9克,柴胡6克,栀子9克,黄芩9克,生地黄9克,甘草6克,泽泻6克,通草9克,车前子9克,当归3克。依据笔者的临床经验,如果阴痒明显可加白鲜皮30克,夜交藤30克,荆芥10克。每日1剂,水煎,早晚分服。可再煎煮1遍于睡觉前清洗外阴20分钟。

6. 怎样治疗外阴阴道假丝酵母菌病

外阴阴道假丝酵母菌病,也就是俗称的真菌性阴道炎,在临床上可以分为单纯性外阴阴道假丝酵母菌病和复杂性外阴阴道假丝酵母菌病。单纯性外阴阴道假丝酵母菌病是指发生频率较低,临床症状较轻,由于感染白假丝酵母菌(白色念珠菌)而发病,并且人体免疫功能尚正常的外阴阴道假丝酵母菌病。复杂性外阴阴道假丝酵母菌病是指具有复发性,临床症状较严重,机体免疫功能低下,且并非由白假丝酵母菌感染为致病原因的外阴阴道假丝酵母菌病。由于本病能够引起不孕症的发生,所以在发现本病时应该积极并及时的治疗。

临床治疗上,消除本病的诱发因素为第一要务。首先,本病多是由于内源性感染而来,因为假丝酵母菌除了可以寄生在女性阴道外,还可以寄生在人的口腔、肠道,这几处的感染在一定条件下可以互相传播而引起本病的发作。所以,在发现口腔及肠道受到感染时,应该立即服用药物进行治疗,可选用的药物有制霉菌素、曲古霉素、克霉唑等。第二,糖尿病也可以成为本病的诱因,所以本病患者应明确自身是否患有糖尿病,如果同时有糖尿病确诊应及时治疗糖尿病。第三,使用广谱抗生素和激素类药物时也容易诱发外阴阴道假丝酵母菌病,所以一旦确诊有外阴阴道假丝酵母菌病时,应当及时停用相应的抗生素和激素类药物。

对于单纯性外阴阴道假丝酵母菌病的治疗主要以局部短疗程抗真菌药物为主,也可采取全身用药,治愈率可达 80%～90%,唑类药物的疗效要优于制霉菌素。局部用药可选用下列药物放于阴道内:①咪康唑栓剂,每晚 200 毫克,连用 7 日;或每晚 400 毫克,连用 3 日;或 1 200 毫克,单次用药。②克霉唑栓剂,每晚 150 毫克,塞入阴道深部,连用 7 日;或每日早晚各 150 毫克,连用 3 日;或 500 毫克,单次用药。③制霉菌素栓剂,每晚 1 粒,连用 10～14 日。对不能耐受局部用药者、未婚妇女及不愿采用局部用药者,可选用口服药物进行全身治疗。常用药物为:氟康唑 150 毫克,顿服;伊曲康唑,每次 200 毫克,每日 1 次,连用 3～5 日,或采用一日疗法,取 400 毫克在当日内分 2 次口服。

　　复杂性外阴阴道假丝酵母菌病包括了症状严重的外阴阴道假丝酵母菌病和复发性外阴阴道假丝酵母菌病。对于症状较为严重的外阴阴道假丝酵母菌病,无论局部用药还是口服药物,均需要延长用药时间,局部用药需要延长 1～2 周,如果口服氟康唑 150 毫克,可以 72 小时后加服 1 次。复发性外阴阴道假丝酵母菌病是指一年内有症状并经实验室检验证实的外阴阴道假丝酵母菌病发作 4 次或以上,复发的机制尚不明确,治疗应该包括初始治疗和维持治疗。初始治疗与症状严重的外阴阴道假丝酵母菌病治疗方法基本一样,即延长局部用药或口服用药的时间,如果口服氟康唑 150 毫克,则可以在初次服用后的第四日、第七日各加服 1 次,维持治疗时常用的药物为氟康唑和克霉唑栓剂。

　　如果在妊娠期患有本病,则应以局部治疗为主,禁止服用唑类药物。在将药物放入阴道的过程中,手法要轻,以免影响妊娠。

7. 中医如何治疗外阴阴道假丝酵母菌病

　　外阴阴道假丝酵母菌病(真菌性阴道炎)在中医学属于"带下病""阴痒"等范畴。主要病机为湿热虫邪所致,可因感染虫淫、内生湿热所致。

　　从临床实际分析,本病以湿热为主要病机,典型症状为阴痒明显,多见阴痒难忍,带下呈豆渣样改变,常伴有带下异味。湿邪为患则带下量多,兼热则见带下色黄或黄白相间,多伴随有口苦口腻,小便色黄,舌红苔黄腻,脉弦滑或濡细而数。方药可选用止带汤加味。药物组成:猪苓 10 克,茯苓 12 克,车前子 10 克,泽泻 10 克,茵陈 10 克,赤芍 10 克,牡丹皮 10 克,黄柏 10 克,栀子 10 克,川牛膝 6 克。阴痒较重者,可加百部 10 克,白鲜皮 30 克,夜交藤 30 克,荆芥 10 克。每日 1 剂,水煎,早晚分服。

8. 怎样治疗细菌性阴道病

细菌性阴道病的治疗多选用抗厌氧菌药物,主要有甲硝唑、克林霉素。甲硝唑能够抑制厌氧菌生长,而且不影响乳杆菌的生长,是本病理想的治疗药物,但对支原体感染致病的效果较差。具体治疗方式可以分作口服治疗与局部治疗。

口服治疗的首选药物为甲硝唑,每次 400 毫克,每日 2 次,连续服用 7 日。亦可以使用克林霉素,每次 300 毫克,每日 2 次,连服 7 日。甲硝唑 2 克顿服对本病的治疗效果较差,目前不再推荐应用。如果在妊娠期确诊有本病,需谨慎使用口服药物。

局部用药可以选用含甲硝唑的栓剂,每晚 1 次,连用 7 日。亦可以使用 2% 克林霉素软膏涂抹于阴道,每次 5 克,每晚 1 次,连用 7 日。

9. 中医如何治疗细菌性阴道病

中医理论中将细菌性阴道病归属于"带下病"范畴,该病的发生多责之于肝、脾、肾三脏与风、冷、湿、热之邪,主要可分为湿热下注证型、肝郁脾虚证型和肝肾阴虚证型。

(1)湿热下注证:常见的症状有带下量多、色灰白,有鱼腥味,质稀薄如水,可伴外阴瘙痒、灼热等;常伴随有脘痞纳差,口苦而腻,小便黄少或频数涩痛,舌红苔黄腻,脉滑数。方药选龙胆泻肝汤加味。药物组成:龙胆草10克,柴胡5克,栀子10克,黄芩10克,生地黄10克,甘草5克,车前子10克,泽泻10克,川木通10克,当归10克,茵陈10克。每日1剂,水煎,早晚分服。

(2)肝郁脾虚证:常见的症状有阴部胀痛或灼热,甚至痛连少腹、乳房,带下量多、色黄、质稠,或有臭味;常可伴随心烦易怒,胸胁胀满,善太息,口苦,纳差,舌质红,苔薄白或黄腻,脉弦滑数。方药选丹栀逍遥散加味。药物组成:牡丹皮10克,栀子10克,当归10克,白芍15克,醋柴胡10克,白术10克,茯苓15克,薄荷6克,甘草6克,车前子10克。每日1剂,水煎,早晚分服。

(3)肝肾阴虚证:常见症状有阴部干涩灼热或疼痛,带下量少或量多,色黄或淡红或黄白相间;多伴随有心烦少寐,手足心热,咽干口燥,腰酸耳鸣,或头晕眼花,烘热汗出,小便黄少或短赤涩痛,舌质红,苔少而干,脉细数。方药选知柏地黄汤加减。药物组成:知母10克,黄柏10克,熟地黄12克,山药15克,山茱萸15克,茯苓10克,牡丹皮10克,泽泻10克。每日1剂,水煎,早晚分服。

10. 子宫畸形引起的不孕症应该如何治疗

(1)矫治泌尿生殖器官畸形:矫治子宫的畸形主要通过

手术进行治疗,包括子宫纵隔切除,子宫成形术,残角子宫切除术,阴道纵隔、横膈切除成形术等,同时矫治泌尿道畸形、切除多囊肾等。

(2)促进生殖器官发育:子宫畸形的患者常伴有下丘脑-垂体-卵巢轴的功能异常,有些功能异常是由于先天因素所导致,所以在手术矫治子宫畸形的同时,还需要补充使用性激素周期疗法、促排卵治疗,必要时还需使用甲状腺激素和泌乳素抑制药治疗。

(3)加强孕期保健:子宫畸形妊娠后应予保胎治疗,包括早期妊娠时应用人绒毛膜促性腺激素(HCG)和孕激素治疗,中期妊娠应行子宫颈环扎术和给予抑制宫缩药物,包括沙丁胺醇、硫酸镁、盐酸苯丙酚胺等。

(4)加强分娩期管理:畸形子宫妊娠属高危妊娠,应提前住院待产,临产后适当放宽剖宫产指征,并注意防止产时和产后出血。产前未发现的子宫畸形,临产后可根据畸形种类和产程的影响决定处理及分娩方式。

11. 子宫内膜息肉引起的不孕症应该如何治疗

(1)期待疗法:一些功能性息肉,可随体内的雌、孕激素周期性的变化而改变,有时可随月经血脱落。小型的子宫内膜息肉一般无须治疗,通常也不会影响怀孕。

(2)药物治疗:子宫内膜息肉的药物治疗效果常不满意,所以不建议单独使用药物治疗。

(3)手术治疗:目前,宫腔镜下摘除息肉有以下两种手术方式,选择哪一种手术方式与手术医师的习惯及对宫腔镜操作技能的熟练程度有关。

①宫腔镜定位后摘除息肉。在宫腔镜诊断定位后行息肉钳夹以摘除息肉,方便快速,但因不能去除息肉的基底部而复发率高,而且易使组织破碎不利于组织学诊断。

②宫腔镜直视下切除息肉。该方法效果确切,尤能切除位于子宫内膜基底层的息肉根部,能明显降低复发率。术前不需行子宫内膜预处理,是所有宫腔镜切割术中最容易掌握的技术之一;术中术后并发症很少见,手术较为安全,且可以增加因子宫内膜息肉引起不孕患者的妊娠率。

12. 子宫肌瘤引起的不孕症应该怎样治疗

西医妇科临床主张子宫肌瘤引起的不孕症应当以手术治疗为主,药物治疗为辅。在治疗过程中应该遵循个体化原则,结合病人的年龄,有无其他不孕因素,子宫肌瘤大小、形状、数量、位置,以及卵巢储备能力、孕产史、男方因素等综合分析,选取适当的手术方式和方法。

常用的手术治疗方法包括开腹手术、腹腔镜手术和宫腔镜手术。开腹手术适用于切除体积较大、多发性、浆膜下和肌壁间的肌瘤,术后子宫腔和盆腔粘连、再次手术和妊娠后剖宫产率较高。腹腔镜手术是子宫肌瘤性不孕妇女的最佳选择,手术创伤小、盆腔粘连轻、术后恢复快、妊娠率类似或高于常规开腹手术,但多数病人妊娠后仍需要剖宫产分娩。宫腔镜手术适用于切除引起子宫腔变形的中等大小浆膜下肌瘤,而不适用于巨大浆膜下肌瘤和黏膜下肌瘤。此外,子宫动脉栓塞、射频、电凝等治疗方式不适用于治疗子宫肌瘤性不孕。

药物治疗适用于年龄在 35 岁以下,子宫肌瘤体积较小、数量较少(<6 个)、子宫体积小于 6 周妊娠大小、肌瘤生长缓慢、双侧输卵管通畅、子宫肌瘤直径小于 6 厘米的患者。主要应用药物有促性腺激素释放激素激动药(GnRH-a)、米非司酮、芳香化酶抑制药等。促性腺激素释放激素激动药可以通过降调和垂体脱敏作用引起低雌激素血症、明显减少子宫出血量、改善贫血、快速缩小肌瘤和减少术中出血,该类药物可经肌内注射或雾化给药。此外,在应用促性腺激素释放激素激动药时可加用性激素,可以有效地预防促性腺激素释放激素激动药所引起的雌激素过低、骨质丢失等问题。米非司酮可以增加子宫肌瘤内血流阻力指数、减少子宫血运,缩小子宫体积,抑制子宫内膜增生和减少出血,从而达到控制子宫肌瘤的目的。米非司酮治疗子宫肌瘤的推荐剂量为每天口服 10 毫克,也可根据子宫肌瘤大小和出血情况适当地加大剂量。虽然米非司酮控制子宫肌瘤有明确的疗效,但是不能使子宫肌瘤完全消退,停药后子宫肌瘤均有不同程度的增大。同时,米非司酮还有较为明显的药物不良反应,如潮热、自汗、关节疼痛、恶心、乏力、体重增加、脂溢、多毛、皮肤和面部色素沉着等。芳香化酶抑制药包括阿那曲唑、来曲唑、法曲唑、依西美坦、盐酸法罗唑啉等,该类药物通过抑制子宫肌瘤芳香化酶活性,减少内源性雌激素生成而抑制子宫肌瘤的生长,目前尚处于临床试验研究阶段。在子宫肌瘤药

物治疗时务必要注意,不得使用孕激素(包括人工合成的孕激素)。

13. 闭经的常规治疗有哪些

(1)原发病的治疗:即针对引起闭经的原因进行针对性治疗。由于精神创伤、生活变化引起闭经者,需避免受刺激,使生活规律,增加营养,闭经多能恢复。肿瘤或药物造成闭经者,需停药并进行手术或放疗;高泌乳素血症患者,应给予溴隐亭口服治疗;甲状腺功能减退者,应给予甲状腺片,如优甲乐等药物;对肾上腺、胰腺疾病也应进行相应治疗。宫腔粘连者,采用宫腔镜下手术分离粘连,加用宫内节育器支架及大剂量雌激素治疗,刺激子宫内膜生长,使瘢痕上皮化。上述这些因明确病因引起的闭经可通过对原发病的治疗,以解决女性闭经的问题。

(2)激素治疗:对于下丘脑-垂体-卵巢轴功能障碍者需用激素治疗,针对原发病治疗不能恢复月经的女性也需要使用激素方法治疗。在进行激素治疗之前,首先应该分析闭经的原因,确定闭经是由于性腺轴的功能性病变引起还是器质性病变引起。激素治疗是利用促排卵药物或激素类药物人为地调节体内的下丘脑-垂体-卵巢轴,从而促进卵泡的正常发育、模拟体内正常的激素动态变化,从而调理月经周期。目前,激素治疗主要有诱发排卵、替代疗法和抑制泌乳 3 种方法。

①诱发排卵。主要针对继发性闭经而要求生育者,主要

目的在于恢复卵巢功能,促进排卵。具体治疗药物有以下几种。

氯米芬:氯米芬在下丘脑与垂体竞争性结合雌激素受体,抑制雌激素的负反馈作用,促使促性腺激素释放激素释放,启动卵泡发育,该药只在有一定内源性雌激素水平的情况下发挥作用。在月经周期第五天(或使用黄体酮出现撤退性出血后5天)开始口服,每日服用50毫克,连用5天,一般于停药后3~8天出现排卵。若出现排卵,下一周期每日增加50毫克,即每日100毫克,连用5天。若超声监测卵泡发育18~20毫米时尚无排卵,可每日加用人绒毛膜促性腺激素(HCG)5 000~10 000单位以激发排卵。

尿促性素(HMG):该药由绝经期女性的尿中提取而成,又称"人绝经后促性腺激素",内含促性腺激素,卵泡刺激素与黄体生成素的含量比为1:1。开始的剂量按卵巢的功能状况决定,应用本制剂时应在监测卵泡发育和雌激素分泌水平下进行,且需要按监测情况调整剂量。一般在雌孕激素撤退性出血后或月经周期第3~5天肌内注射1支,4~5天后进行超声下卵泡监测和血雌二醇测定,随后每2~3天监测、测定一次,根据卵泡的生长情况确定是否需要加用剂量,通常该药的单日剂量可加至4支。

促性腺激素释放激素(GnRH):通过上文的论述,大家已经清楚下丘脑分泌的促性腺激素释放激素是女性性腺轴的启动激素,通过静脉或皮下脉冲式注射促性腺激素释放激素可以促进垂体合成、储存和分泌促性腺激素,从而达到促进排卵和治疗闭经的目的。该药可借助携带式微泵以脉冲式给药,一般脉冲节律为 90 分钟,每次 5～25 微克,静脉注射或皮下注射,通常于月经第 2～22 天应用。

重组卵泡刺激素:该类药物是在绝经后妇女尿液中提取并纯化的酸性糖蛋白卵泡刺激素,药理作用为促进卵泡的发育和成熟,并能刺激成熟卵泡颗粒细胞分泌雌激素。适用于卵泡发育障碍与排卵障碍所导致的不孕症与闭经。月经周期第三天开始肌内注射该药 75 单位,每日 1～2 次,5 天后监测患者雌激素水平和卵泡生长情况,进而调节剂量。直至卵泡成熟后改用 10 000 国际单位单次肌内注射,以诱发排卵。需要注意的是,下丘脑功能不全(卡尔曼综合征)、垂体功能不全(席汉综合征)等患者禁用该药。

②激素替代疗法。主要针对内源性雌激素低下,甚至未达到卵泡期水平的患者,可用口服或注射的方式补充内源性缺乏的激素,从而治疗闭经。

③抑制泌乳。主要针对高泌乳素血症患者,这在下文中还会有所介绍,主要药物为口服溴隐亭。胰岛素增敏治疗是针对存在胰岛素抵抗的多囊卵巢综合征而致闭经的患者,常用的药物为二甲双胍,常用剂量为每日口服 1 000～1 500 毫克。

14. 排卵障碍型不孕症的常用药物有哪些

在西医妇产科临床上,药物治疗仍然是治疗排卵障碍的主要方法。下面选择部分常用的药物进行介绍,使读者知晓各种药物的作用机制。

(1)氯米芬:本品又称枸橼酸氯米芬、氯芪酚胺、克罗米芬。该药价格便宜,使用方便、安全、有效,是临床应用最广泛的促排卵药。上文已简单介绍本药的作用机制,其化学结构与雌激素结构相似,具有抗雌激素和弱雌激素作用。氯米芬所具有的抗雌激素作用可直接作用于下丘脑,抑制内源性雌激素对下丘脑的负反馈作用,间接促进促性腺激素释放激素(GnRH)的释放,刺激卵泡刺激素(FSH)、黄体生成素(LH)的分泌,兴奋卵巢的活性,促进卵泡的发育。另一方面,氯米芬所具有的弱雌激素活性可直接作用于垂体和卵巢,提高其敏感性和反应性,并促进卵巢性激素合成酶系统活性,增加性激素的合成和分泌,从而促进排卵。需要指明的是,氯米芬只能对已发育的卵泡起刺激作用,因而必须在体内有一定内源性雌激素水平的作用下才能发挥促排卵作用。

(2)促性腺激素类药物(Gn):该类药物是临床上治疗排卵障碍型不孕症的主要药物种类之一,可由绝经后妇女尿液中提取,主要包括人绝经期促性腺激素(HMG)、纯化卵泡刺激素(pure FSH)和人绒毛膜促性腺激素(HCG)。上述药物种类含有卵泡刺激素和(或)黄体生成素,能启动卵泡的募集、选择、优势化及成熟,并可促进性激素合成,而人绒毛膜促性腺激素具有黄体生成素的生物活性,一次大剂量用药可促发卵泡成熟及排卵,并可支持黄体功能。在使用人绝经期促性腺激素诱发卵泡发育成熟后,人绒毛膜促性腺激素可促进排卵。使用该方法的主要适应证为下丘脑-垂体-卵巢轴功能低下或氯米芬治疗无效者。

（3）促性腺激素释放激素及其类似物：通过基础知识篇的论述，我们已经了解了促性腺激素释放激素是由下丘脑神经元分泌的激素，由神经突触末端释放进入垂体门脉系统，刺激腺垂体细胞分泌卵泡刺激素、黄体生成素，从而促进卵泡的发育与排卵的出现，直接应用促性腺激素释放激素对许多排卵障碍患者有治疗作用。但是，促性腺激素释放激素在体内半衰期仅为 2～4 分钟，稳定性差，半衰期短，临床不容易实际应用。学者发现如果将促性腺激素释放激素第 6 位和第 10 位氨基酸进行置换或去除，会得到一种 9 肽化合物，其化学结构与促性腺激素释放激素极为相似，并且稳定性较强，能够成为促性腺激素释放激素激动药（GnRH-a），此即为促性腺激素释放激素类似物。

（4）溴隐亭：溴隐亭为多巴胺激动药，可直接作用于下丘脑神经元，抑制多巴胺受体的降解，增加下丘脑局部多巴胺浓度，促进泌乳素抑制激素分泌，从而抑制垂体合成及释放泌乳素，并可直接抑制腺垂体泌乳素分泌细胞功能，同时阻止高泌乳素血症对下丘脑-垂体中枢系统的负反馈作用，增加促性腺激素的分泌。该药主要适用于闭经溢乳综合征，高泌乳素血症引起的不孕症，垂体腺瘤，空蝶鞍综合征等。

（5）来曲唑：本品是一种口服的、具有高度特异性的非甾体类第三代芳香化酶抑制药，只降低体内雌激素水平，而不影响其他激素的合成。来曲唑的促排卵机制目前尚不清楚，推测可能包括以下两方面：一是通过抑制芳香化酶活性阻断雌激素合成，降低机体雌激素水平，在卵泡早期应用可解除雌激素对下丘脑-垂体的负反馈抑制，促使内源性促性腺激素的分泌,刺激卵泡发育。二是通过抑制芳香化酶活性,在卵巢水平阻断雄激素向雌激素的转化,导致卵巢内雄激素短暂蓄积以刺激胰岛素样生长因子-1(IGF-1)及其自分泌和旁分泌因子的表达增多,在外周水平提高卵巢对促性腺激素的反应性。近年有文献报道,来曲唑可达到与氯米芬相似甚至更高的排卵率,所以对氯米芬反应不良者、卵泡刺激素低反应者、特发性不孕者均可使用。

15. 卵巢楔形切除手术为什么会诱发排卵

1935 年,首次报道卵巢楔形切除(OWR)治疗多囊卵巢综合征可以纠正排卵障碍,此后 30 多年间卵巢楔形切除术成为治疗多囊卵巢综合征的传统手术方法。手术机制可能是由于切除了多余的卵巢组织后,降低血清雄激素水平,解除了雄激素对卵泡发育及排卵的抑制作用,黄体生成素水平亦下降,恢复自然排卵周期的激素平衡而致恢复排卵,其排卵率为 80%,妊娠率达 50%。此外,切除部分卵巢组织后可能降低了血液循环中抑制素的水平,使卵泡刺激素分泌增多,有利于卵泡发育和排卵。临床实践证实,多数患者在术后不久又恢复无排卵状态,而且术后粘连等因素可能引起新的不孕病因。因此,近年来本方法已逐步被药物治疗所取代,对药物治疗无效者,也可行腹腔镜下打孔术以缩小卵巢的体积。

16. 如何治疗多囊卵巢综合征

由于本病的病因未明,所以诸多治疗方法仅以解决症状或针对某些病理生理改变为目的。

(1)抗高雄激素的治疗:①口服短效避孕药,如醋酸环丙黄体酮 2 毫克/日联合炔雌醇 35 微克/日,连服 21 天。目前应用较多的有去氧孕烯炔雌醇片和炔雌醇环丙黄体酮片。②激光脱毛,蜡脱毛,或刮毛等。③螺内酯,每日 75～200 毫克。④抗雄激素药物,如氟他胺 250～375 毫克/日,或杀真菌剂酮康唑。这些药物或减少雄激素的产生,或抑制雄激素与受体的结合,药物起效的时间可能延长至 3 个月,所以这类药物不常用。

(2)调整代谢:多囊卵巢综合征合并有肥胖、超重,糖耐量异常的患者常需要节食,锻炼,服用必要的减肥药物,糖耐量异常可用二甲双胍治疗。

(3)调整月经周期:可用甲羟黄体酮、炔诺酮、口服短效避孕药、促排卵药或雌孕激素序贯治疗月经紊乱。子宫内膜增生的患者应行 B 超检查,子宫内膜活检或宫腔镜检查。同样也可予以激素治疗,如短效口服避孕药或黄体酮。

(4)不孕者的促排卵治疗:①生活方式的改变。对肥胖或超重妇女需调整饮食结构与作息习惯,但是减肥治疗难以坚持,长期保持体重也不易做到。②氯米芬。药物作用前文已有叙述,治疗多囊卵巢综合征的初始剂量为 25～50 毫克/日,共服 5 天。治疗期间可监测雌、孕激素水平,B 超监测排卵,基础体温测定。体重指数或雄激素水平过高,可导致氯米芬抵抗,这类患者的剂量可加至 200 毫克/日。对某些不能使用氯米芬的患者可用他莫昔芬,但这两项药物都有发生多胎妊娠的风险。③二甲双胍。近年来,许多研究对胰岛素抵抗在多囊卵巢综合征的发病中的重要作用给予肯定,并提出了胰岛素增敏药在治疗中的运用,许多研究显示,二甲双胍(剂量 500～2 500 毫克/日)可促排卵和提高妊娠率,此药可单独运用或与氯米芬同用。④卵巢手术。楔形切除术由于容易并发盆腔粘连及损失正常的卵巢组织,已被废弃。目前较常用的是腹腔镜卵巢透热疗法和卵巢激光打孔术,手术治疗适用于药物治疗无效的患者。⑤促性腺激素治疗。此方法可参见上文"排卵障碍"的治疗。⑥促性腺激素释放激素脉冲治疗。每次剂量为 75 纳克/千克,依据促性腺激素释放激素的生理分泌频率,60～240 分钟为间隔,若优势卵泡没有产生则加大剂量至 150 纳克/千克,但若卵泡过多(＞15 个)和(或)血雌二醇＞2 000 纳克/升则需减量或停药。

多囊卵巢综合征的患者治疗周期通常较长,治疗时须适时监测激素水平、卵泡发育阶段、子宫内膜变化等,所以多囊卵巢综合征患者在治疗时需保持一定的耐心。

17. 常用于治疗高泌乳素血症的药物有哪些

溴隐亭是治疗高泌乳素血症最常用的药物,该药为第一代半合成的麦角碱衍生物,可兴奋多巴胺 D 受体,与多巴胺受体亲和力较强,在细胞膜上模拟多巴胺作用,可以有效地抑制泌乳素的合成与分泌。溴隐亭除了能有效地抑制泌乳素分泌,恢复性腺功能,减小泌乳素瘤的体积等作用之外,还用于肢端肥大症及帕金森病的辅助治疗。临床疗效表明,超过70%的高泌乳素血症患者在服用溴隐亭后血泌乳素水平可达到正常,80%以上因高泌乳素血症导致的闭经患者可以恢复月经并排卵,明显提高了妊娠率。

口服溴隐亭应该从小剂量开始,初始剂量为2.5毫克,每日口服1～2次。若血泌乳素水平不能降至正常,可增加剂量至每日7.5～10毫克,因溴隐亭的半衰期为3～4小时,大剂量时应在当日分2～3次给予。由于溴隐亭通过胆汁排泄,所以在用药前需要检查肝胆功能,溴隐亭的不良反应通常不严重,常会出现恶心、幻觉、头晕、头痛、鼻塞、便秘等现象,最严重的不良反应为直立性低血压。应用溴隐亭通常以3个月为1个疗程,应用期间需要监测症状和血清泌乳素水平的变化,通常用药4周血泌乳素下降明显,治疗7～8周70%～90%的患者可恢复排卵性月经并停止泌乳。对于希望妊娠的患者,口服溴隐亭2.5毫克/日直至妊娠为止,或仅在卵泡期用药,待排卵后(B超监测)停药,以防妊娠早期用药过量。对于垂体巨腺瘤,溴隐亭5～7.5毫克/日可使肿瘤迅速缩小,如果剂量增至10毫克/日并连续服用3个月后仍不能使肿瘤缩小,同时影响视力者,宜考虑手术治疗。溴隐亭在停药后可出现泌乳素回升或泌乳复发等戒断现象,所以应坚持服药,药物维持量以最低剂量即可,如果血清泌乳素水平正常且患者无症状2年以上,可在医生指导下尝试停药或者用间断的多巴胺激动药治疗,停药后也须按时监测血泌乳素水平与临床症状。

除溴隐亭外,卡麦角林、甲磺硫酸丙麦角林(培高利特)、盐酸八氢苄喹啉等药物也可治疗高泌乳素血症。卡麦角林是近年新合成的一种特异性多巴胺 D_2 受体激动药,口服给药,半衰期长,每周服 1～2 次即可,疗效更强、胃肠反应轻,耐受性更好。高泌乳素血症患者口服卡麦角林每周 1～2 毫克即与使用溴隐亭 5～10 毫克/日的疗效相当,而且前者停药后,泌乳素水平能较长时间地稳定在正常范围。甲磺酸硫丙麦角林是一种长效麦角类多巴胺激动药,其疗效及不良反应似溴隐亭。盐酸八氢苄喹啉是一种非麦角碱多巴胺受体激动药,为选择性多巴胺 D_2 促效药,对 D_1 受体作用弱。降泌乳素作用较溴隐亭强 35 倍以上,不良反应两者类似。这几种临床新药因对胎儿安全性问题不明确,目前尚不适用于欲妊娠者。所以,准备妊娠的高泌乳素血症患者在治疗时还应当首选溴隐亭。

18. 手术可以治疗高泌乳素血症吗

手术治疗主要针对垂体大腺瘤导致的高泌乳素血症。当垂体大腺瘤生长迅速,药物控制不理想,出现明显压迫症状、视野异常、头痛、呕吐等神经系统症状者,需要考虑立即手术。手术方式多采用经额颅和经蝶窦方法,手术可产生诸多并发症,如视力障碍、下丘脑损伤、脑脊液溢漏,且手术可损伤正常垂体组织,术后垂体功能低下发生率也很高,所以目前较少采用手术治疗高泌乳素血症。

19. 甲亢引起的不孕症应该如何治疗

当甲亢引起女性不孕症时,治疗目的是改善和维持母体甲状腺和生殖生理功能,避免妊娠期甲亢对胎儿甲状腺功能的损害。治疗措施包括应用β肾上腺素能受体阻滞药抑制甲状腺素外周组织作用;应用抗甲状腺素药物抑制甲状腺素生成;防治甲亢引起的非甲状腺系统疾病和并发症。

地西泮、普萘洛尔(心得安)是常用的β肾上腺素能受体阻滞药,普萘洛尔可迅速抑制甲状腺激素外周作用,常用剂量为 20～40 毫克,每 12 小时口服 1 次,以维持心率在 100 次/分左右为宜。碘制剂可抑制甲状腺激素的合成和释放,减少甲状腺激素对血管的不良影响,多用于甲状腺危象的治疗。制剂包括碘化钾、碘化钠和卢戈碘溶液,但在妊娠期禁忌使用放射性碘治疗。碘制剂应用方法为:①饱和碘化钾溶液,每次 2～3 滴,加入水中服用,每日 3～4 次(总剂量300～600 毫克),1～2 天起效,3～7 天达到最高有效作用,作用维持2～6 周。②碘化钠 0.5 克,加入生理盐水 250～500 毫升中缓慢注射,可迅速改善症状。碘化剂的不良反应包括皮疹、发热、腮腺炎。围妊娠期和妊娠期妇女放射性碘治疗为禁忌证。

硫脲类药物是常用的抗甲状腺药物,主要有丙硫氧嘧啶、甲巯咪唑(他巴唑)、甲硫氧嘧啶、卡比马唑(甲亢平)等,该类药物抑制甲状腺过氧化物酶和碘有机化,减少甲状腺激素生成。服用方法为:①丙硫氧嘧啶开始剂量为 300～600

毫克/日,分3~4次服用。②甲巯咪唑15~30毫克/日,1~3周起效,1~2个月达到最大疗效。该类药物不良反应包括皮疹、胃肠道反应和中性粒细胞减少等。甲状腺肿大出现压迫症状、结节性甲状腺肿、甲状腺瘤、异位甲状腺肿、严重甲亢药物治疗无效者,可采取手术治疗。

20. 甲减引起的不孕症应该如何治疗

甲减引起的不孕症治疗方法主要包括全身治疗与甲状腺激素治疗。全身治疗是指加强营养、食用碘盐、预防感染和防治并发症等方面。甲状腺激素治疗主要是指不孕妇女一经确诊为甲低和甲状腺炎应给予甲状腺激素治疗。甲状腺制剂剂量和方法为:①左甲状腺素钠,开始剂量为25~100微克/日,每隔4周增加剂量25~50微克/日,维持剂量50~200微克/日。②三碘甲状腺原氨酸钠,开始剂量10~20微克/日,逐渐增加剂量80~100微克/日,症状改善后减量至15~20微克/日维持长程治疗。③甲状腺片(粉),开始剂量为15~30毫克/日,逐渐增加剂量至90~180毫克/日,待症状好转后减量至60~120毫克/日维持长程治疗。

治疗甲减的理想药物是左甲状腺素钠,其次为甲状腺素、三碘甲状腺原氨酸钠(甲碘安),以及 T_4 和 T_3 混合物。

21. 黄体功能不全引起的不孕症应该如何治疗

现代医学治疗由黄体功能不全引起的不孕症,遵循的原则为促排卵与辅助黄体功能。

（1）促排卵治疗：黄体功能不全患者的促排卵治疗应该遵照个体化原则，制定与患者病情相适应的促排卵方案，具体方法可参见上文的论述。

（2）辅助黄体功能：①氯米芬（CC）- 人绒毛膜促性腺激素（HCG）疗法。适用于卵巢小黄体细胞型黄体功能不全患者。方法是于月经周期第 5～9 天口服氯米芬 50～100 毫克/日，于月经第 14 天开始超声监测卵泡发育，当发现优势卵泡成熟（直径≥18 毫米）后，一次注射人绒毛膜促性腺激素 5 000～10 000 单位，5 天后再注射人绒毛膜促性腺激素 5 000 单位；或于排卵后第 4、6、8、10 天，分别注射人绒毛膜促性腺激素 2 000 单位，辅助黄体功能。一次注射人绒毛膜促性腺激素 10 000 单位可以维持黄体功能直至妊娠。②孕激素疗法。适用于卵巢性大黄体细胞型和小黄体细胞型黄体功能不全患者，包括口服、肌内注射和阴道凝胶三种途径给药。使用方法为黄体酮 50～100 毫克，或于黄体生成素排卵分泌高峰后 3 天或基础体温升高后第二天开始注射，每日 1 次；黄体酮阴道凝胶 25～50 毫克，每日 1～2 次；微粒化黄体酮 200 毫克，每日 1 次，口服或阴道内置入；地屈黄体酮片 20～30 毫克/日，口服。以上治疗应持续 12～14 日，直到下次月经来潮第一天，或妊娠后第 10～12 周。③溴隐亭疗法。适用于合并高泌乳素血症的黄体功能不全患者。溴隐亭 1.25～2.5 毫克/日，口服，直到月经来潮或确定妊娠。④地塞米松疗法。适用于黄体功能不全合并肾上腺性高雄激素血症者。⑤抗雄激素疗法。适用于黄体功能不全合并卵巢性高雄激素血症者。⑥L-甲状腺素。适用于黄体功能不全、甲状腺功能减退者。

22. 复发性自然流产应该如何治疗

根据妇科临床实际,复发性自然流产的治疗应该根据导致疾病的病因进行针对性的治疗。

(1)染色体异常:①胚胎染色体异常。如每次流产均由于胚胎染色体异常所致,这提示流产的病因与配子的质量有关。例如,精子畸形率过高者建议到男科治疗,久治不愈者可行供者人工授精。女方为高龄,胚胎染色体异常多为三倍体,且多次治疗失败,可考虑做赠卵体外受精-胚胎移植术。②夫妇双方染色体异常。男方染色体异常可做人工授精,女方染色体异常可做赠卵体外受精-胚胎移植术。若夫妇中有一方或双方为染色体相互易位,可做体外受精-胚胎移植术并进行植入前诊断。

(2)解剖异常:①子宫异常。完全或不完全子宫纵隔可行纵隔切除术。子宫黏膜下肌瘤可在宫腔镜下做肌瘤切除术,壁间肌瘤可经腹子宫肌瘤挖出术。宫腔粘连可在宫腔镜下做粘连分离术,术后放置宫内节育器3个月。②宫颈功能不全。妊娠时宫颈环扎术是目前治疗宫颈功能不全的常用方法,适用于习惯性流产尚无健存子女并明确流产是由子宫颈功能不全引起的患者。术前应常规进行超声检查,排除葡萄胎、胎儿畸形或胎死宫内等情况,保证胎儿发育正常。

(3)内分泌异常:由于黄体功能不全导致的复发性自然

流产主要采用孕激素补充疗法。妊娠时可使用黄体酮20毫克，隔日或每日肌内注射至妊娠10周左右，或使用人绒毛膜促性腺激素(HCG)1 000～2 000单位，隔日肌内注射1次。如患者存在多囊卵巢综合征、高泌乳素血症、甲状腺功能异常或糖尿病等，均宜在妊娠前进行相应的内分泌治疗(治疗方法可参考前文介绍)，并于妊娠早期加用孕激素。

(4)感染因素：孕前应根据不同的感染原因进行相应的抗感染治疗。衣原体感染可口服四环素，每次0.5克，每日4次，连用7天；或红霉素，每次0.25克，每日4次，连用4天。弓形虫感染可口服乙胺嘧啶，第一天75毫克，以后每日25毫克，连用30天；或螺旋霉素，每次0.2克，每日4次，连用14天。巨细胞病毒(CMV)携带者目前尚无疗效肯定的药物。巨细胞病毒抗体IgG阳性者可以妊娠，不必治疗；巨细胞病毒抗体IgM阳性者以转阴后妊娠为宜。由于该类患者的感染原因可能来自于男方，所以在治疗感染因素导致的复发性自然流产时，应男女双方同时用药治疗。

(5)免疫性因素

①自身免疫性习惯性流产的治疗。临床观察表明，抗磷脂抗体阳性患者若不治疗，则自然流产发生率较高，然而关于抗磷脂抗体相关的流产，目前尚无公认的治疗方案，多采用抗凝药和免疫抑制药治疗。常用的抗凝药有阿司匹林和肝素，免疫抑制药以泼尼松为主，也有使用人体丙种球蛋白治疗成功的报道。肾上腺皮质激素(泼尼松)具有抑制单核细胞和巨噬细胞吞噬活性，并有抑制淋巴细胞产生抗体作用。现已证明，泼尼松可以直接抑制抗磷脂抗体的免疫活

性,因此被用于自身免疫性习惯性流产的治疗。国外多数学者主张采用较大剂量泼尼松(10～40 毫克/日)治疗,于确认妊娠后即开始用药,直至妊娠结束。临床观察表明,此法可伴发多种母儿并发症,如继发感染、早产、妊娠高血压综合征、胎膜早破、胎儿宫内生长发育迟缓、库欣综合征等。如果使用小剂量泼尼松(5 毫克/日)治疗,不但无上述并发症,同时多数患者服药后抗体很快转阴。阿司匹林可以防止血栓形成、胎盘栓塞,因此可用于习惯性流产的治疗。国外学者多数主张一旦妊娠即开始用药,分娩前几天停药,阿司匹林的用量为 75～100 毫克/日,但此种方法易发生出血倾向。有学者提出应采用小剂量(25 毫克/日),自妊娠确定后开始服用,至妊娠结束。服药期间应严密监测血液的凝血参数,如出、凝血时间,血小板计数及血小板聚集试验等指标。少数患者因有血小板过少症,服药后有轻度出血倾向,需及时停药。同时临床上也主张使用泼尼松与阿司匹林联合用药,有学者提出剂量为泼尼松 5 毫克/日＋阿司匹林 25 毫克/日的安胎成功率为 95％,且未见有明显的产科并发症发生。如使用肝素配合阿司匹林抗凝治疗时,需根据部分凝血酶原激活时间的检查结果即时调节肝素的用量,用药至妊娠足月,但此法有一定的产科并发症。

目前,大剂量丙种球蛋白(免疫球蛋白)静脉输注具有抑制抗体产生的作用,也取得了较好的疗效。使用方法为在明确妊娠后立即静脉输注丙种球蛋白 0.5 克/千克,连用 2 天,每 4 周重复 1 次,至妊娠 33 周。但此法费用较高,并有潜在血源性感染的危险。

②同种免疫性习惯性流产的主动免疫治疗。自 20 世纪 80 年代以来,国外有学者开始采用主动免疫的方法治疗同种免疫性习惯性流产。即采用丈夫或无关个体的淋巴细胞对妻子进行主动免疫致敏,其目的是诱发女方体内产生封闭抗体,避免母体对胚胎的免疫排斥。该方法适用于连续 3 次早期流产,排除其他致病因素;患者血清中缺乏封闭抗体或单向混合淋巴细胞培养抑制试验结果呈低增殖抑制率;或自身相关抗体检测异常的患者。

目前治疗方法多采用丈夫淋巴细胞或无关个体淋巴细胞经皮下注射免疫疗法。在免疫剂量选择上,国外多采用较大剂量淋巴细胞,每次淋巴细胞用量为 $(50\sim120)\times10^6$,于妊娠前做免疫致敏试验,在上肢分 3 点皮内注射,隔 2~3 周注射 1 次,共 2~4 次,至皮肤反应面积缩小即可允许其妊娠,皮肤反应不缩小者可追加免疫治疗次数。

23. 子宫内膜异位症的期待疗法是什么

子宫内膜异位症的期待疗法适用于症状较轻或者没有明显症状的患者。该疗法需对患者进行定期的随访,并对症处理病变引起的轻微经期腹痛,可给予前列腺素合成酶抑制药(如吲哚美辛、萘普生、布洛芬等)。有生育要求的患者应尽早行不孕的各项检查,如子宫输卵管造影或输卵管通畅试验,特别是行腹腔镜下输卵管通液检查,也可以在镜下对轻微病灶进行处理,解除输卵管粘连扭曲,促使尽早受孕。一旦妊娠,异位内膜病灶便会坏死萎缩,分娩后症状缓解并有望治愈。

24. 子宫内膜异位症的药物治疗方案有哪些

使用药物治疗子宫内膜异位症,包括抑制疼痛的对症治疗、抑制雌激素合成使异位内膜萎缩、阻断下丘脑-垂体-卵巢轴的刺激和出血周期为目的的性激素抑制治疗。药物治疗适用于有慢性盆腔痛、经期痛经症状明显、有生育要求并且无卵巢囊肿形成的患者。采用使患者假孕或假绝经的性激素疗法已成为临床治疗子宫内膜异位症的常用方法。对较大的卵巢内膜异位囊肿,特别是卵巢包块性质未明者,不宜用药物治疗。

药物治疗子宫内膜异位症的方案主要包括避孕药、孕激素、孕激素水平受体拮抗药、孕三烯酮、达那唑、促性腺激素释放激素激动药6种。

(1)避孕药:口服避孕药是最早用于治疗子宫内膜异位症的激素类药物,其目的是降低垂体促性腺激素水平,并直接作用于子宫内膜和异位内膜,导致内膜萎缩和经量减少。长期连续服用避孕药往往造成类似妊娠的人工闭经,所以这个疗法也被称为假孕疗法。目前临床上常用低剂量高效孕激素和炔雌醇复合制剂,用法为每日1片,连续用6～9个月,此法适用于轻度内异症且近期无妊娠要求的患者。

(2)孕激素:服用孕激素是单用人工合成高效孕激素,通过抑制垂体促性腺激素分泌,造成无周期性的低雌激素状态,并与内源性雌激素共同作用,造成高孕激素性闭经和内膜蜕膜化,形成假孕。这类药物各种制剂疗效相近且费用较低,所用剂量为避孕剂量的3~4倍,连续应用6个月,常用的药物为甲羟黄体酮,服用量为每日30毫克,不良反应主要有恶心、轻度抑郁、钠水潴留、体重增加及阴道不规则点滴出血等。患者在停药数月后痛经缓解,月经恢复。有妊娠要求的内异症患者需在专业医师指导下使用该方法。

(3)孕激素受体水平拮抗药:孕激素受体水平拮抗药的代表药物为米非司酮,该药有较强的抗孕激素作用,可以造成闭经,使异位内膜病灶萎缩,而且该药不良反应较轻,无雌激素样影响,亦无骨质丢失危险,长期疗效有待证实。每日口服米非司酮25~100毫克。由于米非司酮可以导致早期流产,所以有妊娠可能的患者不可服用此药。

(4)孕三烯酮:孕三烯酮为19-去甲睾酮甾体类药物,有抗孕激素、中度抗雌激素和抗性腺效应,能增加游离睾酮含量,减少性激素结合球蛋白水平,抑制卵泡刺激素、黄体生成素峰值并减少黄体生成素均值,使体内雌激素水平下降,从而使异位内膜萎缩、吸收,也是一种假绝经疗法。该药在血浆中半衰期长达28小时,每周仅需用药2次,每次2.5毫克,于月经来潮第一日开始服药,6个月为1个疗程,治疗后50%~100%患者发生闭经,症状缓解率可达95%以上。该药孕妇忌用。

(5)达那唑:达那唑可以抑制卵泡刺激素、黄体生成素分泌峰,并且抑制卵巢甾体激素生成并增加雌、孕激素代谢,直接与子宫内膜雌、孕激素受体结合抑制内膜细胞增生,最终导致子宫内膜萎缩,出现闭经。因卵泡刺激素、黄体生成素分泌呈低水平,又称假绝经疗法。本方法适用于轻度及中度内异症痛经明显的患者。用法为月经来潮第一天开始每次200毫克,每日2～3次,持续用药6个月。若痛经不缓解或未闭经,可加至每日4次。疗程结束后约90%症状可以消失。停药后4～6周恢复月经及排卵。不良反应主要有恶心、头痛、潮热、乳房缩小、体重增加、性欲减退、多毛、痤疮、皮脂增加、肌痛性痉挛等,一般均能耐受。药物主要在肝脏代谢,已有肝功能损害的患者不宜服用,也不适用于高血压、心力衰竭、肾功能不全的患者。需要注意的是,该药孕妇禁用。达那唑与孕三烯酮相比,两者疗效相近,但孕三烯酮不良反应较低,而且孕三烯酮对肝功能影响较小且可逆,很少因转氨酶过高而中途停药,且用药较达那唑量少、方便。

(6)促性腺激素释放激素激动药(GnRH-a):该药是人工合成的化合物,其作用与体内促性腺激素释放激素相同,能促进垂体黄体生成素和卵泡刺激素的分泌,其活性较天然的促性腺激素释放激素高百倍。该药对垂体有双相作用,GnRH-a在小剂量、脉冲性输入时,可以激发垂体功能,促进LH释放,诱发排卵。当大剂量长期输入GnRH-a时,GnRH-a将占据垂体大部分促性腺激素释放激素受体,随后开始刺激卵泡刺激素和黄体生成素分泌及性激素合成,因此在应用初期可出现卵泡刺激素、黄体生成素峰,引起雌激素水平的升高,5～10天后,GnRH-a的持续应用使促性腺激素释放激素受体显著减少,导致垂体促性腺激素的减量调节和垂体脱敏作用,于是对GnRH-a或天然促性腺激素释放激素失去正常的反应,导致卵巢激素水平明显下降,出现暂时性闭经,此疗法又称药物性卵巢切除。我国目前常用的 Gn-RH-a 类药物有亮丙瑞林和戈舍瑞林。亮丙瑞林的应用方法为将 3.75 毫克药物于月经来潮第一日皮下注射,且每隔 28 日注射 1 次,共注射 3～6 次。戈舍瑞林的用法与亮丙瑞林相同,每次的剂量为 3.6 毫克。一般用药后第二个月即开始闭经,可使痛经缓解,停药后在短期内排卵可恢复。该类药物的不良反应主要有潮热、阴道干燥、性欲减退和骨质丢失等绝经症状,停药后多可消失,但骨质丢失需要一年才能逐渐恢复正常。

25. 子宫内膜异位症的手术治疗方案适用于什么样的患者

子宫内膜异位症的手术治疗方案适用于药物治疗后症状不见缓解,而且局部病变加剧或生育功能未能恢复的患者。同时,有较大的卵巢内膜异位囊肿且迫切希望生育的患者也应适时选择手术治疗。目前来说,腹腔镜手术是本病的首选治疗方法,同时腹腔镜检查也是子宫内膜异位症的确诊手段。

26. 子宫内膜异位症的手术治疗方式有哪些

子宫内膜异位症的手术治疗方式主要包括保留生育功能手术、保留卵巢功能手术和根治性手术 3 类。

(1)保留生育功能手术:是指切净或破坏所有可见的异位内膜病灶,但保留子宫、一侧或双侧卵巢,至少保留部分卵巢组织。适用于药物治疗无效、年轻和有生育要求的子宫内膜异位症患者。术后复发率约为40%。

(2)保留卵巢功能手术:是指切除盆腔内病灶及子宫,保留至少一侧或部分卵巢。适用于Ⅲ、Ⅳ期患者、症状明显且无生育要求的45岁以下子宫内膜异位症患者。术后复发率约为5%。

(3)根治性手术:是指将子宫、双附件及盆腔内所有异位内膜病灶予以切除和清除,适用于45岁以上重症患者。术后不用雌激素补充治疗者,几乎不复发。双侧卵巢切除后,即使盆腔内残留部分异位内膜病灶,也能逐渐自行萎缩退化直至消失。

27. 中医临床常见的不孕症证型有哪些

辨证论治是中医的特色之一,也是中医临证的精华所在。中医诊病,不仅要辨别疾病的病名,即认识疾病的发生发展过程,也要在辨病的基础上辨识出当下阶段的症候。所谓证候是指疾病过程中某一阶段或某一类型的病理概括。例如,都是外感发热一病,如果见恶寒发热、头身疼痛、无汗而喘、舌苔薄白、脉浮紧等症状,可以推知证候为外感风寒证,因为在该病过程中可以见到受风邪与寒邪侵袭的征象;如果外感发热兼见头痛口渴、舌尖红苔黄、脉数等感受风邪与热邪相关的征象,则应辨证为外感风热证。辨识证候的过程即为辨证,在正确辨识证型的基础上进行遣方用药,即为论治。

在中医临床,医圣张仲景第一次完整而且准确地进行辨证论治,并且立百世之准绳,成为后世中医临床看病的规矩。在中医理论的发展演进中,不同时代的医学家均在前人的基础上创立了不同侧重的辨证方法,这里不一一赘述。临床实践中,单一的证型是比较少见的,通常是脏腑间或气血津液间相互影响而发病,通常是多种证型的混合,应该在临床辨证分清主次。

在不孕症的治疗中,常见的辨证证型有肾虚、肝郁、痰湿、血瘀4个证型。以下简要介绍各个证型的分类与常见症状。

(1)肾虚型:肾虚型可以分为肾阳虚型与肾阴虚型。①肾阳虚型为肾气不充,天癸不足,冲脉任脉失养,胞宫虚寒不能摄精成孕。主要临床表现为婚后或上次妊娠后久不孕育,月经周期错后且量少、色暗或闭经,小腹冷痛,带下清稀,腰骶疼痛,下肢酸软,性欲淡漠,面目虚浮,手足不温,畏寒喜暖;脉沉细或沉迟,舌淡嫩、苔白薄。治宜温肾助阳,调补冲任。②肾阴虚型为精血不足,冲脉任脉失养,或阴虚火旺,血海蕴热,不能成孕。主要临床表现为婚后或前次妊娠后久不孕,月经周期提前或延后,量多色红,或量少淋沥,或闭止不行,腰酸腿软,头晕耳鸣,五心烦热,性情急躁,大便秘结;脉细数,舌质偏红、苔少。治宜滋补肾阴,益精养血。

由于阴损可以及阳,阳损可以及阴,因此病程日久还可出现肾阴阳两虚的症候,肾阴虚、肾阳虚见证也可以夹杂出现,此时应阴阳并补。

(2)肝郁型:肝郁型多由于肝气郁结,疏泄失常,情志不畅,气血不和、冲任失调而不孕。主要临床表现为婚后或前次妊娠后久不孕,月经先后无定期,经期小腹坠胀,经行不爽,色暗夹块,经前乳胀,心烦易怒或抑郁寡欢,善太息;脉弦,舌质正常或暗红、苔白薄。治宜疏肝解郁,行气活血。

(3)痰湿型:痰湿型或因脾虚不运,痰湿内生,或由肾虚,水湿不化,致痰湿内壅,气机不畅,胞脉受阻而不能成孕。主要临床表现为婚后或前次妊娠后久不孕,月经不调或闭经,带下黏稠,形体肥胖,或见腹胀便溏,面部痤疮,或见腰酸腿软,头昏面浮;脉濡细或弦滑,舌质正常或胖嫩、苔白薄或微腻。治宜除湿化痰,佐以健脾理气、补肾调经。

(4)血瘀型:血瘀型或因寒凝血瘀,或因血热壅滞,或因气虚,或由七情所伤气机郁结,致血行不畅、月经失调而不孕;或瘀血留滞,胞脉受阻,两神不能相搏而不孕。主要临床表现为婚后或前次妊娠后久不孕,经血紫暗有块,小腹隐痛拒按,经期加重;脉细弦或细涩,舌质紫暗或有瘀点、舌苔薄白。治宜活血化瘀,调经通络。

28. 中医对不孕症的常用治法及方药有哪些

中医的治疗方法是依靠辨证的结论来确定的,所以说中医辨证准确是中医治疗有效的第一步。比如,中医辨证为肾阴虚证,依据这个辨证需要补充肾阴,以此选用一些滋补肾阴的中药或方剂。根据中医治疗不孕症的常见证型,中医对不孕症的治疗方法主要有补肾滋肾法、疏肝养肝法、健脾和胃法、补气养血法、活血化瘀法、温经散寒法、祛湿化痰法和软坚散结法等。现将各种证型常用的方药简要介绍如下。

（1）补肾滋肾法：肾阳虚者宜温肾助阳，肾阴不足者宜滋养肾阴。温肾助阳常用方有右归丸、右归饮、肾气丸等。常用药有菟丝子、巴戟天、淫羊藿、鹿角胶、仙茅、肉苁蓉、补骨脂、锁阳、覆盆子、沙苑子、韭子、杜仲、紫河车、续断、紫石英、肉桂、附子等。滋肾养阴常用方有左归丸、左归饮、六味地黄丸等，常用药有熟地黄、何首乌、黄精、阿胶、龟甲胶、女贞子、枸杞子、墨旱莲等；阴虚阳亢者，用龟甲、鳖甲；阴虚内热明显者，常用知母、黄柏等。

肾阴肾阳是对立的统一体，彼此互相依存，互相转化，因此补阳时必于阴中求阳，则阳得阴助而生化无穷；补阴时必于阳中求阴，始能阴得阳升，泉源不竭。病理情况下，阳损可以及阴，阴损可以及阳，因此补阳须护阴，滋阴须顾阳。同时补阳药多温燥，故补阳方中应辅以养阴药；养阴药多滋腻，故滋阴方中宜少佐温阳药，但忌辛燥之品如桂、附等。

肝主藏血，肾主藏精；肝主疏泄，肾主封藏。只有肝肾协调，经血互生，一开一合，才能使得冲任通盛，子宫按时藏泻，月经如期来潮，因此补肾，尤其滋肾（精）常与养肝（血）同用。肾为先天之本，脾为后天之本，脾的运化功能靠肾阳的温煦和推动，先天之肾精又靠后天脾胃所运化的水谷以滋养，先天与后天相互配合，才能肾精充，气血足，冲任盛，经调孕成，因此温肾阳常与补脾胃同用。

（2）疏肝养肝法：肝气郁结、肝阴不足是影响月经及妊娠的重要原因，故妇科临床常用疏肝及养肝法，前者多与活血法配伍，后者多与滋肾法合用。疏肝解郁常用方有逍遥散、柴胡疏肝散、四逆散，开郁种玉汤等；肝郁化火者用丹栀逍遥散。常用药有柴胡、香附、郁金、川楝子、延胡索、绿萼梅、玫瑰花、乌药、八月扎、枳壳等；肝气郁结，气不行血而致血瘀者可加桃仁、红花、丹参、赤芍等活血化瘀药。滋养肝阴常用方有二至丸、一贯煎等。常用药有熟地黄、白芍、女贞子、枸杞子、桑葚、墨旱莲、何首乌等。肝阴不足导致肝阳上亢者，可用三甲复脉汤。

疏肝行气药多用辛燥药，用量不宜过大，并应适当配伍清润平肝药如芍药、玉竹等。滋养肝阴药较滋腻，宜稍佐行气药如枳壳、香附等。

(3)健脾和胃法：脾胃为后天之本，气血生化之源，有运化精微，渗利水湿，统摄血液之功能。脾胃健旺，营养充足，则气血旺盛，冲任充盈，经孕正常。脾胃功能失调则冲任不满、统摄无权，或痰湿内阻而致月经不调或不孕。对脾气虚弱者应用补气健脾法，胃阴不足者用养胃阴法，胃寒者用温胃和中法。补气健脾可用四君子汤，养胃阴可用一贯煎，脾胃虚寒可用理中汤。补气健脾常用人参、党参、太子参、黄芪、白术、茯苓、山药、大枣、甘草；养胃阴常用沙参、麦冬、枸杞子；温胃常用干姜、附子等。脾虚甚而中气下陷者，于健脾补气方中重用党参、白术、黄芪，少佐升麻、柴胡，常用举元煎或补中益气汤；脾虚而血行失于统摄者，于健脾补气方中加入止血药，如荆芥炭、姜炭、艾叶、海螵蛸、赤石脂等；伴心虚者，于健脾补气方中加养心安神药，如酸枣仁、柏子仁、茯神、远志、龙眼肉等，常用归脾汤；脾虚而痰湿壅盛者，常用苍附导痰汤、启宫丸等。应用补气健脾法，应适当配以行气消滞药,以免中焦壅塞,影响运化。

(4)补气养血法:气血不足,冲任虚衰,则经不调,孕难成。常用方有八珍汤、十全大补汤、当归补血汤等。常用补气药有黄芪、人参、党参、太子参、山药、白术、大枣。常用补血药有当归、熟地黄、枸杞子、桑葚、黄精、阿胶、何首乌、龙眼肉等。气血可以互生,气虚者补气为主佐以养血,血虚者养血为主佐以益气,但亦有重用补气药以生血者,如当归补血汤。气血两虚者,气血并补。

(5)活血化瘀法:血瘀多由气虚、气滞、血寒、血热等造成,治疗应以活血化瘀为主,据证佐以补气行气、温经散寒、清热凉血等法。常用方有桃红四物汤、活络效灵丹、失笑散、少腹逐瘀汤、膈下逐瘀汤、血府逐瘀汤、大黄䗪虫丸等。常用药有当归、川芎、赤芍、桃仁、红花、蒲黄、五灵脂、丹参、泽兰、鸡血藤、穿山甲、延胡索、郁金、三七、血竭、益母草、苏木、乳香、没药、牛膝等。血瘀成症,正气未虚者,可用破血祛瘀的三棱、莪术、水蛭,但因此类药品破血之力过强而不宜久用。气虚致瘀者,可加黄芪、党参;热瘀互结者,酌加蒲公英、金银花、牡丹皮、大黄、黄柏等。

(6)温经散寒法:寒主收引,寒则凝,寒邪客于胞宫,阻碍冲任气 血的运行可致痛经、月经后期、闭经、宫寒不孕等。治疗以温经散寒为主。常用方有温经汤、艾附暖宫丸等。常用药有肉桂、附子、紫石英、艾叶、小茴香、乌药、干姜、吴茱萸、细辛、川椒等。本法常与温肾壮阳法、活血化瘀法合用。

(7)祛湿化痰法:脾不健运,聚湿成痰,肾虚气化失司,水液亦可聚而成痰,痰湿下注胞宫,可致胞络受阻而不孕,本法常用于肥胖而内分泌功能失调的不孕患者。《济阴纲目》谓："若是肥盛妇人……经血不调，不能成胎，谓之躯脂满溢，闭塞子宫，宜行湿燥痰。"常用方有苍附导痰丸、启宫丸、二陈汤等。常用药有天南星、法半夏、橘皮、茯苓、苍术等。如治疗肥胖不孕，常与补肾法同用。水湿阻遏阳气为寒湿，湿郁日久化热或湿与热结则为湿热，前者常见于慢性生殖系炎症，治宜温化水湿，常用茯苓桂枝白术甘草汤、导水茯苓汤、白术散等。脾虚明显者用完带汤，常用药有苍术、白术、生姜皮、淮山药、茯苓、萆薢、薏苡仁等。后者多见于急性或亚急性生殖系炎症，治宜清热利湿，常用方有易黄汤、萆薢渗湿汤、龙胆泻肝汤、止带汤等。常用药有茵陈、车前草、滑石、败酱草、黄柏、金银花、蒲公英、苦参、龙胆草等。

（8）软坚散结法：瘀血久聚、痰湿不化或痰瘀互结均可形成癥块，导致冲任、胞络受阻而不孕，多见于盆腔炎性包块、子宫内膜异位症及妇科肿瘤等所致之不孕症，治宜化痰祛瘀，软坚散结。常用方有消瘰丸等。常用药有海藻、昆布、贝母、龟甲、鳖甲、三棱、莪术、夏枯草、玄参、牡蛎、穿山甲等。

29. 中药也可行人工周期法吗

中药人工周期法是以中医学的脏腑学说为依据，以肾、天癸、冲任之间的平衡为理论基础，以补肾为基本治疗法则，借鉴现代医学对生殖内分泌周期性调节及卵泡和子宫内膜等的形态和功能周期性变化的了解，病症结合，根据月经的不同阶段分期论治的一种调治月经的方法。依据中医学理论,可以将月经周期分为经后期、真机期、经前期、行经期,与现代医学的卵泡期、排卵期、黄体期、月经期大致一致。四期之间正常的连续演化、循环往复,是月经正常来潮及正常受孕的必备条件。

(1)经后期(即卵泡期或子宫内膜增殖期):约为月经周期的第4～13天,中医学主张月经以后,血海空虚,需要一个逐渐蓄积恢复的过程,因此此期为阴长阶段,即阴精积累期,治疗上应补养肾精,化生气血,使精血充盈、气血调和,以促使卵泡发育,为真机期打下物质基础。同时此期胞宫在肾气的作用下行使藏精气而不泻的功能,使子宫内膜正常生长,为月经或妊娠准备条件。基于以上认识,本期的治疗以补血养阴为主,同时根据"孤阳不生""独阴不长"的理论,于补阴中适当加入补阳药,即所谓"善补阴者必于阳中求阴"之意。此外,有人认为此期适当配以活血化瘀药有促进"阴长"及促使卵泡生长的作用。本期的后期即阴长至重时,配以针刺治疗,亦能促进阴长及阴阳的转化。

本期常用的方剂为熟地黄30克,枸杞子15克,覆盆子20克,菟丝子30克,当归15克,女贞子30克,续断15克,桑寄生20克,淫羊藿30克,党参15克,泽兰10克,丹参30克。偏阳虚者加肉苁蓉10克。从月经或黄体酮撤退性出血的第四天开始,每日1剂,水煎,早、晚饭后服用。共服6～8剂。

本期应借助基础体温测量,宫颈黏液、阴道脱落细胞检查,激素测定及B超监测等手段以了解卵泡发育情况。卵泡发育不良者,可适当延长治疗时间。

（2）真机期（排卵期）：为月经周期的第 14 天左右，中医学认为，此期是肾的阴精发展到一定程度即将转化为阳的阶段。本期的治疗主要是在经后期养精血的基础上温阳通络、行气活血，佐以补肾以促发排卵。

常用的治疗方剂为桂枝 10 克，桃仁 10 克，红花 10 克，当归 15 克，川芎 10 克，丹参 15 克，香附 10 克，乌药 10 克，熟地黄 30 克，枸杞子 20 克，菟丝子 30 克，淫羊藿 15 克。此方剂于月经周期第 12～15 天开始服用。每日 1 剂，水煎，早晚 2 次饭后服用。此期亦可加用针刺等方法促进排卵。

本期若配合使用针刺治疗，穴位可选中极、三阴交、气海。月经周期第 12～15 天，针刺以上穴位，每日 1 次，平补平泻，留针 30 分钟，5 分钟捻转 1 次。针刺前进行 B 超监测，见卵泡直径大于 15 毫米后开始针刺疗效较好。

（3）经前期（黄体期或子宫内膜分泌期）：为周期第16～28 天，即排卵后至行经前的一段时间，正常为 14 天左右。排卵以后，基础体温上升，子宫内膜在增生的基础上呈现分泌现象，为孕卵着床准备条件。中医学认为，此期是阴充阳长、肾阳渐旺、宫暖待孕的阶段，治疗应阴阳并补，而以补阳为主。常用治疗方剂为熟地黄 30 克，枸杞子 15 克，菟丝子 30 克，覆盆子 30 克，巴戟天 10 克，肉苁蓉 10 克，续断 15 克，淫羊藿 15 克，鹿角片 3 克，当归 15 克，党参 15 克，紫石英 30 克。于月经周期第 16～28 天，隔日 1 剂，水煎，早晚服用。本期的晚期可适当加入疏肝理气药如柴胡 6 克，香附 10 克，白芍 15 克，绿萼梅 10 克，八月札 10 克等。尤其对有肝郁气滞表现者，编者常以逍遥丸、柴胡疏肝丸为基础随症加减。

(4)行经期:如本周期未怀孕,黄体退化,卵巢激素水平下降,子宫内膜失去支持萎缩坏死而脱落,即是月经来潮。中医学认为,如未妊娠,血海满盈以后,受阳气的推动而下泄,即为月经。此期应因势利导,采用活血调经法,以求经行通畅。常用的治疗方剂为当归 15 克,川芎 10 克,赤芍 15克,熟地黄 20 克,丹参 30 克,泽兰 10 克,茺蔚子 10 克,香附10 克,川牛膝 10 克。于月经周期第 1～3 天,每日 1 剂,水煎,早晚分服。如经血过多而无瘀血表现者,则不宜用活血调经法,应根据气虚、血热、阴虚的不同而给予益气、凉血、滋阴等疗法,可适当佐以活血调经药如益母草 15 克,山楂 10克,三七 10 克等以防留瘀(中医学认为,留得一分瘀滞则影响一分生新)。

30. 如何辨证论治慢性输卵管炎

慢性输卵管炎可因炎症引起输卵管阻塞、蠕动能力减弱而不孕,是女性不孕症的常见原因。中医学认为,该病的主要病机是血行瘀滞,胞脉受阻,致两神不能相搏而不孕。临床上以气滞血瘀和寒凝血瘀为多见。治疗以祛瘀通络为主,佐以行气、温经散寒,郁久化热者尚需加用清热利湿药。输卵管阻塞病变常迁延日久,缠绵难愈,一般多采用综合措施,除内服中药外,可同时配合中药保留灌肠、外敷、理疗、针刺等方法。中药治疗攻瘀不宜过猛,应缓图其功,破血药不宜久用,并须随时注意扶助正气,伴有月经不调者应同时给予相应的治疗。以上为专业书籍所介绍的内容,但由编者的临床实际观察,输卵管炎症多伴有带下症的出现,需配合使用清热、利湿、化痰等法。

(1)气滞血瘀型:该型常见症状为月经不调,经行不畅,经色紫暗有小块,少腹胀坠痛或刺痛,经期加重,精神抑郁;脉弦,舌质淡红、紫暗或有瘀点,舌苔白薄。治宜行气活血,化瘀通络。方药可选用四逆散合桃红四物汤加减。药物组成为柴胡9克,赤芍20克,当归尾20克,川芎9克,桃仁10克,红花10克,穿山甲15克,三棱10克,莪术10克,皂角刺15克,枳壳10克,鸡血藤15克,路路通10克,丹参30克,甘草6克。附件增厚压痛明显者,选加红藤30克,蒲公英30克,败酱草30克,虎杖15克,白花蛇舌草30克等;输卵管积水者,选加茯苓皮30克,泽泻10克,车前子10克,赤小豆10克,薏苡仁20克等;小腹痛甚者,选加生蒲黄10克,五灵脂10克,乳香10克,没药10克等;腰酸痛者,选加杜仲15克,菟丝子15克,续断15克,桑寄生30克,淫羊藿30克等;白带多者,选加黄柏10克,苍术15克,椿根皮15克,土茯苓30克等;气血虚者,加党参15克,黄芪15克,熟地黄15克等;痰湿内阻者,选加半夏6克,苍术10克,陈皮10克,茯苓15克,海藻10克,浙贝母10克,白芥子10克等。每日1剂,水煎,分早晚饭后服用。

(2)寒凝血瘀型。该型临床表现为月经后期量少,色暗挟块,少腹冷痛喜温,白带色白清稀,小便清长;脉沉迟,舌质淡,苔白薄。治宜活血化瘀,温经散寒。方药可选用少腹逐瘀汤加减。方药组成为当归12克,川芎9克,赤芍10克,蒲黄10克,五灵脂10克,乌药10克,小茴香6克,穿山甲10

克,路路通 10 克,延胡索 10 克,干姜 5 克,肉桂 6 克。寒甚者,加制附子 3 克,细辛 3 克;输卵管积水者,加薏苡仁 30克,泽泻 10 克,王不留行 10 克;气虚者,加黄芪 15 克,党参15 克;附件包块者,加皂角刺 10 克,三棱 10 克,莪术 6 克;痰湿明显者,加半夏 6 克,苍术 10 克,白芥子 10 克。每日 1剂,水煎,分早晚饭后服用。

(3)湿热瘀阻型。临床表现为经行色暗黏稠,少腹疼痛,带下量多,质黏色黄,或如脓状,或秽浊如米泔,腥臭;脉濡数,舌质偏红,苔白腻或黄腻。治宜清热利湿,活血通络。方药可选用二妙散加味。方药组成为黄柏 10 克,苍术 12 克,红藤 20 克,蒲公英 30 克,败酱草 30 克,皂角刺 15 克,赤芍12 克,丹参 20 克,牡丹皮 12 克,薏苡仁 30 克,延胡索 10 克,香附 10 克。输卵管积水者,加泽泻 10 克,茯苓 15 克,赤小豆 10 克;附件包块者,加穿山甲 10 克,三棱 6 克,莪术 6 克。每日 1 剂,水煎,分早晚饭后服用。

31. 如何用中药保留灌肠治疗慢性输卵管炎

中药保留灌肠可选用药物为红藤 30 克,败酱草 30 克,乳香 10 克,没药 10 克,香附 10 克,三棱 10 克,莪术 10 克,土鳖虫 10 克,蒲公英 10 克,桂枝 10 克。偏湿者,去蒲公英加苍术 10 克,薏苡仁 15 克;热甚者,去桂枝,加金银花 20克,黄柏 10 克,连翘 10 克;偏血瘀者,去蒲公英,加桃仁 10克,红花 10 克。上述药物浓煎至 100～150 毫升以灌肠,灌肠前必须排尽大小便,清洁灌肠后,左侧卧位,用 8 号导尿管经肛门插入 15 厘米,将 100～150 毫升略温药液缓慢滴入。每次灌毕,卧床休息 2～3 小时。经净后每晚灌肠 1 次,共 7 天。

32. 如何辨证论治子宫发育不良

子宫发育不良又称幼稚子宫,是不孕症的重要原因之一,该病的发病或因先天肾气不足,或因后天营养缺乏,或因久病精血耗损,子宫失于温煦和滋养而发育不良,临床上以肾虚特别是肾阳虚为常见。

(1)肾阳虚型:主要临床表现为月经后期,经血量少色淡或闭经,腰酸腿软,带下清稀,小便清长,性欲低下;脉沉细或沉迟,舌淡苔白。治宜温补肾阳。方药选用毓麟珠加减。药物组成为当归 12 克,熟地黄 15 克,党参 12 克,白术 10 克,菟丝子 30 克,杜仲 10 克,鹿角胶 10 克,紫石英 30 克,淫羊藿 12 克,吴茱萸 12 克,丹参 15 克,茺蔚子 12 克。同时吞服紫河车粉,每次 5 克,每日 2～3 次。寒象明显者,选加附子 3 克,肉桂 6 克,韭子 10 克,川椒 5 克等;兼痰湿者,选加法半夏 10 克,苍术 15 克,制南星 10 克,石菖蒲 10 克。每日 1 剂,水煎,早晚分服。

(2)肾虚肝郁型:主要临床表现为月经先后无定期,量少色暗有块,腰腿酸软,经期乳胀心烦;脉沉弦,舌苔白薄。治宜疏肝解郁,补肾调经。方药选用五子衍宗丸合逍遥散加减。药物组成为菟丝子 20 克,枸杞子 15 克,覆盆子 12 克,车前子 10 克,紫石英 15 克,鹿角胶 10 克,紫河车 10 克,柴胡 10 克,当归 10 克,白术 10 克,香附 12 克,橘核 15 克,丹参 15 克。每日 1 剂,水煎,早晚分服。

(3)气血两虚型:主要临床表现为月经量少色淡或闭经,神疲乏力,面色萎黄;脉细,舌淡苔白薄。治宜气血双补。方药可选用八珍汤加味。药物组成为黄芪 30 克,党参 12 克,白术 10 克,茯苓 15 克,当归 12 克,川芎 10 克,白芍 12 克,熟地黄 15 克,阿胶 12 克,鹿角胶 12 克,红花 6 克,香附 10克,菟丝子 15 克,炙甘草 6 克。每日 1 剂,水煎,早晚分服。

33. 如何辨证论治子宫内膜异位症

子宫内膜异位症的基本病机为瘀血阻滞胞脉,气血运行不畅。治疗以活血化瘀,消癥散结为主。

(1)气滞血瘀型:主要临床表现为经行不畅,月经量少或经期延长,色紫暗,有块,少腹及腰骶部胀痛、坠痛或刺痛,经期加重,可伴经前乳房胀痛;脉弦细,舌暗红或见瘀斑,苔薄白。治宜疏肝行气,活血化瘀。方药可选用血府逐瘀汤加减。药物组成为柴胡 10 克,当归 10 克,赤芍 12 克,枳壳 12克,桃仁 10 克,香附 10 克,丹参 30 克,延胡索 10 克,三棱 10克,莪术 10 克,炙鳖甲 20 克,另加血竭粉 2 克吞服。输卵管不通者,加穿山甲、路路通各 10 克;包块明显者,选加穿山甲 10 克,石见穿 15 克,浙贝母 10 克,薏苡仁 15 克,昆布 10 克,海藻 15 克等;痛甚者,选加失笑散或制乳香 10 克,制没药 10 克;经量多者,去三棱、莪术、血竭粉,选加花蕊石 10 克,三七 10 克,生蒲黄 10 克等;经量少者,当归加量至 30 克,加川芎 10 克;乳房胀痛者,选加橘核 15 克,橘叶 15 克;腰酸月经不调者,选加菟丝子 30 克,巴戟天 15 克,淫羊藿 15 克,续断 15 克,桑寄生 20 克等;气虚者,加党参、黄芪各 15 克;挟热者,选加红藤、败酱草各 30 克,皂角刺 10 克,大黄 6 克等;偏寒者,选加吴茱萸、炮姜、艾叶、小茴香各 10 克,肉桂 3 克等;兼痰者,选加生牡蛎 30 克,浙贝母 10 克,夏枯草 15 克。每日 1 剂,水煎,早晚分服。

(2)寒凝血瘀型:主要临床表现为月经不调,量少,经行不畅,经血夹块,小腹冷痛,得温则减,经期痛剧,带下清稀;脉弦涩或沉紧,舌暗红或有瘀点、苔薄白。治宜温经化瘀,消癥散结。方药可选用少腹逐瘀汤加味。药物组成为小茴香 6 克,干姜 6 克,肉桂 6 克,乌药 10 克,延胡索 10 克,制没药 10 克,当归 15 克,川芎 10 克,赤芍 12 克,蒲黄 10 克,五灵脂 10 克,炮穿山甲 10 克,另加血竭 3 克分吞。痛经明显者,加川椒 5~10 克,制乳香 10 克;月经不调者,加菟丝子、淫羊藿各 30 克。

(3)热郁血瘀型:主要临床表现为经行不畅,经血量多,色深红有块,经前小腹热痛,拒按,经期腹痛加剧,口干苦;脉弦数,舌暗红或有瘀点、苔薄黄或黄厚。治宜清热散结,活血化瘀。方药可选用桃红四物汤加减。药物组成为牡丹皮 12 克,黄连 3 克,生地黄 9 克,川芎 9 克,桃仁 9 克,红花 9 克,赤芍 10 克,莪术 10 克,香附 10 克,延胡索 10 克,薏苡仁 12 克,红藤 12 克,败酱草 12 克。腹痛甚者,加川牛膝、川楝子各 10~15 克;血量多者,加地榆 30 克,茜草 10 克;口干溲黄者,加玄参 30 克,麦冬 10 克,竹叶 6 克。每日 1 剂,水煎,早晚分服。

(4)肾虚血瘀型：主要临床表现为月经不调,血量或多或少,色暗夹块,经期少腹腰骶坠胀痛,头昏乏力,腰酸腿软,性欲减退;脉细弦,舌淡红苔薄白。治宜补肾化瘀。方药可选用归肾丸合桃红四物汤加减。药物组成为熟地黄 12 克,山茱萸 12 克,山药 15 克,菟丝子 20 克,鹿角胶 12 克,杜仲 10 克,续断 12 克,桑寄生 12 克,巴戟天 12 克,当归 12 克,川芎 12 克,赤芍 12 克,苏木 15 克,桃仁 10 克,红花 10 克,土鳖虫 9 克。每日 1 剂,水煎,早晚分服。

子宫内膜异位症患者常同时存在自身免疫反应、内分泌功能失调、排卵障碍、黄体功能不全等,补肾法能调整人体神经内分泌及免疫功能,因此有人主张于活血化瘀同时常规佐以补肾药如巴戟天、淫羊藿、续断、菟丝子等以提高妊娠率。

34. 中医学如何辨证治疗创伤性子宫性闭经及月经过少

创伤性子宫性闭经及月经过少多因流产清宫手术直接损伤胞宫,殃及肝肾,致精亏血少,血海不能满盈。复因余血内留,蓄而成瘀,冲任气血运行受阻,终致月经稀少、经闭而不孕。其证多属虚实夹杂,治宜攻补兼施,应以补肾培元,养血调冲,活血化瘀为主,临床上以肾虚血瘀型多见。临床表现为月经后期,量少色淡,或闭经,周期性小腹痛,腰酸乏力;脉沉细,舌质淡红或稍暗,舌苔薄白。治宜益肾养血,活血化瘀。方药可选用左归丸加减。鹿角胶 20 克,熟地黄 15 克,山茱萸 10 克,山药 15 克,枸杞子 15 克,龟甲胶 15 克,菟丝子 20 克,丹参 30 克,桃仁 9 克,红花 9 克。阳虚明显者,加仙茅、淫羊藿各 15 克;肾阴虚者,去鹿角胶,加女贞子、何首乌各 15 克;气虚者,加黄芪、党参各 15～20 克;血瘀明显者,适量选加穿山甲、水蛭、三棱、莪术。

35. 如何辨证论治排卵障碍

排卵障碍属中医学的月经不调、崩漏及不孕的范畴,发病主要由肾虚所致,可兼气虚、血热、肝郁、血瘀或痰阻,治疗重在补肾。

(1)肾阴虚型:临床表现为月经先期,量少色红,手足心热,失眠多梦,腰酸腿软,口干,便结溲黄;脉细数,舌红少苔。治宜滋补肝肾。方药可选用左归丸合二至丸加减。药物组成为熟地黄 15 克,山药 15 克,山茱萸 10 克,女贞子 15 克,枸杞子 15 克,墨旱莲 15 克,菟丝子 20 克,龟甲胶 12 克,何首乌 12 克。经量多者,可加生地黄 30 克,仙鹤草 30 克,地榆炭 30 克,茜草 10 克,地骨皮 15 克;月经量多挟瘀者,选加生蒲黄 10 克,益母草 20 克,三七 10 克,花蕊石 10 克;量多兼气虚者,加黄芪 15 克,党参 15 克,海螵蛸 30 克,赤石脂 6 克。每日 1 剂,水煎,早晚分服。

(2)肾阳虚型:临床表现为月经后期,量少色淡,畏寒肢冷,腰酸腿软,性欲淡漠,面浮;脉沉迟,舌淡胖、苔白润。治宜温补脾肾。方药可选用毓麟珠合二仙汤加减。药物组成为党参 15 克,茯苓 10 克,当归 10 克,熟地黄 15 克,菟丝子 20 克,杜仲 10 克,紫石英 30 克,仙茅 10 克,淫羊藿 15 克。

兼痰者,可加半夏10克,苍术15克,山慈姑10克,制南星10克,浙贝母10克等。每日1剂,水煎,早晚分服。

(3)肾虚肝郁型:临床表现为月经先后无定期,量少色淡暗,有血块,腰膝酸软,经前乳房胀痛,抑郁多怒;脉沉细,苔薄白。治宜益肾疏肝。方药可选用养精种玉汤合定经汤加减。药物组成为熟地黄15克,山茱萸12克,白芍12克,当归10克,菟丝子20克,枸杞子20克,巴戟天10克,肉苁蓉15克,紫石英30克,柴胡10克,郁金12克,香附10克,甘草6克。兼血瘀者,可加川芎10克,赤芍10克,蒲黄10克,桃仁10克。每日1剂,水煎,早晚分服。

36. 如何辨证论治闭经

闭经为妇科的常见病,中医对闭经的论述颇多,最早的记载见于《内经》,称为"女子不月"。闭经的原因不外虚实两端,即《景岳全书》所说的"血枯"与"血隔"。虚者无血可下,多因肝肾亏损、阴血不足或脾肾虚弱生化无源;实者血无以下,多因气血瘀滞,或痰湿内阻致胞脉不通。治疗上虚者宜补而通之,即先用补法,待补到一定程度,患者感腰酸、小腹隐隐胀痛、乳胀等经前征兆时,适时给以活血通经药,即所谓寓通于补。实者宜通而调之,即审其病因,先去其邪,如活血、祛痰等,并适当选用补益之品,即寓补于通,以免滥用通破,耗伤气血。

(1)肝肾不足型:临床表现为年逾18岁月经未来潮,或曾有月经而经血逐渐减少至闭经,素体虚弱,腰腿酸软,头晕耳鸣;脉细数,舌淡红苔少。治宜补肾养肝调经。方药可选用归肾丸加减。药物组成为熟地黄 15 克,山药 10 克,山茱萸 10 克,杜仲 10 克,茯苓 10 克,怀牛膝 10 克,枸杞子 20 克,女贞子 20 克,菟丝子 15 克,何首乌 20 克,龟甲胶 15 克,黄精 20 克。兼气虚者,加黄芪、党参各 15 克;阴虚燥热者,去菟丝子,加炙鳖甲、地骨皮各 20 克,牡丹皮 10 克。每日 1 剂,水煎,早晚分服。

(2)脾肾阳虚型:临床表现为年逾 18 岁月经未来潮,或曾有月经而经血逐渐稀发、量少至闭经,面虚浮,神疲乏力,腹胀纳呆,腰腿酸软;脉沉细,舌淡、苔薄白。治宜温补脾肾。方药可选用右归丸合四君子汤加减。药物组成为党参 15 克,白术 10 克,熟地黄 15 克,山茱萸 12 克,淮山药 15 克,茯苓 12 克,菟丝子 20 克,杜仲 10 克,枸杞子 20 克,当归 12 克,鹿角胶 15 克,紫河车 9 克,制附子 6 克。肥胖者,加苍术、半夏、陈皮各 10 克。每日 1 剂,水煎,早晚分服。

(3)气血亏虚型:临床表现为年逾 18 岁月经未来潮,或曾有月经而经血逐渐稀发量少至闭经,头昏眼花,心悸气短,倦怠乏力,失眠健忘,腰酸肢软,面色无华;脉细无力,舌淡苔白。治宜补气养血调经。方药可选用归脾汤加减。药物组成为人参 12 克,黄芪 30 克,当归 12 克,茯苓 12 克,白术 10 克,远志 10 克,杭白芍 15 克,熟地黄 15 克,丹参 20 克,鸡血藤 20 克,益母草 20 克。每日 1 剂,水煎,早晚分服。

(4)血瘀型:临床表现为年逾 18 岁月经未来潮,或曾有月经而渐稀发量少至闭经,胸胁胀满,精神抑郁,少腹疼痛拒按;脉沉弦或沉涩,舌暗红或有瘀点,苔薄白。治宜行气活血,祛瘀通经。方药可选用血府逐瘀汤加减。药物组成为柴胡10克,枳壳10克,牛膝12克,当归15克,川芎10克,桃仁10克,红花10克,赤芍15克,丹参20克,山楂20克,菟丝子20克,甘草5克。气滞者,加乌药、香附各10克;血瘀甚者,加三棱10克;便结者,加大黄6克。每日1剂,水煎,早晚分服。

(5)痰湿阻滞型:临床表现为年逾18岁月经未来潮,或曾有月经而渐稀发量少至闭经,形体肥胖,面部痤疮,胸满呕恶,神疲乏力,白带量多,或毛发浓密;脉滑,苔白腻。治宜化痰除湿,活血通经。方药可选用苍附导痰汤合四物汤加减。药物组成为苍术15克,香附15克,陈皮10克,茯苓15克,枳壳10克,法半夏10克,胆南星10克,炙甘草5克,白芍15~20克,当归12克,川芎10克,菟丝子20克,淫羊藿15克,苏木6克。气虚者,加党参、黄芪各10~15克。每日1剂,水煎,早晚分服。

37. 怎样辨证论治多囊卵巢综合征

中医妇科理论中无"多囊卵巢综合征"的病名,该综合征多属中医学"闭经""月经不调""不孕"的范畴。根据辨证论治理论,并结合临床常见症状与现代医学的认识,考虑该综合征的病机与肾虚、痰凝、血瘀密切相关,治疗应以补肾、化痰、祛瘀为主。

(1)肾阳虚型:临床表现为月经不调,多为月经稀少或闭经,腰腿酸软,肥胖多毛,形寒肢冷;脉沉细,舌淡苔薄白或白腻。治宜温肾壮阳,化痰软坚。方药可选用右归丸加减。药物组成为熟地黄 12 克,山茱萸 10 克,鹿角胶 12 克,仙茅 12 克,淫羊藿 12 克,杜仲 10 克,菟丝子 20 克,肉桂 6 克,象贝母 12 克,穿山甲 15 克。兼脾虚者,加党参、白术各 15 克;痰湿明显者,加制南星、法半夏、山慈姑各 10 克;兼瘀者,加桃仁 10 克,丹参 30 克或三棱、莪术各 6～10 克。每日 1 剂,水煎,早晚分服。

(2)肝肾阴虚型:临床表现为月经先后无定期,量少或闭经,手足心热,头晕目眩;脉细数,舌红苔薄白。治宜滋养肝肾。方药可选用知柏地黄汤合二至丸加减。药物组成为知母 10 克,生地黄、熟地黄各 12 克,淮山药 15 克,山茱萸 12 克,牡丹皮 10 克,女贞子 15 克,墨旱莲 15 克,麦冬 10 克,枸杞子 15 克,赤芍、白芍各 12 克,炙鳖甲 15 克。心火旺者,加黄连、远志各 10 克;肝火旺者,加栀子、黄芩各 10 克;便秘者,加大黄 6 克;兼痰者,可加浙贝母、法半夏、海藻、山慈姑各 10～15 克,海藻可以适当加大剂量;兼瘀者,选加桃仁、穿山甲、三棱、莪术各 6～10 克。每日 1 剂,水煎,早晚分服。

(3)气郁痰湿型:临床表现为月经稀少或闭经,体胖多毛,面部痤疮,胸胁胀满,神疲乏力;脉濡细,苔白腻。治宜疏肝行气,化痰通络。方药可选用柴胡疏肝散合苍附导痰汤加减。药物组成为柴胡 10 克,枳实 10 克,白芍 10 克,苍术 12 克,香附 l0 克,茯苓 15 克,法半夏 10 克,夏枯草 12 克,海藻 20 克,制南星 10 克,浙贝母 10 克,皂角刺 15 克,菟丝子 12 克,淫羊藿 12 克。挟瘀者,选加苏木、穿山甲、桃仁各 10 克。每日 1 剂,水煎,早晚分服。

(4)肝火痰湿型:临床表现为月经稀发或闭经,形体壮实,肥胖,毛发浓密,面部痤疮,心烦易怒,口渴喜冷饮,乳胀胸闷,腹胀便结;脉弦,苔薄黄。治宜清肝泻火。方药可选用龙胆泻肝汤加减。药物组成为龙胆草10克,柴胡10克,牡丹皮10克,栀子10克,黄芩10克,泽泻12克,木通10克,昆布10克,海藻10克,生地黄12克,白芍12克,大黄6克。每日1剂,水煎,早晚分服。

以上各型多夹杂出现,临证时应视其孰轻孰重而有所侧重。

38. 如何辨证论治高泌乳素血症

根据高泌乳素血症患者的临床症状,该症多属中医学"闭经""月经过少""不孕""乳泣"等范畴,多由情志所伤,肝气郁结所致。治疗以疏肝解郁为主,若肝郁日久化火,火旺伤阴,导致肝肾阴虚者,治疗则宜清肝泻火,滋养肝肾;阴损及阳者又需佐以温补脾肾。

(1)肝气郁结型:临床表现为月经量少,溢乳,经前乳胀或乳头疼痛,精神抑郁,或少腹胀痛;脉弦细,舌苔薄白。治宜疏肝解郁,理气调经。方药可选用逍遥散加减。药物组成为柴胡10克,郁金10克,白芍10克,茯苓12克,枳壳10克,川芎10克,丹参20克,月季花10克,八月札10克,生麦芽40~60克,炙甘草6克。气虚者,加党参10~20克;肝郁化火,心烦易怒者,加牡丹皮、栀子各10克;肾阴虚者,加枸杞子、女贞子、墨旱莲各30克;便秘者,加生大黄10克。每日 1 剂,水煎,早晚分服。

(2)肝郁肾虚型:临床表现为月经稀发、量少或闭经,溢乳,胸胁胀满,抑郁易怒,腰酸腿软,性欲减退,手足欠温;脉沉细或细弦,苔薄白。治宜疏肝补肾。方药可选用逍遥散合右归丸加减。药物组成为柴胡 10 克,当归 10 克,白芍 12 克,郁金 10 克,香附 10 克,生麦芽 60 克,熟地黄 12 克,山茱萸 10 克,鹿角胶 10 克,菟丝子 15 克,杜仲 10 克,制附子 9 克。每日 1 剂,水煎,早晚分服。

(3)肝肾阴虚型:临床表现为月经稀发或闭经,溢乳,口干便结,手足心热,头晕耳鸣,心烦易怒,腰腿酸软;舌红苔薄白,脉细。治宜滋养肝肾。方药可选用六味地黄汤合二至丸加减。药物组成为熟地黄 15 克,淮山药 15 克,山茱萸 10 克,牡丹皮 10 克,白芍 12 克,女贞子 15 克,墨旱莲 15 克,枸杞子 12 克,何首乌 12 克,生麦芽 40 克,云茯苓 15 克,泽泻 10 克。热甚者,加生地黄、龟甲各 30 克。每日 1 剂,水煎,早晚分服。

(4)脾虚痰湿型:临床表现为月经稀发或闭经,溢乳,经期水肿,带下清稀,腹胀纳呆;脉细滑,舌胖嫩苔薄白。治宜健脾燥湿,豁痰调经。方药可选用四君子汤合苍附导痰汤加减。药物组成为党参 10 克,苍术 10 克,白术 10 克,茯苓 10 克,法半夏 10 克,陈皮 10 克,香附 10 克,石菖蒲 12 克,泽泻 10 克,制南星 10 克,生麦芽 60 克。便溏者,加干姜 10 克,山药 30 克;肝郁气滞者,加柴胡、郁金各 10 克。每日 1 剂,水煎,早晚分服。

39. 如何辨证论治黄体功能不全

黄体功能不全是导致女性不孕及反复自然流产的重要原因之一。临床表现以肾虚、肝郁为主,兼见气血不足、痰瘀阻滞,治疗重在补肾养血、疏肝解郁。

(1)肾虚肝郁型:临床表现为月经不调,经期延长或先期量多,腰腿酸软,经前乳胀,经期腹胀痛;舌苔薄白,脉弦细。治宜养血补肾,疏肝理气。方药可选用四逆散合寿胎丸加减。药物组成为柴胡 10 克,白芍 12 克,枳壳 10 克,丹参 20 克,当归 12 克,续断 12 克,桑寄生 12 克,菟丝子 15 克,熟地黄 15 克,甘草 5 克。肾阳虚者,加淫羊藿、巴戟天各 15 克;肾阴虚者,加枸杞子、何首乌、女贞子各 15～20 克;肝郁甚者,加郁金、香附各 10 克;血瘀者,加益母草 15～20 克。每日 1 剂,水煎,早晚分服。

(2)肾虚痰湿型:临床表现为月经不调,带多黏稠,神疲乏力,腰腿酸软,形体肥胖;舌淡而胖、苔薄白或白腻,脉弦滑。治宜祛湿化痰,补肾调经。方药可选用归肾丸合苍附导痰汤加减。药物组成为菟丝子 15 克,熟地黄 15 克,山药 10 克,山茱萸 12 克,当归 10 克,枸杞子 15 克,杜仲 10 克,巴戟天 10 克,党参 15 克,茯苓 15 克,香附 10 克,制半夏 10 克,苍术 10 克,制南星 9 克,石菖蒲 9 克。每日 1 剂,水煎,早晚分服。

(3)气血两虚型:临床表现为月经量少色淡,面色萎黄,头昏心慌;舌淡苔薄白,脉细。治宜益气养血,补肾调经。方药可选用毓麟珠加减。药物组成为熟地黄 15 克,当归 10 克,白芍 10 克,黄芪 20 克,党参 15 克,白术 10 克,茯苓 10 克,菟丝子 15 克,鹿角霜 20 克,杜仲 10 克。每日 1 剂,水煎,早晚分服。

(4)肝郁血瘀型:临床表现为月经先后无定期,血色暗红有块,经前乳胀,精神抑郁,烦躁易怒,经期少腹胀痛,舌暗红、苔薄白,脉弦。治宜疏肝解郁,行气活血,佐以补肾调经。方药可选用逍遥散加减。药物组成为柴胡 9 克,白芍 12 克,香附 9 克,当归 12 克,郁金 10 克,八月札 10 克,王不留行 10 克,丹参 15 克,菟丝子 15 克,巴戟天 12 克。每日 1 剂,水煎,早晚分服。

40. 如何辨证论治卵巢早衰

卵巢早衰是妇科疑难病症之一,属中医学"闭经""血枯""不孕"的范畴,主要病机或因先天禀赋不足,或由后天失调、久病伤身,致肾气不足,肾精亏损,天癸早竭而经水早绝。治疗当以补肾为主。

(1)肝肾阴虚型:临床表现为过早闭经,或月经后期,量少,周身烘热汗出,烦躁易怒,腰酸腿软,阴部干涩,性欲减退,口干便结;舌质偏红少苔,脉细数。治宜补养肝肾,佐以滋阴降火。方药可选用知柏地黄汤合二至丸加减。药物组成为知母 10 克,黄柏 10 克,生地黄、熟地黄各 15 克,淮山药 15 克,山茱萸 12 克,牡丹皮 10 克,女贞子 15 克,枸杞子 15 克,菟丝子 20 克,紫河车 10 克,川牛膝 12 克,云茯苓 15 克,泽泻 10 克。燥热汗出明显者,选加浮小麦、煅牡蛎各 20 克,五味子 10 克;兼肝郁者,加郁金、香附、合欢皮各 10～15 克。每日 1 剂,水煎,早晚分服。

(2)**肾阳虚型**:临床表现为闭经,或月经延迟,量少色淡,神疲体倦,腰酸畏寒,性功能减退,面色无华,毛发不荣,舌淡、苔薄白,脉细无力。治宜补肾助阳,益气养血。方药可选用右归丸合圣愈汤加减。药物组成为补骨脂 10 克,肉桂 6 克,熟地黄 12 克,淮山药 10 克,山茱萸 12 克,枸杞子 15 克,菟丝子 20 克,鹿角胶 10 克,杜仲 10 克,黄芪 30 克,党参 20 克,当归 15 克,川芎 10 克。每日 1 剂,水煎,早晚分服。

41. 如何辨证论治免疫性不孕症

免疫性不孕症属中医妇科学月经不调及不孕症范畴,多由肝肾阴虚、湿热蕴结、瘀血阻络致精血亏损、胞脉失养或阴虚火旺、血海蕴热而导致,亦有因肾阳不足、子宫虚冷或寒凝血瘀、胞脉受阻而不能摄精成孕者。治疗以补肾益精,清热解毒,活血化瘀为主。治疗期间性生活时加用避孕套,抗体转阴后,鼓励患者排卵期用避孕套进行性生活。

(1)**肝肾阴虚型**:临床表现为婚后或前次妊娠后久不孕,月经正常或先期,色红、质稠,腰酸腿软;舌偏红、苔少或薄白,脉细数。治宜补养肝肾,佐以滋阴降火。方药可选用六味地黄汤合左归饮加减。药物组成为生地黄、熟地黄各 12 克,山茱萸 10 克,淮山药 10 克,牡丹皮 10 克,枸杞子 12 克,菟丝子 15 克,女贞子 20 克,当归 10 克,桃仁 10 克,赤芍、白芍各 10 克,生甘草 6 克。肝郁火旺者,选加柴胡、栀子各 10 克;兼湿热者,加败酱草、薏苡仁各 20～30 克;排卵后可适当加用温肾药如续断 15 克,菟丝子 20 克。每日 1 剂,水煎,早晚分服。

(2)阳虚夹瘀型:临床表现为婚后或前次妊娠后久不孕,月经正常,或后期量少、色紫暗有块,腰酸腿软,少腹冷痛喜温;舌淡红或见瘀点,苔薄白,脉沉细。治宜温肾壮阳,活血化瘀。方药可选用右归丸合桃红四物汤加减。药物组成为熟地黄 12 克,山药 10 克,山茱萸 10 克,枸杞子 15 克,当归 10 克,川芎 10 克,赤芍、白芍各 12 克,桃仁 10 克,山楂 10 克,菟丝子 12 克,杜仲 10 克,淫羊藿 10 克,肉桂 6 克。经行提早者,加牡丹皮 10 克,地骨皮 15 克;白带多者,加芡实 10 克;脾胃虚弱者,加白术、干姜各 10 克;兼湿热者,加败酱草、薏苡仁各 20～30 克。每日 1 剂,水煎,早晚分服。

42. 如何辨证论治习惯性流产

反复早期自然流产属中医滑胎的范畴,多因先天禀赋不足或后天肾气受损致女精不健、男精不壮、冲任不固,或因脾气虚弱,气血不足,胎失所养而发病,亦有因瘀阻胞宫、湿热伤胎或阴虚血热、迫血妄行而致胎元殒堕的。

(1)脾肾两虚型:临床表现为曾有连续 3 次或 3 次以上流产的病史,平时月经可见不调,妊娠期少量阴道出血,色淡质稀,或小腹隐隐坠痛,神疲乏力,腰膝酸软,夜尿频数,食少纳呆;舌淡苔薄白,脉沉尺弱。治宜固肾安胎,健脾益气。方药可选用寿胎丸合四君子汤加减。药物组成为菟丝子 20 克,桑寄生 12 克,续断 12 克,阿胶 10 克,杜仲 12 克,党参 12 克,白术 10 克,砂仁 6 克。每日 1 剂,水煎,早晚分服。

(2)气血两虚型:临床表现为曾有连续 3 次或 3 次以上流产病史,平时月经量少,色淡红,妊娠期少量阴道出血,色淡质稀,或伴小腹坠胀,神疲肢软,气短乏力,头昏心慌,面色无华;舌质淡胖、苔薄白,脉细滑。治宜益气养血,固肾安胎。方药可选用泰山磐石散加减。药物组成为党参 12 克,黄芪 20 克,当归 10 克,续断 12 克,熟地黄 10 克,杭白芍 10 克,白术 10 克,砂仁 5 克,黄芩 10 克,炙甘草 5 克。阴道出血者,去当归,加阿胶、苎麻根各 10～15 克;腰膝酸软者,加杜仲、桑寄生各 15 克;有热者,去砂仁;有寒者,去黄芩。每日 1 剂,水煎,早晚分服。

(3)阴虚血热型:临床表现为曾有连续 3 次或 3 次以上流产史,平时月经量或多或少,色红质稠,妊娠期少量阴道出血,色红,或伴小腹坠胀,手足心热,失眠多梦;舌质红、苔少,脉细数。治宜滋阴清热,固冲安胎。方药可选用保阴煎合二至丸加减。药物组成为生地黄 12 克,熟地黄 10 克,黄芩 10 克,杭白芍 15 克,山药 10 克,续断 12 克,桑寄生 15 克,女贞子 20 克,墨旱莲 20 克,炙甘草 5 克。口干者,加麦冬 10 克,玄参 20 克;心烦失眠者,加酸枣仁、柏子仁各 10 克。每日 1 剂,水煎,早晚分服。

43. 怎样用膏敷疗法治疗女性不孕症

(1)调经种子膏:适用于虚寒性不孕症。药用炮附子、巴戟天、肉苁蓉、当归、穿山甲、山茱萸、芦巴子、川芎、干姜、细辛、黄芪、肉桂、红花、延胡索、石莲子、白术、党参、熟地黄、牡丹皮、补骨脂、木鳖子、菟丝子、血竭、龙骨、鳖甲各60克，麝香0.6克，铅丹少许，香油250毫升。将上药除血竭、麝香、铅丹外，共入香油内浸泡3～5日，然后置火上炸群药至枯去渣，入铅丹收膏，再将血竭、麝香2味研细搅入即成。使用时将膏药分摊3张，经期过后2～3天分别贴于肚脐和双肾俞穴（第二腰椎旁开1.5寸），以宽布带束之，直至下次月经来潮前1～2天揭下，待经期过后，去旧更新再敷。阴虚有热，经量过多者应当忌用。

（2）消通敷脐膏：适用于女性输卵管不通所致的不孕症。药用虎杖、石菖蒲、王不留行各60克，山慈姑、当归、穿山甲、肉苁蓉各30克，生半夏、细辛、生附子各15克，生马钱子10克，乳香、没药、琥珀各30克，肉桂、蟾酥各15克。配制时先将前11味药水煎3次，熬液成浓缩稠膏状，再把后5味药研末加入和匀，烘干后研末。使用时取上药粉5克，加白酒、蜂蜜各适量，加麝香少许，再加风油精3～4滴调匀成膏。临用时以肥皂水洗净脐眼，酒精消毒后，将药膏放入脐眼摊开，再用消毒纱布外敷，胶布固定，然后用红外线照射20分钟，每日再用热水袋外敷脐部1～2小时，以增强药物的吸收能力，隔日换药1次，7次为1个疗程。月经量多者慎用。

（3）葱白种子膏：适用于胞宫有寒而导致的不孕症。药用葱白5棵。配置时捣为膏状，使用前加热后敷脐。阴虚有热者忌用。葱白辛温，能通阳气而散阴寒.故捣膏敷脐对胞宫有寒而导致的不孕症有一定疗效。

(4)暖脐膏:适用于肾阳虚型不孕症。药用阳起石、蛇床子、香附子、韭菜子、硫黄、麝香、大枫子肉各1.5克,土狗(炒,去翅羽)7个(土狗即蝼蛄——编者注)。上述药物共为细末,炼蜜制成豆大膏粒,油纸封藏。使用时取1粒纳脐,用油纸封覆,每日1次。阴虚内热者忌用。

(5)固本膏:适用于妇女胞宫虚寒所致的月经不调、不孕症。使用时温热化开,贴于小腹部,每次1贴。使用时忌生冷,避风寒。阴虚内热者不宜使用,阳虚无瘀滞者慎用。

(6)姜椒膏:适用于肾阳虚型不孕症。药用鲜姜100克,花椒500克,贯筋250克,生草乌、生川乌、三棱、文术各60克,牙皂、桂楠、广木香、母丁香、生马前子各30克,阿魏15克,麝香3克。配制时用香油5 000毫升,将上药熬枯去渣,入樟丹2 500克,共熬成膏后搅入麝香,摊于布上。使用时贴敷脐部。湿热内蕴者忌用,使用时忌生冷、寒凉的食物。

(7)木香膏:适用于胞宫虚寒型不孕。药用木香、当归、川附片、小茴香、高良姜、川芎各300克。上药用香油10 000毫升,炸枯去渣,炼沸,入黄丹3 000克搅匀即成;并备以下细料:青毛鹿茸240克,肉桂300克,沉香240克,共研细末。每500毫升膏油兑药粉6克,搅匀摊贴制膏备用。使用时微火化开后贴脐上。

(8)种子奇方:适用于肾精亏虚型不孕症。药用菟丝子、蛇床子、白及、砂仁、番木鳖子、肉桂、杏仁、川椒、吴茱萸、细辛、母丁香各9克。上药共为细末,炼蜜为丸,每丸1克。经净后每取1丸纳于阴户内,每日1次。用药前先用清水洗涤外阴,经期停用。

(9)子宫内灸丸坐药:适用于阴寒内盛、血脉瘀阻,或痰湿阻滞之不孕症。药用麝香(研)0.6克,皂荚(涂酥炙,削去黑皮子)3克,蜀椒(炒出汗)1.8克。上药共为细末,炼蜜为丸,如酸枣仁大(约0.3克),置干净密封瓷器内储存。使用时以绵帛裹药丸1粒,线扎,置阴道中,每日换药1次。如觉憎寒,阴道分泌物增多时即取出。

(10)暖宫种子坐药:适用于子脏偏僻,冷结无子。药用蛇床子、芫花各等量。上药共为细末,用指腹大绵帛缝制的布袋装药后线扎。使用时纳入阴道深处,每日1次。使用时避风冷。

(11)茱萸丸坐药:适用于妇女阴寒无子。药用吴茱萸、蜀椒(去目)各等份。上药共为细末,炼蜜为丸,每丸0.5克。使用时用绵帛裹药丸1粒,线扎,置阴道深处。使用时避寒凉,忌生冷。

(12)乾坤一气膏:适用于妇女阳虚寒凝,赤白带下,久不受孕。药用当归、赤芍、白附子、白芷、生地黄、熟地黄、穿山甲、木鳖子、巴豆仁、蓖麻子、三棱、莪术、五灵脂、续断、肉桂、玄参各30克,乳香、没药各36克,麝香9克,阿魏(切薄片)60克。配制时除后4味药外,余药为粗末,用香油2 500毫升浸(春3日,夏5日,秋7日,冬10日),桑柴火熬至药枯,滤去渣,每净油500毫升,入黄丹(水飞)360克,置锅内熬,槐枝搅拌,候膏成撤火,放入阿魏至化尽,再下乳香、没药、麝香搅匀,趁热倾入瓷罐内,备用。临用时以热汤炖化,以缎绫摊成膏药,贴丹田穴。无瘀阻者慎用。

(13)化寒通络膏:适用于输卵管阻塞型不孕症。药用生水蛭、石菖蒲、当归、浙贝母各60克,路路通30克,地龙、生半夏、生附子、细辛、桂枝各20克,生马钱子10克。上药用香油3000毫升浸泡1周,炸透去渣,熬至滴水成珠,下黄丹适量成膏,倒入水中3天拔火毒后,摊布备用,每贴膏药重约20克。使用时将化寒通络膏外贴子宫穴(位于脐下4寸,旁开3寸,左右各1个,穴位深层是输卵管与卵巢),每穴每周1贴,连用4周为1个疗程。经期停用。

以上膏敷方法是编者参考中医名家张奇文教授编著的《中国膏敷疗法》一书整理而成,编者亦在临床实践中数次使用,疗效较为满意。上述膏敷方法的药物中有许多有毒性甚至是剧毒的药物,如马钱子、附子、半夏等,患者在需置备膏药的过程中注意手的卫生,避免食用,并在医师指导下使用膏敷方法。

44. 如何用药酒疗法治疗女性不孕症

(1)八珍酒:当归、白芍各30克,川芎6克,甘草12克,五加皮50克,红枣、核桃肉各30克,熟地黄、枸杞子各30克,人参15克。上述药味加入糯米酒2500毫升中热浸制取备用,每日3次,每次服20~30毫升。主治女性不孕,经期错后,量少色淡,小腹隐痛,喜温喜按等气虚型不孕症。

(2)柴胡疏肝酒:柴胡、枳壳、川芎各15克,白芍30克,香附、陈皮各20克,甘草12克。上述药物加入黄酒1000毫升中热浸制取备用,每日3次,每次服20~30毫升。主治女性不孕,经期不调,量少色暗红,小腹胀痛,情志不遂等肝气郁滞型不孕症。

（3）调经酒：当归、川芎、吴茱萸、炒白芍、茯苓、陈皮、延胡索、牡丹皮各10克，熟地黄、香附各20克，小茴香、砂仁各6克，柴胡、香橼皮各15克，栀子20克，苍术、白术各15克。将上述药物加入黄酒1600毫升中热浸制用，每日2次，每次服15～25毫升。主治月经先后不定期，量或多或少，色紫红，有血块，经行不畅，经前胁肋、乳房胀痛明显，时有腹胀等肝气郁滞型不孕症。

（4）定经酒：柴胡15克，当归、白芍、茯苓各30克，山药45克，菟丝子、熟地黄各80克。将上述药物加入黄酒3000毫升中热浸备用，每日2次，每次服20～30毫升。主治经来先后不定，量少色淡或暗，经血质地清稀，腰膝酸软，头晕耳鸣等肾虚型不孕症。

（5）延寿获嗣酒：生地黄45克，覆盆子、炒山药、炒芡实、茯神、柏子仁、沙苑子、山茱萸、肉苁蓉、麦冬、牛膝各15克，鹿茸25克，龙眼肉、核桃肉各10克，淫羊藿、枸杞子各25克。上述药物加入黄酒3000毫升中热浸制备用，每晚服用15～50毫升。主治肾阳不足型不孕，症见婚后不孕，月经每延后而下，量少色淡或月经稀发，闭经，子宫发育不良等，常伴随面色晦暗，腰膝酸软，性欲冷漠，小便清长，夜尿较多，畏寒怕冷等。

（6）固精酒：枸杞子60克，当归30克，熟地黄90克，女贞子、山茱萸各60克，牡丹皮、龟甲、黄柏各30克（后3味药有滋阴降火的作用，无阴虚火旺者可暂不加用）。将上述药物加入黄酒1500毫升热浸制用，每日2～3次，每次服用

20～30 毫升。主治肾阴虚型不孕症,症见婚后不孕,月经先期或正常,量多色红,形体消瘦,腰膝酸软,头晕眼花,心悸失眠,性情不稳,五心烦热等。

(7)仙传种子药酒方:茯苓 100 克,大枣 50 克,胡桃仁40 克,白蜜 600 克,炙黄芪、人参、白术、当归、川芎、炒白芍、生地黄、熟地黄、小茴香、枸杞子、覆盆子、陈皮、沉香、官桂、砂仁、甘草各 5 克,乳香、没药、五味子各 3 克。将上述药物加入白酒 2 000 毫升中,热浸法制用(也可使用冷浸法),每日 3 次,每次服用 15～30 毫升。主治气血虚弱型不孕症,症见婚后不孕,月经量少色淡,质地稀薄,少数患者可见闭经,常伴见面色萎黄,食少乏力,神疲气短,心悸不安,失眠等气血虚弱的症状。

(8)苍附导痰酒:茯苓、半夏、陈皮各 45 克,苍术、香附、枳壳各 60 克,胆南星、神曲、生姜、甘草各 30 克。将上述药物加入黄酒和白酒各 2 500 毫升中热浸制用,每日 2～3 次,每次服 15～25 毫升。主治痰湿内阻型不孕症,症见婚后不孕,形体肥胖,月经延后或闭经,带下量多,带下质地黏稠,头晕肢重,胸闷恶心等现象。如患者痰湿较重有蒙蔽清窍之象,可加用黄芪、石菖蒲各 50 克以益气醒脾化痰;如月经不调明显,可加用当归、川芎各 30 克以活血调经;如见肾水不温,可加入川续断、淫羊藿各 30 克以温肾助孕。

(9)少腹逐瘀酒:小茴香 15 克,当归、蒲黄各 90 克,赤芍、五灵脂各 60 克,肉桂、干姜、延胡索、没药、川芎各 30 克。将上述药物加入黄酒 3 000 毫升中热浸制用,每日 2～3 次,每次服 20～30 毫升。主治气滞血瘀型不孕症,症见婚后不孕,月经后期且量少,色暗有块,痛经,呈刺痛或胀痛状,经前乳房、胁肋胀痛,腹痛拒按。如气滞严重者,可加香附、荔枝核各 50 克以助行气;如兼见气虚症状者,可加用黄芪、党参各 30 克以助补气。

45. 治疗不孕症的民间简验方法有哪些

(1)韭菜治女性不孕症:取鲜嫩韭菜 100 克,鲜虾仁 250克。将韭菜洗净、切段。油煸炒虾,加入黄酒、酱油、醋、姜丝等调料,再加入韭菜煸炒至韭菜嫩熟为度。本方法具有补虚助阳之效,食用对阳虚型不孕症,特别是肾阳虚型不孕症,有较好的辅助治疗作用。

(2)黑豆治疗不孕症:取黑豆 47 粒煮熟,于经后服用,每日 1 次,连用 6 天。

(3)玉兰花治疗痛经、不孕:取玉兰花 7 朵煎水,每日清晨空腹饮下。

(4)南瓜蒂治疗女性不孕症:取南瓜蒂(焙干)9 克,研为细末,用黄酒冲服,每次月经前连服 5～6 天。

(5)益母草治疗女性不孕症:取益母草 30 克,当归 15克,鸡蛋 2 个。将益母草和当归用清水 2 碗煎煮 1 碗,用纱布滤净渣。鸡蛋煮熟,冷却去壳,并扎小孔数个,用药汁煎煮片刻后饮药汁并食用鸡蛋,每周 2～3 次,1 个月为 1 个疗程。此方法可调经养血,使子宫恢复正常功能,促进卵子的排出,提高受孕机会。

(6)肉苁蓉治疗女性不孕症:取肉苁蓉 15 克,精羊肉

100 克,大米 100 克,葱白 2 根,生姜 3 片,食盐少许。肉苁蓉、羊肉洗净,切细。将肉苁蓉水煎取汁,加入羊肉、大米煮为稀饭,待粥近熟时调入食盐、生姜、葱白,煮熟服食,每周可食用 2～3 次。此方具有补肾助阳、健脾养胃、润肠通便的作用,适用于女性虚寒型不孕,同时可以提高女性性欲。

(7)生穿山甲治女性痰阻胞宫型不孕症:取生穿山甲 100 克,浙贝母 60 克。共研为细末,每次用温开水吞服 6 克,每日 3 次。本方法还可以治疗因输卵管不通畅所引起的不孕症。

46. 如何用针刺方法治疗不孕症

根据经络学说,以肝、脾、肾经及冲、任脉穴位为主,采用针刺的方法,在调整月经及治疗不孕症方面已有不少治验,如对卵巢功能失调排卵障碍的治疗已取得了较好的疗效。中医院校教材《针灸学》认为不孕症与肾精关系密切,如先天肾气虚弱,或精血亏损,使冲任虚衰,寒客胞脉,而不能成孕;情志不畅,肝气郁结,气血不和,或恶血留内,气滞血瘀,或脾失健运,痰湿内生,痰瘀互阻,胞脉不通,均可致不孕。本病证候有虚有实,虚者多为肾虚不孕,实证多为肝气郁结或痰瘀互阻。选择针刺治疗时应抓住主症,选穴时应注意辨证,如见月经后期,量少色淡,面色晦暗,性欲淡漠,小便清长,大便不实,舌淡苔白,脉沉细或沉迟,为肾虚;多年不孕,经期先后不定,经来腹痛,行而不畅,量少色暗,有块,经前乳房胀痛,精神抑郁,烦躁易怒,舌质正常或暗红,苔薄白,脉弦,为肝气郁结；婚后久不受孕，形体肥胖，经行推后而不畅，夹有血块，甚或闭经，带下量多，质黏稠，头晕心悸，胸胁胀满，纳呆泛恶，苔白腻，脉滑，为痰瘀互阻。

针刺的基本证型可分为虚实两大类。实证的治法包括理气化痰，行瘀通络。以背俞穴、足阳明经、足太阴经穴为主。主穴有肝俞、丰隆、归来、子宫、三阴交。肝俞穴疏肝理气；丰隆穴化痰祛浊；归来、子宫穴可化瘀而通胞络；三阴交穴健脾疏肝，理气化痰。临床可根据辨证灵活配穴，肝气郁结者，加太冲、阴廉、曲泉穴；痰瘀互结者，加阴陵泉、内关、膈俞穴；胸胁胀痛者，加内关、膻中穴；经行涩滞者，加地机穴；白带量多者，加次髎穴；纳差脘闷者，加中脘、足三里穴。治疗实证时应使用毫针泻法。

虚证的治法包括补益肝肾，温通胞脉，临床选穴以任脉经穴、背俞穴及足阳明经穴为主。主穴为关元、气海、肾俞、归来、子宫、三阴交。关元、肾俞、气海穴可益肾固本，调补冲任；归来、子宫穴可化瘀而通胞络；三阴交穴可补益肝脾肾。肾虚者，可加太溪、命门穴；头晕、耳鸣者，可加百会、然谷穴；腰膝酸软者，可加腰眼、阴谷穴。临床操作中归来、子宫穴用平补平泻法，余穴用毫针补法，上述穴位也可用艾灸，或隔附子灸等法。

近几年，国外不少生殖中心在胚胎移植前后或（和）移植后2～3天施行针灸，以改善胚胎着床环境，提高胚胎着床率。针刺的腧穴有关元、气海、归来、三阴交、足三里、血海、内关、合谷、太冲等，结果表明针刺治疗可明显提高患者的胚胎着床率和妊娠成功率。

47. 如何用穴位贴敷治疗不孕症

（1）肝郁气滞型不孕症：桃仁 10 克，皂角刺 20 克，败酱草 30 克。上药煎熬成浓缩液，于关元、次髎穴处热敷，以加速瘀积消散。于行经第一日放置，每日 1 次，连用 15 日，3 个月为 1 个疗程。

（2）脾肾阳虚型不孕症：细辛、川椒、羌活各 5 克。上药共研细末，加白酒适量调成糊，制成药饼备用。每晚睡前清洗神阙穴后，将药饼置于神阙穴上，用艾条施灸 15 分钟。于行经第一天开始施治，连用 15 日，3 个月为 1 个疗程。

（3）肝肾阴虚型不孕症：透骨草、丹参、吴茱萸、小茴香各 50 克，路路通、淫羊藿各 30 克，细辛 20 克。上药共研细末，用白酒浸透、拌匀，置于关元穴上，热敷 60 分钟，以下腹部微微出汗为佳。从行经第一天开始治疗，每晚 1 次，连用 15 日，3 个月为 1 个疗程。

（4）邪毒内侵型不孕症：此型多指湿热之邪内侵下焦致使难孕，适用于慢性盆腔炎所致的输卵管梗阻性不孕症。取红藤、败酱草各 30 克，透骨草 20 克，乌药、木香各 10 克。上药加水煎至 100 毫升，取浓汁，待肠道排空后，用灌肠器缓缓灌入肠道内并予以保留 30 分钟。此法于月经干净后开始施治，每日 1 次，连用 15 天，3 个月为 1 个疗程。

若在穴位贴敷的同时配合上文所介绍的针灸疗法，将会有增进疗效的作用。

48. 怎样用穴位注射疗法治疗不孕症

(1)取关元(双)、三阴交(双)穴,抽取 5% 当归注射液,每穴注射 2～3 毫升,隔日 1 次,10 次为 1 个疗程。

(2)取关元(双)、三阴交(双)穴,抽取川芎嗪注射液,每穴注射 2～3 毫升,隔日 1 次,10 次为 1 个疗程。

(3)取石门、气海、中极穴,抽取 10% 红花注射液后,每穴注射 1 毫升;取血海(双)、膈俞(双)穴,每穴注射 0.5 毫升;命门穴注射 1 毫升,均隔日 1 次。

(4)取子宫(双)穴,抽取丹参注射液 2 毫升,或生理盐水 3 毫升,或糜蛋白酶针剂 4 000 单位,以生理盐水 2～3 毫升溶解稀释,快速进针刺入穴位皮下,稍做提插,待有酸麻胀感得气时,经回抽无血后,即可缓缓注入药液,隔日 1 次,15 日为 1 个疗程,连续治疗 2 个疗程。

(5)取肾俞(双)、次髎(双)穴,抽取黄芪注射液 4 毫升加复方当归注射液 4 毫升混匀后,每穴注射 2 毫升,隔日 1 次,7～10 次为 1 个疗程。疗程间休息 3 日,一般可连用 3～4 个疗程。

(6)取石门、气海、中极、命门、血海(双)、膈俞(双)穴。抽取 5% 当归注射液 3 毫升和 10% 红花注射液 3 毫升混匀后,于石门、气海、中极、命门穴各注射 1 毫升,血海(双)、膈俞(双)穴各注射 0.5 毫升,隔日 1 次,7～10 次为 1 个疗程。疗程间休息 3～5 日,一般可连用 3～4 个疗程。

(7)取肾俞、关元、天枢、归来、三阴交、足三里穴。每次选 2～3 穴,抽取 5％当归注射液或 20％(人)胎盘组织液,每穴注射 0.5～1 毫升,隔日 1 次,10 次为 1 个疗程。经期停用。

(8)取肾俞、关元、归来、三阴交穴,抽取复方丹参注射液 2 毫升或 20％胎盘组织液 2 毫升,每次取一侧穴位,两侧交替注射。每穴注射 0.5 毫升,每日或隔日 1 次,10 次为 1 个疗程。

上述治疗方法需在中医师的辨证下进行选择。

49. 如何用耳针疗法治疗不孕症

(1)取耳穴中的内分泌、肾、子宫、皮质下、卵巢。每次选 2～3 穴,用毫针行中等度刺激,每日 1 次。每次选单耳 2～3 穴,双耳交替使用,每周 1 次埋针。或每次选单耳,双耳交替使用,每周 2 次贴压王不留行。

(2)取耳穴中的肾、子宫、内分泌、交感。采用 0.5 寸毫针刺入,施以中强度刺激,并留针 20～40 分钟。每日 1 次,10 次为 1 个疗程。

(3)取耳穴中的子宫、脑点、腹、皮质下、内分泌、肝、肾。先用 75％乙醇常规消毒,然后使用毫针针刺,并留针 20～30 分钟。留针期间,捻针 1～2 次。每日或隔日 1 次,10 次为 1 个疗程。

(4)取耳穴中的肝、肾、神门、内生殖器(子宫)、卵巢、肾上腺、皮质下、内分泌。耳穴常规消毒后,采用王不留行施以耳穴贴压,并嘱患者每日自行按压 3～5 次,每次 5～10 分钟。双耳交替进行,每隔 3 日换贴 1 次。

(5)取耳穴中的屏间、卵巢、子宫、肝、肾。每次选 2～4 穴,施以中强度刺激,每日 1 次。耳穴疗法多在不孕症治疗过程中起辅助治疗作用,疗效的缓速也与操作者的经验和熟练程度有关。

50. 如何用灸疗法治疗不孕症

(1)取关元、神阙、气门、子宫、三阴交穴。采用艾条灸法,每穴施灸 5～10 分钟,每日 1 次;或采用隔姜灸法,取中等艾炷灸 3～5 壮,隔日 1 次;或采用神阙穴隔盐灸法,取中、大艾炷灸 3～5 壮,隔日 1 次。本法适用于多种不孕症患者,阴虚有热者需在中医师辨证下适当使用。

(2)取关元、中极、子宫、神阙、肾俞、命门、血海、三阴交穴。每次选 3～4 穴,取 0.2 厘米厚鲜姜片 3～4 片,用针在其上面穿数孔后,置于施灸穴位上,然后在其上置中艾炷点燃施灸,每穴施灸 5～7 壮。神阙穴施灸时,可在脐窝中先填入细盐末,然后放上姜片、艾炷施灸,则疗效更佳。隔日 1 次,7 次为 1 个疗程,疗程间隔 5～7 日。本法适用于胞宫虚寒型或寒凝血瘀型不孕症。

(3)取川椒、细辛,按 2∶1 的比例研末。每次取 2.5 克,以生理盐水调成糊,然后填塞脐眼,外以生姜片覆盖,复以艾条,施灸 30 分钟。每日 1 次,一般连用 10 日为 1 个疗程。本方法主要适用于阳虚型的不孕症,主要症状有身体寒冷,容易感冒,喜温喜暖者。

(4)取三阴交、关元、足三里、神阙穴。取艾条 1 支点燃一端后,对准施灸的穴位,距皮肤 2～3 厘米慢慢熏烤,使局部皮肤有温热感而无灼痛感为宜。一般每穴施灸 5～7 分钟,直至出现红晕为度。每于患者月经干净后开始施灸,隔日 1 次,直至下次月经来潮时为止,3 个月为 1 个疗程。妇科检查属先天性生理缺陷所致不孕者,非该法所能奏效。该方法适宜多种不孕症的辅助治疗。

(5)取关元、曲骨、气海、三阴交、足三里。肾虚者,配加肾俞、太溪穴;肝郁者,配加太冲、内关穴;痰湿者,配加阴陵泉、丰隆穴;子宫后倾者,配加中脘、关元、阳池穴;子宫左倾者,配加左阳池穴;子宫右倾者,配加右阳池穴。采用灯火隔艾叶灸法,每日 1 次,每穴灸 1～2 壮,10 日为 1 个疗程;或采用灯芯灼灸法,每日施灸 1 次,10 日为 1 个疗程。该方法适宜多种不孕症的辅助治疗。

(6)食盐 30 克,川椒、熟附子各 15 克,生姜片 5～10 片,艾炷 21 壮如黄豆大。将食盐研细末;川椒、附子共研为细末备用。治疗时,先取食盐 15～30 克填入患者的神阙穴内,以生姜片盖贴于脐上,将艾炷置于脐上施灸,连续施灸 14 壮。每日填药灸 1 次,7 次为 1 个疗程。该法适用于治疗下元虚寒型不孕症,症见婚后不孕,经期尚准或后期而至,色暗有块,小腹冷痛,或阴户寒冷不受孕者。

(7)取延胡索、五加皮、白芍各 12 克,菟丝子、川芎各 20 克,制乳香、青木香各 10 克。肾虚者,加香附 20 克,杜仲 12 克;肝郁者,加女贞子 20 克,天花粉 6 克;痰湿者,加石菖蒲 30 克,苍术 12 克。将上药根据不同的配方研细,调以凡士林,分装备用。治疗时,取药膏涂敷于关元穴,盖以纱布固定,然后施以温灸法。肾虚者,加敷灸腰眼、涌泉穴;肝郁者,加敷灸三阴交、期门穴;痰湿者,加敷灸八髎、委中穴。每个月经周期敷灸7～10日。

(8)川椒、熟附子各15克,食盐30克,生姜片5～10片,艾炷(如黄豆般大)21壮。将食盐研细末待用,再将川椒、附子共研细末,另装备用。治疗时,先取食盐15～30克,填入患者脐孔内,取艾炷置于食盐上,点燃后连灸7壮,继之去掉脐中食盐,再以川椒附子末填入脐孔中,以生姜片盖于其上,将艾炷置于姜片上施灸,连灸14壮。每日填药灸1次,7次为1个疗程。适用于阳虚型不孕症患者。

(9)五灵脂、白芷各250克,川椒、熟附子各100克,食盐50克,冰片10克。上药除冰片另研外,余药共研细末,密贮备用。治疗时,取麦面粉适量水调成条,圈于脐周,先放少许冰片于脐中,再入余药,以填满为度,上隔生姜薄片1片,以大艾炷施灸,每日1次。此方法对促进女性排卵有很好的帮助。

(10)白芷、五灵脂、食盐各6克。共研细末,混匀,装瓶备用。治疗时,先取麦面粉加水制成面条,围绕肚脐一圈,再取药末填满脐孔及四周,点燃艾炷置于药末上施灸,灸至脐中有温热感后停灸。3日1次,10次为1个疗程。具有温宫散寒,活血化瘀的功效。适用于治疗不孕症,证属子宫寒冷、冲任失调型者。注意:用药前先用温水将脐部清洗干净,防止艾火灼伤皮肤。

(11)延胡索13克,菟丝子、川芎各20克,五加皮、白芍各 12 克,制乳香、青木香各 10 克。上药共研细末,以凡士林适量调拌和匀,分装备用。治疗时,先清洁关元穴处皮肤,再取油膏适量涂敷于关元穴处,覆盖纱布,用艾条温灸。每日 1 次,10 次为 1 个疗程。具有行气活血,调理冲任的功效。本法适用于冲任亏虚型不孕症。

51. 如何用中药敷熨疗法治疗不孕症

(1)生附子 30 克,透骨草 60 克,赤丹参 120 克,吴茱萸 50 克,小茴香 50 克,芒硝 60 克,路路通 30 克,桂枝 60 克,艾叶 30 克。将上药用白酒浸透、拌匀,装入 20 厘米×8 厘米的纱布袋内,置于蒸笼中蒸 1 小时,取出后用干毛巾包住,并置于关元穴上,保温热敷 60 分钟,以下腹部微见汗出为佳。于月经来潮的第一日开始放置,每晚 1 次,连续放置 15 日,3 个月为 1 个疗程。本法具有温经通络的功效,适用于阳虚型不孕症与输卵管梗阻性不孕症。

(2)千年健、羌活、独活、川椒各 320 克,当归尾、赤芍、制乳香、制没药、白芷、五加皮、防风、追地风各 350 克,血竭、红花各 300 克,透骨草、艾叶各 900 克。上药共研细末,每取药末 250 克置于布袋内,蒸透后热敷小腹,每次 15～20 分钟,每日 1 次,每袋药末可连用 10 日再予以更换。该方法主要适用于输卵管梗阻性不孕症。

(3)透骨草 200 克,红藤、赤芍、路路通各 15 克,三棱、莪术、牡丹皮、水蛭、虻虫、海藻、皂角刺各 10 克。腰膝酸楚疼痛,经期痛剧,色暗有块,小腹隐痛,畏寒肢冷者,加桂枝;经前乳房胀痛,经行腹痛色暗,胸闷,心烦易怒者,加川楝子;小腹胀痛有冷感,经行后期量少或闭经,形体肥胖者,加桂枝、细辛。上药用温开水拌湿后装于布袋内,淋洒白酒 30 毫升,置于锅内蒸 20 分钟,取出待温热适宜时敷贴于下腹部。药袋上部加盖塑料布或用热水袋保温,使药温维持在 40℃ 左右为宜,每次热敷 40 分钟,每晚 1 次,每隔 4 日换药 1 次,15日为 1 个疗程,连用 3 个疗程,经期停用。治疗期间若合并黄体不全者,宜在月经中期加用补肾益精药口服。

(4)透骨草、丹参各 30 克,川乌、肉桂、红花各 10 克,威灵仙、制乳香、制没药、当归各 20 克,赤芍 15 克。上药研末,轧成绿豆大颗粒,装入布袋内,滴入少许白酒,热蒸 40 分钟,待药温适宜时敷贴于下腹部,再在布袋上加压热水袋保温,使药温维持在 40℃ 左右,每次 40～60 分钟,每日 1 次,2 日更换药物,经期停用。该方法适用于闭经患者,也适用于子宫内膜异位症所导致的不孕症。

(5)葱白、艾叶、丝瓜络各 60 克,老姜 20 克。将药炒热,装入布袋内备用。治疗时,取热布袋外敷于小腹部,每次 20分钟,隔日 1 次,连用 2～3 个月经周期,月经来潮则停用。注意药温不可太高,以免烫伤皮肤。此方法适用于输卵管梗阻性不孕症。

(6)五灵脂 15 克,肉桂、香附、杜仲、川芎、肉苁蓉各 10克,冰片 3 克。上述药物为末,装入自制布袋中,以腰带或用布袋自身条带环腰固定,敷于关元穴,每周更换 1 次,此法主治输卵管性不孕与排卵障碍性不孕。

52. 如何用刮痧疗法治疗不孕症

选刮腹都、腰部、足部。腹部从气海穴刮至中极穴；腰部从肾俞穴刮至十七椎穴；足部刮太溪穴。取腹部穴位意在调冲任，取腰足部穴位旨在强精益肾。肝郁者，加刮太冲和期门穴；痰湿重者，加刮足三里和丰隆穴；血瘀者，加刮期门穴。患者取坐位，或先取仰卧位后取俯卧位。医者在刮治部位涂上刮痧介质，以中等力度刮腹部、足部与背部，刮至局部潮红或出现痧痕为佳。每隔 5 日施刮 1 次，10 次为 1 个疗程，可连刮 2～3 个疗程。适用于治疗内分泌失调性不孕症。

53. 如何用足部按摩疗法治疗不孕症

揉按两足生殖腺、子宫的反射区各 5～8 分钟，然后再按压肾上腺、甲状腺、肾脏、输尿管、膀胱、甲状旁腺的反射区各 3～5 分钟，每日 1～2 次；搓按两足踇趾 5 分钟，上下左右旋转各个足趾 10 分钟，揉压隐白、大都穴各 3～5 分钟，每日 1～2 次；揉压通谷、然谷、涌泉穴各 5～10 分钟，每日 2 次；用力按揉足后跟 10～20 分钟，每日 2～3 次。推按足跖骨间隙 20 分钟，每日 1～2 次。

54. 如何用推拿疗法治疗不孕症

（1）嘱患者仰卧位，医者站于其旁，采用一指禅手法在其石门、气海穴施治 10 分钟;嘱患者俯卧位,医者站于其旁,采用叩击法在其命门、腰阳关穴处叩击 5 分钟。

(2)主穴取下脘、气海、三阴交、足三里、中脘;配穴取大肠俞、支沟、支正。采用点、按、揉、推法。患者取仰卧位,术者站于其旁,重点揉气海、中脘穴;将空心拳扣于患者脐上,用五指及掌根力轻揉微按,揉时以顺时针方向旋转,掌心不贴于脐,转动 50 圈即可;以双手拇指指腹先点后揉三阴交穴20 圈,力量要缓;用双手拇指或中指点住足三里穴不动,内力上送。

55. 如何用简单的食物疗法治疗不孕症

(1)鹿归杞芪炖鸡:鹿鞭 100 克,当归 25 克,枸杞子、黄芪各 15 克,生姜 3 片,嫩母鸡(去毛及内脏)1 只,阿胶 20克。将前 5 味药及鸡肉加水适量,煮沸后用小火炖至鸡熟烂,再将阿胶放入,待阿胶溶化后,调味分次服食。适用于肾虚型不孕症。

(2)人参核桃饮:人参 30 克,核桃肉 30 个。将人参切片,与核桃肉同时放入锅内,加水 2 000 毫升,用文火煎煮 1小时,食核桃肉饮汤,每日 2 次;或做饮料随时饮用。具有补益肾气的功效,适用于肾气虚弱型不孕症。

(3)山茱萸粥:山茱萸 15 克,粳米 50 克,红糖适量。将3 味同置于砂锅内,加水 450 毫升,以文火煮粥,出油为度。每日晨起空腹温热顿服食 1 次,10 日为 1 个疗程。本法具有滋补肾阴的功效,适用于肾阴不足所致的不孕症。

(4)桃仁煮墨鱼:桃仁6克,墨鱼15克,姜、葱、食盐各适量。将鲜墨鱼去骨、皮,洗净,与桃仁同入锅内,加水500毫升,加姜、葱、食盐,炖至墨鱼肉熟透即成。食墨鱼肉饮汤,每日1次。本法具有活血化瘀的功效,适用于血瘀型不孕症。

(5)虾仁炒韭菜:鲜虾250克,鲜韭菜(切小段)100克。先以热油炒虾,加料酒等调料,再入韭菜炒至嫩熟,佐膳食用,每日1次。本法具有温补肾阳的功效,适用于肾阳虚型不孕症。

56. 当代名老中医对不孕症的治疗验方有哪些

编者曾经跟随全国著名中医学家、中华中医药学会儿科分会名誉会长张奇文教授参与编辑了《中国当代名医验方选编·妇科分册》一书。该书是对当代中医妇科名家治疗妇科病验方的一次全面总结,书中详细记录了当代中医妇科名家治疗不孕症的验方验案,现根据当时整理资料,将实用治疗不孕症的临床验方汇总如下。

方1:种子助孕汤(肖承悰经验方)

【药物组成】 女贞子15克,枸杞子15克,山茱萸10克,紫石英15克,紫河车10克,黄精15克,白芍15克,制香附10克,川椒3克。

【功　效】 补肝肾,益精血,调冲任。

【适应证】 本方适用于肝肾不足,或兼有肝郁之不孕症,包括原发与继发不孕,可见子宫发育不良,卵巢功能低下。因炎症引起输卵管堵塞之不孕者不宜使用。

【用　法】　每日 1 剂,水煎,早晚分服,月经净后始服 14 剂。

方 2:功血排卵汤(赵松泉经验方)

【药物组成】　龙骨 25 克,牡蛎 25 克,龟甲 15 克,海螵蛸(先煎)15 克,续断 10 克,女贞子 10 克,茜草 10 克,蒲黄 10 克,生地黄 10 克,墨旱莲 10 克,山茱萸 10 克,白芍 10 克,菟丝子 10 克,枸杞子 10 克,淫羊藿 10 克,肉苁蓉 10 克,柴胡 6 克。

【功　效】　固摄安冲,调经助孕。

【适应证】　功血不排卵的不孕症。

【用　法】　每日 1 剂,水煎,早晚分服,每日 2 次,每月 6～9 剂,服至周期正常 3 个月则停药。

方 3:调冲促孕汤(赵松泉经验方)

【药物组成】　当归 10 克,熟地黄 10 克,白芍 10 克,太子参 10 克,巴戟天 10 克,菟丝子 10 克,枸杞子 10 克,淫羊藿 10 克,山茱萸 10 克,覆盆子 10 克,制何首乌 10 克,山药 15 克,河车粉 3 克,鹿角霜 10 克。

【功　效】　调冲促孕。

【适应证】　月经失调,月经先后不定期,血量乍多乍少,不孕。幼稚子宫及卵巢功能低下,久不受孕。

【用　法】　每日 1 剂,水煎,早晚分服。

【加减运用】　偏气虚者,太子参易党参 12 克,加黄芪 15 克;血虚者,加阿胶 15 克;阳虚者,加附子 9 克,肉桂 1.5 克,补骨脂 10 克,仙茅 10 克;阴虚内热者,加龟甲 15 克,生地黄、牡丹皮、女贞子各 10 克;月经量少者,加益母草 12 克,鸡血藤、川芎各 10 克;月经量多者,加茜草炭 6 克,海螵蛸 15 克,侧柏叶 10 克;白带如水者,加芡实 15 克,海螵蛸 15 克。

方 4:天龙散(哈荔田经验方)

【药物组成】 女贞子 15 克,墨旱莲 10 克,菟丝子 20 克,仙茅 15 克,石楠叶 15 克,龙胆草 7 克,牡丹皮 9 克,瞿麦穗 9 克,天龙散(大蜈蚣 1 条,九香虫 5 克)。

【功　效】 补肾壮阳,清肝燥湿。

【适应证】 用于形体肥胖,神疲乏力,头晕心悸,月经量少,白带增多之痰湿不孕症。

【用　法】 上方前 8 味药水煎服,每日 1 剂,天龙散一料,分 2 次冲服,于月经净后连服 10 日。

方 5:孕育系列方(蔡小荪经验方)

【药物组成】 育肾通络方(孕Ⅰ方):云茯苓 12 克,生地黄 10 克,怀牛膝 10 克,路路通 10 克,公丁香 2.5 克,制黄精 12 克,麦冬 10 克,淫羊藿 12 克,石楠叶 10 克,降香 3 克。

育肾培元方(孕Ⅱ方):云茯苓 12 克,生地黄、熟地黄各 10 克,仙茅 10 克,淫羊藿 12 克,鹿角霜 10 克,女贞子 10 克,紫石英 12 克,巴戟天 10 克,麦冬 12 克,山茱萸 10 克。

【功　效】 育肾助孕。

【适应证】 育肾通络方(孕Ⅰ方):不孕症之肾气不足,络道欠畅,或用于月经失调甚至闭经等症之周期调治。一般参考基础体温,如单相或双相不典型者在月经净后开始服用;输卵管阻塞者,可根据各种致病原因加减使用。常见患者苔薄、质微红,脉细。

育肾培元方(孕Ⅱ方):不孕症之肾气不足,基础体温单相或双相不典型。亦可用于月经失调,甚至闭经等症之周期调治。一般用于月经中期,可根据各种伴有症状加减施治。常见患者苔薄或边有齿印、脉细或平。

【用　法】　每日1剂,水煎,早晚分服。

方6:麟珠丸(杭州何氏妇科经验方)

【药物组成】　鹿角片10克,淫羊藿12克,菟丝子24克,覆盆子24克,细辛6克,炙蜂房10克,当归12克,川芎9克,枸杞子9克,巴戟天9克,石楠叶12克,紫石英24克,蛇床子12克,韭菜子12克,紫河车(吞服)3克。

【功　效】　温肾填精,调经种子。

【适应证】　不孕症、崩漏、月经先后不定、闭经等属肾阳不足之证。

【用　法】　上药研末,炼蜜为丸如弹子大,月经净后每日1粒,淡盐汤送下;或上述处方,每日1剂,均连服10天。

方7:怡情解郁汤(杭州何氏妇科经验方)

【药物组成】　生地黄10克,白芍10克,玉竹10克,枸杞子10克,八月札9克,川楝子9克,合欢皮10克,绿梅花9克,麦冬10克。

【功　效】　疏郁调肝,怡情和血。

【适应证】　肝郁型不孕。

【用　法】　每日1剂,水煎,早晚分服。

方8:通卵受孕种育丹(三晋韩氏妇科经验方)

【药物组成】　当归9克,炒蒲黄9克,五灵脂9克,荔核6克,干姜3克,川芎6克,延胡索6克,赤芍6克,官桂3克,炒小茴香 3 克。

【功　效】　温脾固肾,疏气暖宫。

【适应证】　不孕症,肝气郁结,脾肾虚寒不孕,或心气不舒,腰脐不利,胞宫经脉受阻,不孕而痛。

【用　法】　每日 1 剂,水煎,早晚分服。

方 9:王氏调经种玉汤(平遥道虎壁王氏妇科经验方)

【药物组成】　当归 15 克,川芎 9 克,炒白芍 12 克,生地黄 12 克,醋香附 10 克,醋延胡索 6 克,黄芩 10 克,牡丹皮 8 克,官桂 5 克,吴茱萸 5 克,坤草 12 克,陈皮 8 克,甘草 3 克。

【功　效】　养血调经,温阳理气,调冲助孕。

【适应证】　血虚寒凝气滞之不孕症。

【用　法】　每日 1 剂,水煎,早晚分服。

方 10:益阳渗湿汤(韩百灵经验方)

【药物组成】　熟地黄 30 克,山药 30 克,白术 30 克,茯苓 30 克,泽泻 20 克,枸杞子 30 克,巴戟天 30 克,菟丝子 30 克,肉桂 20 克,附子 20 克,鹿角胶 30 克,补骨脂 30 克,陈皮 10 克,甘草 20 克。

【功　效】　益阳渗湿。

【适应证】　婚后多年不孕,月经量少、色清稀,白带绵绵,腰酸腿软,四肢不温,大便溏薄,头眩健忘,面色晦暗,舌质淡润,苔白滑,脉象沉弱。

【用　法】　每日 1 剂,水煎,早晚分服。

【加减运用】　带下清稀、量多者,加鹿角胶、金樱子固涩止带;月经后期、量少者,加当归、川芎、怀牛膝;若兼肝气郁结者,加郁金、佛手、乌药。

方11：**养血通脉汤**（班秀文经验方）

【药物组成】 鸡血藤20克,桃仁10克,红花6克,赤芍10克,当归10克,川芎6克,丹参15克,皂角刺10克,路路通10克,香附6克,穿破石20克,甘草6克。

【功 效】 活血祛瘀,养血活络,通脉破瘀。

【适应证】 适用于冲任损伤,瘀血内停所致月经不调、痛经、闭经、血积癥瘕,也可用于输卵管不通,盆腔炎,附件炎的瘀血证型。

【用 法】 每日1剂,水煎,早晚分服。

【加减运用】 输卵管不通致不孕症者,加炮穿山甲粉5克;盆腔炎、附件炎而带下量多,色黄稠者,加马鞭草15克,土茯苓15克;盆腔炎、附件炎致小腹疼痛者,加蒲黄6克,五灵脂6克;盆腔炎重而下腹有包块者,加忍冬藤15克,莪术10克;经前性急易怒、情绪波动较大者,加柴胡6克,白芍10克;肾虚腰痛者,加菟丝子10克,川续断10克;胃脘不适者,去皂角刺,加白术10克。

方12：**助孕汤**（夏桂成经验方）

【药物组成】 当归10克,赤芍10克,白芍10克,山茱萸10克,紫石英(先煎)10克,鹿角片(先煎)10克,炒白术10克,醋柴胡6克。

【功 效】 益肾健脾疏肝。

【适应证】 适用于黄体功能不全性不孕症。

【用 法】 上药在排卵后基础体温开始升高时服,至月经来潮停服。按常规煎服法服用,每日早晚分服,3个月为1个疗程,一般用药1~4个疗程。

【加减运用】 肾虚兼肝郁型,以腰膝酸软为主症,伴见经前乳胀者,加入钩藤 15 克,荆芥 10 克;肾虚兼脾弱型,以腰膝酸软为主症,伴见腹胀便溏者,加入党参 15 克,砂仁 10 克,煨木香 10 克;肾虚兼肝脾不调型,以腰膝酸软为主症者,伴见乳房胀痛、腹胀便溏者,则加入党参 15 克,陈皮 10 克,娑罗子 10 克。

【临床疗效】 运用助孕汤加减治疗黄体功能不全性不孕症 82 例,治愈 36 例,占 43.9%;好转 41 例,占 50.0%;未愈 5 例,占 6.1%。总有效率为 93.9%。疗程最短者 2 个月,最长者 12 个月,平均治疗时间为 6 个月。

方 13:俞氏温补方(俞瑾经验方)

【药物组成】 熟地黄 12 克,黄精 12 克,淫羊藿 12 克,补骨脂 12 克,穿山甲 9 克,皂角刺 12 克,冰球子(山慈姑)12 克,贝母 12 克。

【功　效】 温补肾阳,化痰祛浊。

【适应证】 肾阳不足,痰浊内盛之多囊卵巢综合征。

【用　法】 每日 1 剂,水煎,早晚分服。

【加减运用】 怕冷者,加附子 9 克,肉桂 3 克;肝郁者,去皂角刺、冰球子、贝母,加牡丹皮 9 克,炒栀子、当归各 12 克,柴胡、青皮各 6 克。

方 14:滋养肝肾抑抗汤(骆益君经验方)

【药物组成】 知母 10 克,黄柏 10 克,生地黄 12 克,枸杞子 15 克,怀山药 12 克,女贞子 15 克,制黄精 15 克,炒当归 10 克,玄参 10 克,白僵蚕 15 克,徐长卿 30 克,生甘草 6 克。

【功　效】 滋养肝肾,抑抗助孕。

【适应证】 月经多先期,经量偏少或多,经色红或暗红黏稠,腰腿酸软,口干咽燥,或头晕心悸,五心烦热,舌质红,苔少,脉细数或带弦,肝肾阴虚型免疫性不孕。

【用　法】 每日1剂,水煎,早晚分服。

【加减运用】 兼有胸闷烦躁,乳房胀痛等肝郁化火者,加柴胡6克,黄芩9克,栀子10克;兼有带下色黄,湿热者,加茵陈15克,薏苡仁30克。本方于月经干净后开始服用,至排卵前可加入桑寄生12克,菟丝子10克,淫羊藿12克续服。

方15:温养脾肾消抗汤(骆益君经验方)

【药物组成】 党参15克,生黄芪20克,炒白术10克,炒白芍10克,广木香6克,怀山药12克,菟丝子10克,淫羊藿10克,炒当归10克,制黄精15克,丹参15克,白僵蚕15克,徐长卿30克,炙甘草6克。

【功　效】 温养脾肾,抑抗助孕。

【适应证】 月经多后期,经色偏淡或量少,腰膝酸软,头晕耳鸣或神疲乏力,大便不实,小溲清长或频数,四肢不温,舌质淡红或边有齿痕,脉细或细软,脾肾阳虚型免疫性不孕。

【用　法】 每日1剂,水煎,早晚分服。

【加减运用】 兼夹痰浊者,加胆南星10克,山慈姑12克;如小腹冷痛,大便稀薄等虚寒甚者,加肉桂6克,补骨脂12克;如腰膝酸冷,小便清长,夜尿频数等肾阳失固者,加益智仁10克,桑螵蛸12克。

方16:利湿化瘀抑抗汤(骆益君经验方)

【药物组成】 知母10克,黄柏10克,土茯苓9克,马鞭草 30 克,红花 30 克,败酱草 30 克,白花蛇舌草 15 克,炒当归 10 克,牡丹皮 10 克,柴胡 6 克,黄芩 9 克,茵陈 30 克,徐长卿 30 克,白僵蚕 15 克,生甘草 6 克。

【功　效】　利湿化瘀,抑抗助孕。

【适应证】　经期尚准或先后不定期,经色红,时夹血块。带下增多,色黄或气秽,质黏稠,小腹隐痛,以排卵期或经期为甚,或腰骶酸痛,口腻,小便色黄而短,舌质红,苔黄腻,脉细滑数或濡数。

【用　法】　每日 1 剂,水煎,早晚分服。

【加减运用】　如经行不畅夹血块,大便秘结等瘀甚者,加三棱 9 克,莪术 9 克,制大黄 5 克。经行痛甚者,加延胡索 12 克,制乳香、没药各 6 克。

方 17：益五合方(刘云鹏经验方)

【药物组成】　当归 10 克,川芎 10 克,熟地黄 12 克,白芍 10 克,丹参 20 克,白术 9 克,茺蔚子 12 克,香附 10 克,覆盆子 10 克,菟丝子 20 克,枸杞子 20 克,益母草 15 克,车前子 10 克,五味子 9 克。

【功　效】　养血填精,调经种子。

【适应证】　适用于卵巢功能低下所致女性无排卵性不孕症。

【用　法】　每日 1 剂,水煎,早晚分服。

【加减运用】　腰酸怕冷者,加仙茅 9 克,淫羊藿 15 克,以温阳补肾;纳差、气短、大便不爽者,加党参 20 克,黄芪 20 克,以益气升阳;头晕眼花、腰酸背痛者,加桑寄生 15 克,狗脊 15 克,女贞子 15 克,墨旱莲 15 克,以滋补肝肾。

【临床疗效】　根据无排卵的临床诊断标准,选择因卵巢功能低下导致无排卵性不孕的患者 76 例,经治疗有 61 例正常排卵,排卵率 80.26％;排卵的 61 例中 33 例妊娠,妊娠率 54.10 ％。

方 18:促排卵汤(刘云鹏经验方)

【药物组成】　菟丝子、枸杞子各 20 克,覆盆子、刘寄奴、泽兰、牛膝各 10 克,柴胡、苏木、生蒲黄各 9 克,赤芍、白芍、女贞子、鸡血藤、益母草各 15 克。

【功　效】　补肾益精,疏肝解郁,活血通滞。

【适应证】　适用于无排卵性不孕症,伴见经前乳胀,或经期下腹疼痛,经色暗红、量少有血块,多见于肾精不足、肝郁血瘀患者。

【用　法】　每日 1 剂,水煎,早晚分服。

【加减运用】　阴虚内热者,选加青蒿 9 克,地骨皮 15 克,知母 9 克,玄参 12 克,以养阴清热;烦躁、胸闷、乳胀痛者,选加青皮 9 克,木香 9 克,制香附 12 克,王不留行 10 克,陈皮 9 克,以理气消胀;痛经腹胀者,加延胡索 12 克,制香附 10 克,木香 9 克,川楝子 15 克,以行气活血止痛;闭经者,选加三棱 9 克,莪术 9 克,茜草 9 克,当归 12 克,桃仁 9 克,红花 9 克,以活血化瘀;性欲减退者,选加仙茅 9 克,淫羊藿 15 克,鹿角霜 10 克,肉苁蓉 12 克,山茱萸 12 克,以温精补肾;肾阳虚者,加补骨脂 10 克,鹿角片 15 克,肉桂 6 克,熟附片 9 克,胡芦巴 9 克,以温肾壮阳。

方 19:调经种子汤(周鸣岐经验方)

【药物组成】　紫石英 10 克,醋柴胡 10 克,制香附 15

克,炒白芍 20 克,酒当归 15 克,合欢皮 10 克,生麦芽 20 克,制首乌 15 克,丹参 15 克,山药 30 克,炙甘草 5 克。

【功　效】　调经种子。

【适应证】　适用于不孕症。

【用　法】　每日 1 剂,水煎,早晚分服。

方 20：双补毓麟丹(周鸣岐经验方)

【药物组成】　紫河车 15 克,鹿角胶(烊化)10 克,淡菜 25 克,人参 5～15 克,蛇床子 10 克,熟地黄 30 克,山茱萸 10 克,菟丝子 30 克,全当归 15 克,酒白芍 15 克,枸杞子 15 克,丹参 15 克,砂仁 10 克。

【功　效】　温肾益气,填精养血,调补冲任。

【适应证】　先天亏损,肾中精气不足,冲任胞脉失养之不孕症。

【用　法】　每日 1 剂,水煎,早晚分服。

方 21：驱痰种玉汤(周鸣岐经验方)

【药物组成】　半夏 20 克,茯苓 30 克,淫羊藿 10～20 克,桂枝 10 克,砂仁 10 克,香附 15 克,苍术 15 克,川芎 10 克,干姜 5 克,益母草 50 克,薏苡仁 20 克,橘红 10 克。

【功　效】　利湿驱浊。

【适应证】　肥胖不孕症。

【用　法】　每日 1 剂,水煎,早晚分服。

方 22：清带种子汤(周鸣岐经验方)

【药物组成】　生地榆 20～30 克,金银花 60～80 克,鱼腥草 15 克,蒲公英 25 克,盐黄柏 15 克,当归 15 克,川芎 10 克,丹参 15 克,延胡索 10 克,薏苡仁 20 克,生甘草 10 克。

【功　效】　清带种子。

【适应证】　痰湿久滞，蕴毒化热，或体内蕴湿化热，下趋胞脉，每使肾胞冲任损伤，致血气不畅，胞络闭阻，终致不孕。症见少腹隐胀坠痛，或经行不调，带下黄白浊秽且量多，伴口苦胸闷，舌质红、苔黄腻，脉弦滑数等。此多见于输卵管炎性阻塞不孕。

【用　法】　每日1剂，水煎，早晚分服。

方23：通管汤（庞泮池经验方）

【药物组成】　当归9克，熟地黄9克，赤芍、白芍各9克，川芎9克，桃仁12克，红花9克，生茜草9克，海螵蛸12克，制香附12克，路路通9克，石菖蒲9克，生薏苡仁12克，皂角刺9克，败酱草15克，红藤15克。

【功　效】　活血化瘀，理气通络。

【适应证】　适用于因盆腔炎引起的输卵管阻塞性不孕症（经输卵管造影明确诊断者）。

【用　法】　每日1剂，水煎，早晚分服。

【加减运用】　经前下腹刺痛，烦躁易怒，脉弦，苔薄边暗，有肝经气郁者，上方去熟地黄，加柴胡6克，郁金9克；平素腰膝酸软，小腹隐痛，经行有块，脉细无力，舌质暗淡，肾元不足者，去红藤，加菟丝子12克，淫羊藿9克；口渴咽干，大便燥结，脉细数，舌质红，有阴虚内热者，去熟地黄，加生地黄9克，牡丹皮9克，黄芩9克；临经形寒肢冷，腹痛喜热熨，脉细舌淡有寒者，去红藤，加桂心5克，炮姜5克，小茴香6克。

方24：输卵管阻塞经验方（盛玉凤经验方）

【药物组成】　当归12克，川芎12克，丹参12克，赤芍

15 克,牡丹皮 15 克,香附 10 克,延胡索 15 克,生山楂 15 克,穿山甲(先煎)10 克,路路通 20 克。

【功　效】　养血活血通络。

【适应证】　适用于不完全性输卵管阻塞。

【用　法】　每日 1 剂,水煎,早晚分服。

【加减运用】　如兼有肝郁气滞甚者,可加用柴胡、枳壳、郁金、橘络等疏肝理气之品;如兼寒邪者,加小茴香、干姜、官桂等温经散寒之品;如兼肾虚者,加用仙茅、淫羊藿、巴戟天肉等补肾之品。外用灌肠基本方:忍冬藤 30 克,牡丹皮 30 克,赤芍 30 克,白花蛇舌草 15 克,虎杖根 15 克。盛师临诊中多在患者月经净后开始服用活血通络之中药,配合外用中药灌肠,每月用药 14～21 天,3 个月为 1 个疗程。用之于临床,常获验效。

方 25:吴氏通管汤(吴熙经验方)

【药物组成】　莪术 15 克,丹参 15 克,细辛 2 克,大黄 15 克,炮穿山甲 15 克,水蛭 15 克,当归 15 克,桃仁 10 克,三棱 10 克,红花 10 克,甘草 5 克。

【功　效】　活血祛瘀,疏通经络。

【适应证】　适用于输卵管阻塞所致不孕症。

【用　法】　上药每个月经周期用药 10 剂,于月经后 5 天开始用药,每日 1 剂,水煎 3 次,将 3 次药汁合并,取 100 毫升药液趁温热保留灌肠,隔日 1 次,每月 5 次为 1 个疗程;余下药液,早晚分服,10 天为 1 个疗程。每剂药 3 煎后药渣,用布包热敷下腹部,冷却时蒸热再敷,每日上、下午各敷 1 次,每次 40～50 分钟。可于宫腔干净后 3～5 日,用宫腔导管缓慢地向宫腔注入药液,首次量不得超过 10 毫升,速度 1 毫升/分钟,隔日 1 次,每月 5 次为 1 个疗程,连续 3 个疗程。治疗期间禁止性生活。

【加减运用】 若气滞血瘀,寒邪凝滞,痰湿阻滞,以活血为主,调经种子,用官桂、小茴香、干姜温经散寒,川芎、赤芍活血化瘀,延胡索、五灵脂、蒲黄、没药化瘀止痛;若发现输卵管粘连或炎症,酌加牛角丝(水牛角切丝)、人字草、牛膝;若出现白带多,色浓,味臭,酌加白冠花、白果仁、金银花、紫花地丁;若遇宫冷不孕者,配以附子、肉桂、紫石英。

方 26:通脉大生丸(卓雨农经验方)

【药物组成】 杜仲 30 克,续断 30 克,菟丝子 60 克,桑寄生 30 克,艾叶 24 克,砂仁 15 克,茯苓 24 克,山药 24 克,何首乌 24 克,鹿角霜 15 克,乌药 15 克,当归 24 克,肉苁蓉 15 克,车前仁 6 克,枸杞子 15 克,紫河车 30 克,荔枝核 15 克。

【功 效】 补肾气,益精血,通脉络。

【适应证】 适用于婚久不孕,经期延后,量少色淡,闭经,功能性子宫出血,白带清稀;腰酸痛,小腹冷,夜尿多,面色晦暗;苔白润舌质淡,脉沉细弱。

【用 法】 以上诸药共研细末,炼蜜为丸,每丸 3 克,每日早晚各服 1 丸,温开水送下。

【注意事项】 需详审病机,辨明虚实,方能遣方用药。除药物治疗外,尚须情志舒畅,房事有节,注意起居劳逸等。

方 27:紫仙丹(于作涛经验方)

【药物组成】 紫石英 10 克,淫羊藿 15 克,丹参 10 克,

炮姜 10 克,当归 20 克,香附 20 克,茺蔚子 15 克,菟丝子 15
克,狗脊 20 克,熟地黄 25 克,木香 15 克,小茴香 10 克,赤石
脂 15 克,鹿角胶 15 克,青皮 15 克,牡丹皮 10 克,怀牛膝 10
克,白芷 6 克,吴茱萸 3 克,金铃子 15 克,肉苁蓉 15 克,金樱
子 10 克,枸杞子 20 克,柴胡 10 克,白芍 20 克。

【功　效】　养血疏肝,温肾暖宫,调补冲任。

【适应证】　阳虚宫寒,肝郁气滞,胞脉受阻的不孕症。

【用　法】　共为细末,每次 6 克,每日 2 次。黄酒为引,
或红糖水送服。

【注意事项】　阴虚火旺者忌服。

方 28：开郁通络助孕汤（王德春经验方）

【药物组成】　柴胡 15 克,当归 15 克,白芍 20 克,香附
15 克,炮穿山甲 15 克,路路通 20 克,青皮 10 克,王不留行
15 克,鹿角霜 20 克,生蒲黄 10 克,甘草 10 克。

【功　效】　疏肝解郁,通络助孕。

【适应证】　肝郁气滞,瘀血阻络的不孕症。

【用　法】　每次月经净后 3 日始服药,每日 1 剂,水煎,
早晚分服,连服 6 剂停药。

【加减运用】　兼寒者,加艾叶、炮姜、川椒；挟瘀者,加桃
仁、赤芍；肾虚腰酸足膝无力者,加巴戟天、淫羊藿、肉苁蓉；
偏肾阳虚者,加仙茅、紫石英。

方 29：安胎种子方（王维澎经验方）

【药物组成】　鹿角胶 60 克,仙茅 30 克,淫羊藿 30 克,
莲子须 30 克,桑螵蛸 30 克,山茱萸 30 克,益智仁 15 克。

【功　效】　温肾填精,安胎种子。

【适应证】 肾阳不足,精血亏虚,胞脉失养所致的胎漏、胎动不安、不孕症等。

【用　法】 以上诸药共为细末,炼蜜为丸,每丸 10 克,每日早晚各 1 丸,淡盐汤送下。

方 30：温冲Ⅰ、Ⅱ号（邓维滨经验方）

【药物组成】 Ⅰ号方：山药 50 克,附子 10 克,肉桂 10 克,小茴香 10 克,补骨脂 20 克,紫石英 50 克,鹿角胶 10 克,桃仁 40 克,当归 50 克,坤草 50 克,白芍 30 克,木香 15 克,川芎 15 克,柴胡 15 克。

Ⅱ号方：Ⅰ号方加鸡内金 15 克,白术 15 克,玄参 30 克,生地黄 40 克,牛蒡子 10 克,桃仁 20 克,红花 10 克,赤芍 20 克,丹参 20 克。

【功　效】 温通冲任,养血调经,祛瘀生新。

【适应证】 胞宫虚寒,寒凝血滞的月经不调及不孕症。

【用　法】 上药为末,炼蜜为丸,内服,每日 3 次,每次 1 丸。1 个月为 1 个疗程,无效者可继续服第三个疗程。

【注意事项】 妊娠即停药。忌食生冷,保持情志舒畅。

方 31：减肥化痰种子方（叶廷洪经验方）

【药物组成】 红茶叶（另冲服）10 克,茯苓 12 克,莱菔子 12 克,象贝母 9 克,白芍 9 克,生甘草 6 克,制半夏 9 克,青礞滚痰丸 15 克。

【功　效】 清热利湿,涤痰安神。

【适应证】 湿痰内阻,郁久化痰,胞脉阻滞之不孕症。

【用　法】 每日 1 剂,水煎,早晚分服。

【注意事项】 多食菜类,少食肉及高脂肪类食品。

方 32：毓麟糖浆（乐秀珍经验方）

【药物组成】 续断 12 克,黄精 12 克,淫羊藿 12 克,香附 9 克,石菖蒲 6 克,炙甘草 6 克。

【功　效】 调补肝肾,益精填髓。

【适应证】 肝肾虚损不孕症。

【用　法】 以上为每日量,做成糖浆 100 毫升(1 小瓶),每次月经干净后连续服用 10 天,每次服用 50 毫升,3 个月为 1 个疗程。服药治疗期间定时测量基础体温,以监测排卵与黄体功能。

【注意事项】 输卵管炎引起的不孕症禁用。

方 33：菟蓉合剂（李衡友经验方）

【药物组成】 菟丝子 12 克,肉苁蓉 6 克,淮山药 12 克,熟地黄 12 克,枸杞子 10 克,续断 10 克,当归 10 克,香附 6 克,淫羊藿 6～10 克。

【功　效】 补肾调经助孕。

【适应证】 肾虚闭经,月经过少,不孕症。

【用　法】 在排卵前期及排卵期(周期第 11～16 天)每日 1 剂,水煎,早晚各 1 次,连服 5～10 剂。在服此方前,于月经净后,可先服乌鸡调经丸、胎盘片 4～6 天。

方 34：液化升精汤（金维新经验方）

【药物组成】 牡丹皮 9 克,地骨皮 9 克,炒白芍 9 克,生地黄 12 克,玄参 12 克,麦冬 15 克,丹参 15 克,生牡蛎 30 克,枸杞子 15 克,淫羊藿 12 克,山茱萸 9 克,竹叶 9 克,茯苓 9 克,金银花 18 克,连翘 9 克,柴胡 9 克,夏枯草 9 克。

【功　效】 清热解毒,滋阴凉血,化瘀散结。

【适应证】 火热内蕴,阴精不足之男子不育症。

【用　法】 每日 1 剂,水煎,早晚分服,30 剂为 1 个疗程。忌烟酒、辛辣食物。1 个疗程后复查精液 1 次。

方 35:十子汤(金维新经验方)

【药物组成】 枸杞子 15 克,菟丝子 15 克,覆盆子 9 克,车前子(包)9 克,五味子 9 克,桑葚 15 克,胡芦巴子 9 克,炮附子 6 克,韭子 9 克,蛇床子 9 克,淫羊藿 15 克,巴戟天 9 克,山茱萸 9 克,鹿角胶(烊化)9 克,当归 9 克,续断 15 克,生甘草 6 克。

【功　效】 温肾壮阳,滋补肝肾。

【适应证】 肾阳不足,阴精亏损的男子不育症。

【用　法】 每日 1 剂,水煎,早晚分服,30 剂为 1 个疗程。忌烟酒、辛辣食物。

方 36:通管汤(金维新经验方)

【药物组成】 赤芍 9 克,川芎 9 克,三棱 9 克,莪术 9 克,制乳香 9 克,制没药 9 克,丹参 30 克,桃仁 9 克,昆布 9 克,海藻 9 克,夏枯草 9 克,益母草 15 克,炮穿山甲 9 克,皂角刺 9 克,路路通 15 克。

【功　效】 活血化瘀,软坚散结,行气通络。

【适应证】 适用于输卵管不通所致的不孕症。

【用　法】 每日 1 剂,水煎,早晚分服。

【加减运用】 气虚者,加党参、黄芪;肝气郁滞者,加柴胡、青皮、陈皮;寒凝者,加附子、肉桂、乌药、小茴香;输卵管积水者,加猪苓、茯苓皮、泽兰、薏苡仁;附件炎症者,加败酱草、红藤、蒲公英、紫花地丁;结核性者,加百部、十大功劳叶;

少腹痛重者,加延胡索、生蒲黄、炒五灵脂。

方 37:石英毓麟汤(李广文经验方)

【药物组成】 紫石英 15～30 克,淫羊藿 15～30 克,川椒 1.5 克,菟丝子 9 克,肉桂 6 克,续断 15 克,当归 12～15 克,白芍 9 克,川芎 6 克,枸杞子 9 克,赤芍 9 克,川牛膝 15 克,香附 9 克,牡丹皮 9 克。

【功　效】 温肾助阳,调经助孕。

【适应证】 适用于排卵障碍所致之不孕症、月经后期、月经先后不定期、闭经、功能性子宫出血等。

【用　法】 每日 1 剂,水煎,早晚分服。连服 3 天停药 1 天,至基础体温升高 3 天停药。

月经周期在 40～50 天,子宫发育略小,肾虚表现不重者,可用原方原量,每于月经第七天开始服药,每日 1 剂,连服 3 天停药 1 天(顾护脾胃,保持胃纳良好),每月共服 6～12 剂。月经周期在 2～3 个月,子宫为正常之 2/3 大小,或伴有性欲低下,或阴道细胞涂片连续为轻度影响(达不到中度或高度影响)者,紫石英用 45 克,而且应先煎;淫羊藿可用至为 30 克。每日 1 剂,连服 3 日停药 1 天,发现基础体温上升 3 天后停药,待行经第七天再开始服药。若不能测基础体温,而月经 2 个月不来者,应做妇科检查,排除妊娠后再调方。继发性闭经者,紫石英用 90 克,先煎,服法同上。肝郁肾虚者,兼有心烦易怒,乳房胀痛等,加柴胡、栀子各 9 克;气虚乏力者,加党参、黄芪各 15～30 克;纳谷不香者,加砂仁 6 克,陈皮 9 克;面浮足肿者,加茯苓 15 克,车前子 9 克;双侧卵巢较大(包括多囊卵巢综合征)者,加丹参 30 克,桃仁 9

克,或三棱、莪术各 9 克;少腹冷痛者,加小茴香、艾叶各 6 克。治疗期间需寡欲节精,待时而动,中医妇科学称排卵期为"真机""的候",届时阴道分泌物增多,性感增强,则交而孕,孕而育。

方 38:通任种子汤(李广文经验方)

【药物组成】 香附 9 克,丹参 30 克,赤芍、白芍各 9 克,桃仁 9 克,连翘 12 克,小茴香 6 克,当归 12 克,川芎 9 克,延胡索 15 克,莪术 9 克,皂角刺 9 克,穿山甲 3 克,炙甘草 6 克。

【功　效】 适用于各种证型的输卵管阻塞患者,尤以气滞血瘀型、寒凝血瘀型效果最佳。

【适应证】 活血祛瘀,消肿止痛。

【用　法】 每日 1 剂,水煎,早晚分服。连服 3 天停药 1 天,经期停药。

【加减运用】 气滞血瘀型,经前乳房胀痛者,加柴胡 9 克,陈皮 12 克;肾虚挟瘀型,加淫羊藿 18 克,紫石英 30 克;湿热瘀阻型,去炒小茴香,加金银花 3 克,蒲公英 18 克。凡不孕症患者输卵管不通,或通而不畅,或输卵管虽通但有少腹疼痛,或妇科检查发现附件区增厚、压痛者,皆可服用通任种子汤,治愈者颇多。有许多患者在本院或外院输卵管通液 3 次均不通,服上方数十剂,输卵管通畅(通液或子宫造影证实)。本方对气滞血瘀型及寒凝血瘀型疗效好。

方 39:养血助孕汤(李维芬经验方)·

【药物组成】 当归 15 克,川芎 10 克,白芍 12 克,生地黄、熟地黄各 15 克,淫羊藿 20 克,巴戟天 10 克,菟丝子 12 克,覆盆子 10 克,鹿角片 15 克,炙甘草 6 克。

【功　效】　养血填精,补益冲任,助孕安胎。

【适应证】　本方主要用于因肾虚引起的月经稀少,腰酸体弱,婚久不孕育等。

【用　法】　每日1剂,水煎,早晚分服。

【注意事项】　瘀血阻滞,癥瘕积聚者忌用。

方40:参连通管汤(李竹兰经验方)

【药物组成】　丹参30克,连翘24克,牡丹皮15克,当归15克,苏木15克,川芎9克,穿山甲12克,王不留行12克,车前子(包)12克,泽泻9克,牛膝15克,川楝子12克。

【功　效】　活血化瘀,渗湿通络。

【适应证】　瘀血、痰湿内停,胞脉受阻的不孕症。

【用　法】　月经干净后服药,每日1剂,每月服18～24剂,经来停药,连用1～3个月。

【加减运用】　子宫发育小者,加续断30克,何首乌30克,鸡血藤30克;血瘀型月经后期,量少,小腹冷痛者,加肉桂6克,乌药10克。

方41:温肾种子方(吴熙经验方)

【药物组成】　鹿角胶(烊化)15克,龟甲胶(烊化)15克,阿胶(烊化)15克,肉桂(冲服)4克,枸杞子20克,小茴香10克,杜仲15克。

【功　效】　温肾阳,填精血。

【适应证】　肾阳虚,精血亏之不孕症。

【用　法】　每日1剂,水煎,早晚分服。

【注意事项】　月经干净后连服7剂,3个周期为1个疗程。服药期间禁房事。

方 42：通管猪蹄汤（吴熙经验方）

【药物组成】 猪蹄甲 90 克，路路通 30 克，牛膝 10 克，赤芍 15 克，香附 10 克。

【功　效】 养血活血，利气通络。

【适应证】 瘀血气滞阻于胞脉之不孕症，临床上较适用于输卵管不通所致的不孕症。

【用　法】 每日 1 剂，水煎，早晚分服。服药时可加适量黄酒，本方在排卵期前一个星期开始，连服 7 天。

方 43：育麟Ⅲ号方（陈沛嘉经验方）

【药物组成】 全当归 15 克，炒赤芍、炒白芍各 10 克，淫羊藿 15 克，仙茅 12 克，金樱子 15 克，穿山甲 10 克，苏木 20 克，菟丝子 10 克，阳起石 20 克，路路通 15 克，细辛 5 克。

【功　效】 补益冲任，化瘀散结。

【适应证】 肾阳不足，冲任虚损，胞脉受阻不孕症。

【用　法】 每日 1 剂，水煎，早晚分服。

【注意事项】 遇新病及月经期暂停。

方 44：通管方（张淑明经验方）

【药物组成】 当归 12 克，赤芍 12 克，牡丹皮 12 克，路路通 10 克，败酱草 15 克，枳壳 12 克，淫羊藿 12 克，续断 15 克，法半夏 12 克，陈皮 3 克，制香附 12 克，砂仁（后下）5 克。

【功　效】 活血行气，通络解毒。

【适应证】 输卵管阻塞（炎性）之不孕症。

【用　法】 每日 1 剂，水煎，早晚分服。月经周期第八天始服，连服 7 剂。本方适用于湿瘀互结者，可配合中药外敷。外敷药：野菊花 15 克，金银花 15 克，蒲公英 30 克，栀子

15 克,吴茱萸 15 克,1 个疗程为 15 天。

方 45:女子不孕方(杨汝骥经验方)

【药物组成】 麻雀蛋(煮熟去壳)5 个,枸杞子 15 克,肉苁蓉 15 克,菟丝子 15 克。

【功　效】 温肾补肝,益血助孕。

【适应证】 肝肾不足,胞宫虚寒之原发、继发性不孕症。

【用　法】 每日 1 剂,吃蛋服汁,长服助孕。肝肾阴亏,相火内动者忌服。

方 46:调经助孕片(国培经验方)

【药物组成】 淫羊藿 15 克,紫石英 30 克,菟丝子 30 克,续断 15 克,肉苁蓉 12 克,当归 12 克,杭芍 12 克,川芎 6 克,熟地黄 12 克,何首乌 12 克,阿胶 12 克,鸡血藤 15 克,香附 12 克,砂仁 6 克,陈皮 9 克,紫河车 15 克。

【功　效】 益肾养血,调经助孕。

【适应证】 肾虚血亏之月经后期,量少,闭经,不孕。

【用　法】 按比例配料加工制成片剂,每次 10～15 片,每日 2 次,口服。

【注意事项】 经期停服,凡阴虚火旺者不宜服用。

方 47:通脉大生浸膏片(卓启墀经验方)

【药物组成】 杜仲、桑寄生、紫河车、续断各 30 克,菟丝子 60 克,荔核、枸杞子、肉苁蓉、砂仁各 15 克,艾叶、茯苓、当归、山药、何首乌各 24 克,乌药 15.5 克,车前子 6 克。

【功　效】 温肾补血,调补冲任。

【适应证】 肾虚精亏,冲任脉虚不孕症、经闭、月经后期。

【用　法】　此方加减制成通脉大生浸膏片,每片 0.3 克,相当于原生药 0.7 克,每日 3 次,每次 5～8 片。阴虚有热者慎服。

方 48:调经赞育汤(高慧芳经验方)

【药物组成】　何首乌 15 克,女贞子 9 克,墨旱莲 12 克,当归 12 克,熟地黄 12 克,续断 12 克,桑寄生 12 克,党参 15 克,枸杞子 15 克,肉桂 3 克,甘草 6 克。

【功　效】　调经理血,补肾赞育。

【适应证】　肾虚精血不足胞脉失养之不孕症。

【用　法】　每日 1 剂,水煎,早晚分服。经后连服 3 剂。

方 49:种子丸经验方(章庸宽经验方)

【药物组成】　白附子 3 克,桂心 3 克,制没药 30 克,淮牛膝 30 克,山茱萸 30 克,细辛 3 克,白蔹 30 克,白及 3 克,石菖蒲 6 克,茯苓 3 克,当归 9 克,红参 9 克,制乳香 6 克。

【功　效】　温阳散寒,调经种子,燥湿止带。

【适应证】　寒湿血瘀凝滞胞宫之不孕症。

【用　法】　共研细末,炼蜜为丸如桐子大,每日 2 次,每次 13 丸,米酒为引。服药期间忌食生冷。两周内禁止性生活,经来或经水一个半月未至停药。

方 50:温润填精汤(黄绳武经验方)

【药物组成】　党参 15 克,白术 12 克,茯苓 15 克,甘草 6 克,当归 10 克,川芎 9 克,香附 12 克,熟地黄 20 克,白芍 15 克,枸杞子 15 克,菟丝子 15 克,鹿角胶 15 克,川椒 6 克,紫河车 30 克。

【功　效】　温肾填精,调补冲任,补气养血。

【适应证】　肾阳不足,冲任脉虚之不孕症。

【用　法】　每日1剂,水煎,早晚分服。

方 51:加味养精种玉汤(黄绳武经验方)

【药物组成】　当归15克,熟地黄20克,白芍15克,山茱萸15克,枸杞子15克,牡丹皮10克,龟甲30克。

【功　效】　滋阴养血,调冲益精助孕。

【适应证】　肾阴不足,阴虚火旺不孕症。

【用　法】　每日1剂,水煎,早晚分服。

方 52:调经育麟丹(韩冰经验方)

【药物组成】　当归10克,杭芍10克,川芎6克,熟地黄15克,山药15克,菟丝子15克,覆盆子15克,枸杞子15克,白胡椒6克,肉苁蓉10克,鹿角霜15克,蛇床子10克,丁香5克。

【功　效】　补肾养血,调经种子。

【适应证】　肾虚型女性不孕症。

【用　法】　于月经第六天开始服用,每日1剂,水煎,早晚分服,至再次月经前5天,改服理气调冲,和血调经之品;或按方中剂量比例配制丸剂,每丸9克,每日2丸,口服。服用时间如上法。

方 53:自拟求嗣方(陈筱宝经验方)

【药物组成】　当归15克,川芎10克,香附10克,泽兰10克,红花10克,丹参30克,牛膝10克,艾叶15克,续断15克,益母草30克,月季花10克,赤砂糖适量。

【功　效】　调气疏肝,祛瘀生新。

【适应证】　妇女不孕之属气血郁滞者。

【用　法】　每日1剂,水煎,早晚分服。

【加减运用】　月经先期,加赤芍、牡丹皮;后期,加鹿角、巴戟天;经行腹痛,加延胡索、木香;腰酸,加秦艽、杜仲。

方54:助孕汤(崔玉衡经验方)

【药物组成】　熟地黄15克,当归15克,炒白芍15克,川芎10克,吴茱萸6克,官桂3克,淫羊藿15克,仙茅6克,沉香5克,醋香附20克,炙甘草6克。

【功　效】　气血双补,益肾固冲。

【适应证】　身体素弱,脾虚血亏不孕者。

【用　法】　每日1剂,水煎,早晚分服。

方55:嗣育丹(崔玉衡经验方)

【药物组成】　当归30克,熟地黄30克,川芎15克,炒白芍15克,醋香附30克,沉香6克,云茯苓20克,苍术15克,紫河车15克,巴戟天30克,淫羊藿30克,菟丝子20克,砂仁6克。

【功　效】　补肾精血,调经温宫,健脾行瘀。

【适应证】　冲任虚损,久不受孕。

【用　法】　上药可服汤剂,每隔1～2日1剂,间断口服;也可研为细末,炼蜜为丸,每丸9克,每次2丸,每晚1次,连服3个月为1个疗程。服药时间,一般以经净后3日用药,经前1周停药,此须因人因证而异,并嘱患者要密切配合,坚持服药,定有嗣育之效。

方56:天英消癥系列方(周文瑜经验方)

【药物组成】

口服方:皂角刺10克,蒲公英30克,柴胡6克,白芍10

克,穿山甲 10 克,红花 10 克,当归 12 克,乌药 10 克,青皮 10 克,陈皮 10 克,路路通 6 克,香附 10 克。

灌肠方:皂角刺 15 克,蒲公英 30 克,川厚朴 15 克,大黄 10 克,金银花藤 30 克。

药包外敷方:皂角刺 15 克,蒲公英 30 克,路路通 15 克,威灵仙 20 克,乳香 20 克,没药 20 克,红花 15 克,透骨草 15 克,赤芍 15 克。

【功　效】　清热解毒,消瘀通络。

【适应证】　输卵管粘连所致不孕症。

【用　法】　口服方每日 1 剂,每周 5 剂,8 周为 1 个疗程。灌肠方每晚 1 剂,50～100 毫升保留灌肠,经期停用。若大便稀溏或腹泻者灌肠方中去大黄。药包外敷方做成包,蒸 40 分钟,下腹两侧各 1 包,敷 30 分钟,可重复使用 2～3 次,疗程不限。

方 57:加味三香散(董国立经验方)

【药物组成】　木香 10 克,檀香 10 克,沉香 10 克,川乌 10 克,细辛 10 克,白豆蔻 10 克,甘草 6 克。

【功　效】　温经散寒,行气开郁。

【适应证】　适用于因寒凝气滞引起的不孕症、月经不调、痛经、崩漏诸疾。

【用　法】　每日 1 剂,水煎,早晚分服。亦可共为细末成散,每次 1.5 克,每日 2 次,口服。

方 58:助育汤(张发荣经验方)

【药物组成】　胎盘 1 个,黄芪 60 克,当归 10 克,生姜 15 克,大枣 30 克,枸杞子 30 克,党参 30 克,山茱萸 15 克,菟丝子 15 克。

【功　效】　补肾助育。

【适应证】　肾虚所致不育、不孕症。

【用　法】　胎盘洗净，余药用布包与胎盘同时久炖，食汤和胎盘，每剂服 2～3 日，每周服 1～2 剂。

方 59：暖宫促孕汤（谢海洲经验方）

【药物组成】　艾叶 15 克，香附 10 克，吴茱萸 10 克，当归 10 克，川芎 10 克，熟地黄 15 克，赤芍 15 克，续断 15 克，肉桂 5 克，黄芪 15 克，狗脊 15 克，桑寄生 15 克，小茴香 5 克，台乌药 10 克。

【功　效】　暖宫促孕。

【适应证】　肾阳虚衰、胞宫寒冷、经少后错兼有痛经以致久不受孕。

【用　法】　每日 1 剂，水煎，早晚分服。

方 60：逐瘀助孕汤（马宝璋经验方）

【药物组成】　牡丹皮 15 克，赤芍 20 克，柴胡 15 克，黄芩 20 克，香附 20 克，延胡索 15 克，金银花 50 克，连翘 20 克，海藻 20 克，牡蛎 50 克，皂角刺 15 克，牛膝 20 克。

【功　效】　逐瘀助孕。

【适应证】　适用于血瘀气滞型不孕症，夹热者多，夹寒者少。

【用　法】　使用本方治疗的最佳时间是月经间期至月经前期，一般在经前 10～14 天开始服用，每日 1 剂，服至月经第二天。此时血海中血多气盛，用药易达病所，且可借月经来潮之机，达到因势利导的祛瘀目的。根据中医学月经理论的认识,对个别病人,也可在经净后服用六味地黄丸 1 丸,每日 2 次,服用 1 周,以补血海之虚,扶正以利祛邪。

方 61:不孕民间流传验方(民间流传验方,刘云鹏老先生整理)

【药物组成】 沉香、白豆蔻、川乌片、北细辛、粉干葛各 3 克。

【功　效】 温肾通络,理气种子。

【适应证】 适用于妇女不孕或子宫偏小,属肾阳偏虚,肾气虚寒所致。

【用　法】 在月经净后当天服 1 剂,3 个月为 1 个疗程。为了方便病人服用,后将此方药共为细末,1 剂药量分做成 3 粒蜜丸(30 克),于月经净后当天分 3 次服完,或配合其他调经种子方药应用。

方 62:补肾泻浊汤(梁文珍经验方)

【药物组成】 菟丝子、枸杞子、淫羊藿、金银花、紫花地丁、车前子、牡丹皮、泽泻、川牛膝、怀牛膝各 10 克,薏苡仁 20 克,黄柏 5 克,生甘草 9 克。

【功　效】 补肾泻浊。

【适应证】 适用于免疫性不孕。

【用　法】 每日 1 剂,水煎,早晚分服。

四、预防不孕症与优生优育

1. 生育问题应从什么时间开始考虑

生儿育女是每一个健康青年男女都心驰神往的事,那生育问题应该从什么时间开始考虑呢?严格一点讲,自从择偶寻觅异性朋友开始就应考虑这个问题。正确地选择配偶是能够迈向优生理想的第一步,这是因为人的禀赋素质是可以遗传的。明代医家万全曾说:"父母强者,生子亦强;父母弱者,生子亦弱。所以肥瘦长短,大小妍媸(美丑),皆肖父母也。"其大体意思是身体强健的父母所生子女身体也强壮,反之则不然,就是子女个头的高矮、形态的胖瘦、长相的丑俊大多也与父母有近似之处。鉴于人类具有这种生物性与生理性的遗传特征,也就要求青年男女为了使得未来的家庭更温馨,为了能生育一个健康、聪明、伶俐可爱的小宝宝,一定要认真、正确、科学地选择配偶,迈好这关系到未来子女素质大事的关键一步。

2. 婚前应该做哪些准备以避免不孕症的发生

(1) 了解对方的健康状况:在恋爱中,男女双方都需要了解对方的身体健康状况及家族疾病史等,这是因为父母的健康是孩子健康的基础。对方患有各种急慢性疾病、传染病、精神病,特别是遗传性疾病,更需要认真细致的了解。

遗传性疾病可通过生殖细胞(精子与卵子)携带的遗传因子而传给孩子使其发生疾病,并且一代一代地传下去。遗传性疾病有数千种之多,对人类健康及生命危害很大。从医学遗传学的角度来看,人类的遗传病可分为三大类:其一是单基因遗传,如结肠息肉、全色盲、血友病、慢性肾炎、佝偻病等;其二是多基因遗传病,如唇裂、腭裂、精神分裂症、原发性高血压等;其三是染色体病,指的是染色体数目的增多或减少、染色体结构改变等,染色体异常可引起性腺发育不全、先天性睾丸发育不全等。这就需要在结婚前通过男女双方充分的了解及必要的婚前检查及早发现,以免对后代造成不良影响或造成不孕症的发生。

(2)避免血亲择偶:所谓血亲就是指有血缘关系的亲属。血亲又可分为直系血亲与旁系血亲。直系血亲是指与自己有直接血缘关系的亲属。假若从自己往上推,如亲生父母、祖父母、外祖父母等都是长辈直系血亲;再从自己往下推,如亲生子女、孙子孙女、外孙等则系晚辈直系血亲。旁系血亲是指与自己有间接血缘关系的亲属,是与自己同出一源,而又非直系血亲者,如同胞兄弟姐妹、堂兄堂妹、表兄表妹等,则都属旁系血亲。

我国《婚姻法》中明确规定,三代以内的旁系血亲之间不能通婚,这是为了避免血缘近亲结婚,防止遗传性疾病的发生。那么,怎样来计算旁系血亲的"代"呢?下面我们举一个简单的例子：假若说姨表兄妹定了亲，男女双方则可先由本人经过母亲上推至同出一源的外祖父和外祖母，这样外祖父母即为第一代，男女双方各自的母亲（对方的姨母）即是第二代，表兄妹之间即为第三代。因为表兄妹之间属于三代以内的旁系亲属，所以他（她）们不能结婚。按着这种方法计算，属于堂兄弟姐妹、姨或姑表兄弟姐妹等均为三代以内旁系血亲，都不能通婚。如果从遗传学角度来讲，第四代乃至第五代旁系血亲也不宜通婚。

（3）洞察伴侣的禀性素质：禀性意为人的本性，包括性格与身体禀赋，素质字面意思也是指人的素体本质，也包括性格、体质、能力等多个方面。从优生优育的角度来讲，婚前的青年男女需要了解对方的禀性素质，主要有身体素质，（即体质）和脾气性格两个方面。

人的体质也可以称作人的生物性素质，人的生物性素质是指生来所具有的解剖生理特点，这些特点是通过遗传获得的，在医学上称为遗传素质。由于人的素质有遗传因素，因此要想生一个聪明健康的后代，在配偶的选择上必须要挑选一下对方的生物性素质如何。俗话说："龙生龙，凤生凤，老鼠的孩子会打洞。"这话虽不一定完全正确，但它反映了遗传素质的特点与重要性。一般来说，配偶双方身体强壮所生子女也比较强健，反之则不然。

人的素质还有很重要的一个方面，那就是脾气性格。人的脾气性格是不完全一样的，不同的人有不同的性格特点，既有其生物遗传因素，又受诸多客观因素的影响。素质较差的人，婚前为了骗取对方而表现的殷勤嘴甜，婚后则会暴露出真实的面目,这样的夫妻生活很难和谐,感情不可能融洽,这会对胎孕造成严重不良影响。奉劝那些一味追求仪表潇洒,一切向钱看的男女青年,万万不可让异性的甜言蜜语和仪容、金钱所迷惑,以免给自己和后代都带来不幸。

(4)力求与生活伴侣志同道合:编者认为,志同道合是选择恋人首先要考虑的大前提。所谓志同道合,不一定是男女双方都从事相同的职业,而是要求彼此间的理想与志趣大体上一致,具有共同的生活理想,只有这样才能奠定可靠的爱情基础,建立起美好而又牢固的家庭,给未来的宝宝提供一个温馨和睦的环境,有利于宝宝智能与体质的健康成长。否则,双方缺乏共同的理想与志趣,单凭对方的权势地位、财物富有,或仅跳上几次舞,吃上几顿饭,便一见倾心,往往会因志不同道不合而导致分道扬镳,各奔前程。

总而言之,择偶是一件非常严肃的事情,择偶必须要以感情为基础,要全面认真地了解分析对方,志同道合的伴侣才值得依托。否则,双方对人生的价值,对事业的看法,对家庭的态度等问题上如若有较大的分歧,未来的生活是不会美满的,留给下一代的不良因素也很多。

(5)提倡自由恋爱,反对新时代的"包办婚姻":很多人认为编者在这里"杞人忧天",觉得包办婚姻早就被丢弃在历史的长河里了,现代人怎么还会有包办婚姻的现象呢? 其实不然。现代的青年男女虽然都已经有了"自由恋爱"的主张与思想,但是由于各方面的压力与原因,很大一部分的青年男女会被长辈或同龄人"逼"着去相亲,"逼"着去恋爱,"逼"着结婚,很多人戏称这是新时代新形势下的"包办婚姻",很多青年男女并没有真正的建立起感情,也并没有享受过"自由恋爱"的幸福。

感情可以影响优生早已被大量的科学研究和客观事实所证实。因为感情是否融洽,可影响受精过程和受精卵的质量,继而可影响胎儿发育;不良情绪是造成胎儿发育不良和先天性疾病的因素之一。再则,父母间的感情对子女身心健康也有直接影响。因此,我们主张青年男女需在自由、宽松地环境下,谨慎地选择自己的终身伴侣。

3. 婚前如何做利于婚后的优生

婚前的生活调摄,对婚后的自身健康及后代禀赋都有着很大的影响,应引起足够的重视。这里主要介绍以下几个方面。

(1)科学安排饮食:饮食是维持人体正常代谢的基础,从营养学的角度说,糖、蛋白质、脂肪等营养素比例合理才能确保身体的健康。随着人们物质生活条件的改善,膳食结构比以前有了很大的不同,人们的鱼、肉、禽、蛋、奶的摄入量增大,导致了许多的胖小伙和胖姑娘。这看起来是一种物质享受,实际上是造成动脉硬化、高血压病、冠心病等病的祸源,既危及自身的健康,也会给后代产生不良影响,十分不利于优生优育。有一些女性不孕症与男性不育症的诱因就是饮食的失调。例如,摄入过多含有激素的食物会引起女性体内性腺轴的功能紊乱,从而导致多囊卵巢综合征等疾病出现;许多男性的精液不能液化也与平日里的饮食失调有直接关系。

这里更值得一提的是,当今的年轻人酗酒、吸烟的比例相当大,从自身健康与未来后代的聪慧健壮考虑,还是要戒除这些不良嗜好。

(2)积极参加锻炼:体育锻炼是健身强体、陶冶情操的一种运动形式,适宜年轻人的体育锻炼项目比较多,如跑步,打篮球、乒乓球、排球等,都可使人心旷神怡、身体轻爽。经常参加体育活动不仅锻炼了运动系统,也锻炼了心、肺、胃肠道等器官,使之功能旺盛,配合协调,从而促进全身的新陈代谢,加强全身的防御功能,增强体质。

由于青春期是生长发育的旺盛时期,机体的各系统如神经、运动、循环、呼吸、内分泌、消化、生殖、血液等,都会出现一个飞跃的变化,这一时期的体育锻炼应科学、适度地安排,确保青春期的良好发育,进而保证这一时期的年轻人能够承担学习、工作和生活的重担。从医学角度给这一阶段年轻人的运动建议主要有以下两点:①要保持正确的立、坐、卧、行的姿势,使全身骨骼正常生长,还要多做一些体操、健美操等,以促进人体支架、曲线的充分发展。②多做一些下腰、劈叉、压腿、踢腿、转肩等伸长韧带组织的练习,尤其是女青年做这些活动可以为以后的正常分娩奠定良好的基础。

(3)认真工作学习:婚前这段青年时期,正是一生当中朝气蓬勃,不知疲劳,干劲很足的最佳时期,对一个人的影响很大。如果全部投之于谈情说爱,不仅会影响一生的事业,而且对后代也将会产生不良影响;如果将旺盛的精力投之于工作与学习之中去,将会有颇多的受益。

科学观察认识到,人的智力在 20 岁以前急速上升,20～25 岁发展到最高水平,以后则有逐渐下降的趋势。在结婚以前这段时间,要正确地处理好恋爱婚姻与工作事业的关系,既不能只考虑工作学习而抛弃婚姻家庭,更不能一味沉溺于爱河之中不能自拔,俗话说:"少壮不努力,老大徒伤悲。"而过早地谈情说爱,势必要浪费一定的精力和时间,将对工作学习带来很大影响,特别是年龄尚小的青年,人生观还未定型,兴趣、爱好、理想、志愿等有可能产生很大变化,这一时期的恋爱成功率非常低。

由此看来,在年龄尚轻的时候要以工作学习为重,不要在恋爱问题上过早过多地耗费心机。只要工作干好了,事业上又取得了一定成绩,自然就有"意中人"会向你招手。把爱情的巨大能量寓于工作与学习之中,这样才能使爱情更加美好。

(4)讲究梳妆打扮:梳妆打扮不光是为了装饰和漂亮,这里边也要讲究科学。就婚前的男女青年来讲,普遍都想把自己打扮得更漂亮一些。这种爱美之心固然可以理解,但切勿因追求修饰而忽视了自身健康,以及对下一代的影响。需要注意以下几点。

①衣着要随身合体。一年有春夏秋冬四令的变化,尤其是在冬季一定要注意保暖。大部分青年男女为了保持体形的美,无论天气有多冷总不愿添加棉衣。在门诊我们接触到的不少青年人关节痛、风湿病、雷诺病等就是由于冬季受寒凉侵袭而造成的,这一点应该引起婚前青年男女的注意。衣着的加减必须要顺应时令,以避免因衣着单薄而冻坏身子。

　　另外值得一提的是,有的女青年怕难为情而喜欢束胸,穿紧身小褂;部分男青年爱把腰带勒得紧紧的,好显得潇洒利落,实际上这样做对身体正常发育很不利。束胸能影响胸廓的扩展和肺活量的增大,成了胸部发育的障碍,而且由于乳房被紧束,乳头容易内陷,这会影响将来孩子的哺育,还容易发生哺乳期乳腺炎,危害很大,应引起女青年的重视。男子勒腰固然是显得利落,但勒得过紧也会妨碍内脏的发育。围腰带的部位,正是肠道所在,肠道长期受挤,就会推挤胃、肝、脾等内脏,影响这些内脏的活动和血流的出入。同时胃肠往上顶,占据了肺的地位,连呼吸都会受影响,对身体内脏器官的正常发育很不利,必须要引起男青年的注意。

　　②美容宜权衡利弊。爱美是人的本能,尤其是女青年的爱美之心更为强烈。俗话说:"看人先看脸。"面部的打扮要借助于一些化妆品。每一位青年女子无一不备有各式各样的化妆品,这是人们生活水平提高与追求美的具体体现。但在使用化妆品时一定要权衡利弊。日常生活中的化妆并不是舞台上的那种浓施油彩,画眉描唇,最好要自然一些,要给人一种俊美、高雅、协调、舒服的感觉,切不可因唇线涂的过火、眼线颜色太深、眉毛涂的太浓、胭脂的边界过清等而让他人看上去感到刺眼。

　　在婚前期由于性已成熟,内分泌腺也比较旺盛,这时经常会出现粉刺、斑疹、出汗过多、面部及头发油滑等,有些女子会觉得影响到仪容的美而猛用化妆品,其实这时使用过量的化妆品作用会适得其反,往往会因化妆品的刺激而使粉刺更趋加重。我们在门诊工作中经常遇到这种情况,对于这类求诊者我们都嘱咐她们停用化妆品,尽量多接触一点新鲜空气和适度的日光照射。实践证明,女青年面部的某些皮肤病,如粉刺、疖子等,如此的调理方法比用那些所谓治疗作用的高级化妆品的效果要好得多。

这里讲的意思并不是反对青年人使用化妆品,而是说在使用时要注意权衡利弊。因为有不少的化妆品中所含的成分对身体有一定的不良反应,如果长期使用有时会给身体带来不良影响。化妆要考虑整体效应,绝不可单纯为了漂亮而置身体健康于不顾。

③不宜过早或经常穿高跟鞋。有许多女青年,甚至某些中小学女学生都喜欢穿高跟鞋,这样对身体正常生长发育会造成不良影响。

由于婚前阶段的相当一部分女青年还处在生长发育阶段,骨结构以软骨成分为主,骨组织内含水分和有机物多,无机盐(钙)少,骨骼柔软有弹性,容易变形弯曲。因比,女性青少年过早或经常地穿高跟鞋,会使骨盆和足部形态发生变化,特别是骨盆的形态一旦发生变化,往往容易导致将来分娩的困难。

骨盆不是一块完整的骨体,而是由骶骨、尾骨、髋骨(左右两块)互相结合,借助韧带和关节而形成的一个骨环。这些骨骼大约从7岁开始结合,全部的结合过程要到25岁左右才能完成。骨盆是身体传递重力的一个重要环节。在赤足或穿平底鞋站立时,全身重量由全足负荷,穿高跟鞋时则因形态的改变,身体重力的传递发生了变化。为了保持身体重心平衡,上体前倾,臀部突出,膝关节被动僵直,全身重量负荷在脚掌,这样就破坏了人体正常的得力传递负荷线,使骨盆负荷加重,骨盆侧壁被迫内收,会发生骨盆入口狭窄,导致成人期分娩的困难。

为了保障女青年的正常生长发育,不宜过早或经常地穿高跟鞋,在生长发育期最好还是穿既能保持正常体位而又美观大方的鞋。

(5)烟酒不宜过量:吸烟喝酒对健康有害是妇孺皆知的事,可仍有不少青年本来不会吸烟喝酒而视之为一种时髦去效仿。倘若染上这种劣习后,对自身的健康及对后代的影响都很大。

在烟草中含有尼古丁等20多种有害成分,青年人吸烟无度,时间长了对身体造成危害,长期过量吸烟给后代的遗传素质及智能发育造成不良影响。

酒喝多了会发生急性酒精中毒,对人体健康造成危害,还可能导致男性精液异常,更会提高畸形儿的出生率。总之,婚前饮酒对自身有很大危害,对后代也极为不利,青年男女在婚前绝不可染上这种嗜好。

(6)勿犯手淫劣习:对于手淫的利与害问题,在学术界尚存有争议,有的认为这种自慰行为可使青年男女既得到心理与生理上的满足,又不会影响身体健康。但即使对身心健康没有多大影响,也还是不为为好。凡是以手淫自慰者,多数人心理都有一定的顾虑,并要消耗一定量的阴精。中医学认为,人身有精、气、神三宝,第一"精"。肾中所藏的精愈充盛则身体就愈是健康,精的盈亏对一个人的生长发育和生殖能力及后代质量的高低均有非常密切的关系,只有身体强健的男女两性之"精"的结合,才能生出健壮结实、聪明伶俐的子女来。东汉哲学家王充就认为,人的体质强弱,寿命长短,智能高低,不在于天,而与父母所给的禀赋(遗传素质)有关。他指出:"父母体健,则禀气必厚;父母体弱,则禀气必薄""禀气强则其体强,体强则寿命长;气薄则其体弱,体弱则命短,命短则多病寿短。"说明了父母体质强健,就可以给后代一个好的素质,反之则后代体弱多病。用中医学的观点来认识,肾气的强与弱,肾精的盈与亏,就决定了整个有机体的强弱虚实。倘若因为屡犯手淫,过多地耗损了肾精,不但自身健康受影响还会殃及后代的健康。

从现代医学的观点来认识手淫的利弊问题,也是害多利少。长期过频手淫的结果,不是造成性中枢过于兴奋,就是使性中枢衰弱。经常手淫,勃起中枢首先兴奋,对刺激就会很敏感,有时甚至因盖得太暖,被子太重,或穿了较紧的裤子,都会引起阴茎勃起,勾起脑内性中枢的活动。反复兴奋的结果,脊髓的勃起中枢就会负担过重,形成性中枢衰弱,等到成年结婚以后容易出现阳痿,反而不能勃起。勃起中枢的经常兴奋,必然会传给射精中枢以不断的刺激。本来射精中枢的兴奋性低而慢,但频繁的兴奋也能使射精中枢的功能趋向失常,不是频发遗精,就是结婚以后还未交合精液便已早泄。如果是女青年常犯手淫,可以引起小腹经常充血,导致月经不调、痛经等一类疾病的发生。不论男女,凡经常手淫者多数都表现为精神萎靡、无精打采,记忆力差、头晕发沉、晚间失眠,工作学习效率降低。

鉴于上面谈到的这些,青年男女最好不要有手淫的坏习惯,以保证自身的健康及婚后生活的正常,并将其良好的自身素质遗传给后代。

4. 怎样进行婚前检查以避免不孕症的发生

结婚之前健康检查包括的内容很多,主要有:①了解双方有无血缘关系,是不是直系亲属或三代以内的旁系亲属,以及时发现和制止近亲结婚。②对男女双方及其家庭主要成员,尤其是父母亲的健康状况进行详细的了解,查明有无遗传病、精神病、传染病、麻风病,以及心、肝、肾等脏器的病史。③观察本人的发育是否成熟,精神、语言、行为有无异常,要特别注意检查有无各种畸形和先天异常,如小头症、白化病、先天性耳聋等。进行全面的体格检查和必要的特种检查,以判明是否存在严重的心、肝、脾、肺、肾等重要脏器的器质性病变。还要进行血型检查,以避免 Rh 因子不合造成的子女先天性溶血病的发生,目前在我国已普遍开展这项检查。Rh 因子抗原在我国汉族人的红细胞膜中 90% 以上都存在,开展这项检查还是很有必要的。④检查生殖器官是否正常,及时发现生殖器官有无畸形或异常,如男性的隐睾、尿道下裂、重度包茎等;女性的处女膜闭锁、先天性无阴道、阴道隔膜等。通过检查,根据具体情况及时做些必要的处理和治疗,以避免婚后带来不必要的麻烦和苦恼。⑤在体格检查的同时,还应进行必要的性教育、优生学宣传,以及对计划生育的安排、避孕方法的选择等指导性工作。⑥必要的时候,女方还需要进行内分泌检查以排除下丘脑-垂体-卵巢轴是否存在功能异常,还可使用基础体温测量法或超声下监测卵泡以观察排卵是否正常;男方需行精液常规检查。

进行婚前检查究竟安排在什么时间合适呢?这一问题很难硬性规定,还是从实际出发更为妥善。爱情是婚姻的基础,结婚是爱情的结晶。凡是青年男女双方觉得对方称心如愿,并且都默认对方即是自己的终身伴侣,其恋爱生活已接近升华到婚姻的境地以后,即可进行这方面的咨询与检查。

一般来说,婚前检查不宜过早,但也不能太晚,可以在办理结婚登记手续前 4~6 周进行。

5. 影响后代智商与体质的原因及预防措施有哪些

通过婚前检查,及时发现影响婚后生活美满与不利于优生优育的原因,采取积极的防范措施,有许多不尽如人意的问题是完全可以避免。

(1)对不能结婚者劝阻不要办理结婚登记:凡患有严重疾病足以影响配偶和后代,或结婚后对本人健康不利,或有严重生理缺陷不能发生性行为者,都应明确告诉受检者不能结婚的理由。这里主要是指男女双方为直系血亲和三代以内的旁系血亲者;有严重遗传病患者和先天畸形者,如先天愚型、克汀病等;严重的精神分裂症,其病情反复发作者;麻风病、梅毒、淋病等未治愈前;无法矫正的生殖器官畸形,婚后不能进行正常性生活等。

(2)对暂不宜结婚者应延缓办理结婚登记:有些病种虽然当时不宜结婚,但通过积极治疗后获得了痊愈,可以延缓办理结婚登记手续。主要包括患有精神分裂症或狂躁抑郁性精神病尚未痊愈者,各种法定传染病的隔离期以内,可矫正的生殖器官畸形,如男性包茎、尿道下裂、女子先天性无阴道、阴道隔膜等,这些都可通过手术加以矫正。

(3)对不宜生育者应在婚前做绝育术:有些病种虽能过正常的夫妻生活,但生育的子女易患先天遗传性疾病,对于这些受检者应劝导他(她)们在婚前先做绝育手术,以免未来出生的孩子不仅不能给家庭带来欢乐,反而成为父母的累赘。主要指发病率高而严重的染色体显性遗传病,如骨骼发育不良、成骨不全症、马方综合征、原发性癫痫、视网膜母细胞瘤、多发性家族性息肉、先天性肌僵直、进行性肌营养不良、肝豆状核变性、先天性心脏病等。患有这些病种的人,其后代的患病率很高,而且是代代相传,应该及早采取绝育措施。

(4)对遗传病所传男或女的不同应限制性别生育:有些遗传病有一个特点,有的只有后代中的男孩发病,有的则只有后代中的女孩发病,如血友病的遗传基因是由女性携带,是一种由母亲遗传的伴性遗传病,携带这种遗传基因的本人不发病,却使她的男性后代发病,而女性后代则又成为新的致病基因携带者,同样殃及其男性后代。对于这种伴性遗传病的妇女只宜生女孩,不宜生男孩。X连锁隐性遗传病的男患者与正常人结婚后,所生的子女中男孩正常,女孩为携带者,为了切断致病基因的传递,在明确了胎儿性别预测后应保留男胎,终止女胎妊娠;若女性携带者与正常男人结婚后,子女中有一半男孩患病,一半正常,女孩中有一半是携带者,有一半是正常的,这时可终止男胎妊娠,必要时保留女胎。

以上几点在具体操行当中可能会有不小难度,但是为了确保婚姻的幸福美满和子女的健康聪明,婚前男女需要严肃对待,密切配合医务人员的相关检查。

6. 新婚受孕的主要禁忌是什么

(1)忌新婚马上怀孕:刚刚结婚就受孕的现象十分普遍,认为早得儿女早享福,有许多老人称这是"坐上喜"。其实结婚后马上怀孕是弊多利少,至少可以说这不是最佳受孕时期。

新婚前后这段时间,男女双方为操办婚事,迎来送往,都已搞得十分疲倦,在过度疲倦的时候受孕,对胎儿是不利的,这些因素可严重影响精子与卵子的质量。另外,新婚宴尔,性事生活的频度较高,也会影响受精卵在子宫着床的环境,降低胎孕质量,势必要影响胎儿的正常生长发育。所以,新婚期不宜马上怀孕。

(2)忌旅途中受孕:旅游结婚是多数城乡青年乐意接受的,并且随着人们精神与物质生活的逐步改善,采取这种结婚形式的情侣有日趋增加之势。但有一点必须做到:即旅游当中不能怀孕。这是因为旅途中的疲劳,作息不规律等因素均不利于优生优育,有时甚至成为早妊期流产的诱因。

(3)忌年龄过小受孕:指不到最优生育年龄即受孕,在农村早婚早育现象较多,这严重影响人口素质的提高。

(4)忌高龄妇女受孕:年龄在35岁以上的妇女怀孕为高

龄受孕,虽然我国的《婚姻法》中提倡晚育,但不是让人们高龄受孕。生育年龄过晚往往会影响胎儿的质量和顺利的分娩。为了确保生育质量,还是将受孕年龄安排在35岁以前为好,以防为虞。但随着二胎政策的放开,许多高龄的女性有了生育二孩的计划,建议这一部分女性在专科医师的指导下备孕。

(5)忌在接触剧毒物质时怀孕:随着工农业生产的不断发展,剧毒物质在工农业生产中得到了广泛应用,如农村使用的各种剧毒农药,工厂职工经常接触的铅、汞、油类、苯、甲苯、过氯乙烯等有毒物质,都可对胎儿的生长发育带来极大危害,应引起足够的重视。从我们的观察当中发现,经常接触铅、汞等毒物者,可导致流产、死胎及婴儿出生后死亡等。有资料报道,孕妇接触多氯联苯、苯、甲苯、氯仿等毒物的,可增加自然流产、先天畸形、宫内窘迫、胎儿窒息等病症的发生率。

为了避免剧毒物质对受孕与胎儿的不良影响,应该在怀孕前3个月即避免接触这些有毒物质。若条件不允许时,如在农村洒农药时及工厂生产的过程中一定要加强劳动保护,绝不可疏忽大意。

(6)忌在患病治疗期间受孕:其原因主要有两个方面,首先是疾病可影响人的体质、情绪,以及精子或卵子的质量;其二是患病治疗时所使用的药物可能会对精子或卵子的结构产生不利影响。所以,夫妇任何一方在患病的治疗期间不宜怀孕。

(7)忌停服避孕药后立即受孕:女性使用的短效口服避

孕药的主要成分有人工合成的甾体类激素——孕激素和雌激素。这些激素在妇女体内自然存在。国内外有许多专家都对这类激素避孕药对胎儿的影响进行了研究,结果表明,在服用避孕药时怀孕,或停药后短期内怀孕,其胎儿先天畸形的发生率一般较高。观察表明,避孕药可使胎儿四肢、内脏、脊柱、肛门、外生殖器等发生畸形,如果在停用避孕药的当月或怀孕初期仍继续服药者,更会增加药物致畸的可能性。所以,长期服用口服避孕药的妇女,应该在计划怀孕前至少3个月就停用避孕药。

(8)忌流产后半年内再次怀孕:无论是人工流产还是自然流产以后,子宫内膜都会受到一定的创伤。如果在流产后立即怀孕,不仅胎孕难以保住,在分娩时还容易出现大出血。

另外,有流产史的产妇,特别是做过引产手术的产妇,还有一个显著的特点,即分娩时产程几乎比初产妇缩短2~3倍。接生人员如果对有流产或引产史的产妇按照一般初产妇的常规去处理,分娩时往往会给接生人员造成错觉,而弄得措手不及,造成流血过多,甚则危及产妇的生命。

(9)忌在经常过量饮酒后怀孕:有关酒对胎儿的危害后文还有相应介绍,这里还是很有必要强调,特别是那些滥饮无度的男青年,为了使你的妻子能怀上一个高质量的孩子,一定要节制饮酒,或干脆把酒戒掉。经常过量饮酒的青年人,受孕时间应该安排在戒酒后的10周以后。这是因为从精原细胞至发育成熟为精子的时间,一般需要70天左右的时间才能完成。如果有计划地安排受孕时间,一般都可有效地避免酒精对精子发育过程的影响,从而达到优生的目的。

（10）忌在情绪郁遏时怀孕：受孕怀胎是夫妇双方身心结合的结晶，精神情志因素对胎孕的影响甚大。夫妇双方都以心情愉悦的时候受孕，得子多聪明伶俐。反之，身虽交而心不合，或情不欲，此时受孕就非常不利于优生。特别是在情绪压抑，或满腹郁怒的情况下进行交合受孕则更属禁忌。

中医学很早就认识到："喜乐从阳，故多阳则多喜，郁怒从阴，故多阴则多怒。多阳多生气，多阴者多杀气，生杀之气，即孕育贤愚之机也。"（《妇人规》）可见情绪喜乐者就生发之气多，情绪郁怒者就肃杀之气旺，在这生发与肃杀两种不同的情绪中受孕，常隐藏着胎孕的聪明或愚笨的因素。所以，凡欲求子怀孕者，首先必须排除不良情绪的笼罩，做到夫妇心神俱怡悦舒畅，以为优生奠定良好的基础。

（11）忌在精神与物质准备不充时怀孕：受孕之前要有一定的物质与精神方面的准备。首先，必须先为孕妇及将要出世的婴儿提供一个安乐窝，如果没有安逸舒适的生活环境，对母子都会产生不良影响；再就是衣与食的问题也应做好充分准备；更重要的是在迎接小主人的到来之前，必须要有充分的精神准备。

7. 怎样早期预防不孕症的发生

怀孕虽然是结婚以后的事，但结婚以前就应积极预防不孕症的发生。这样讲可能有些人会觉得荒唐，其实不然，有许多不孕症就是在青少年时期，甚至是儿童时期，没有很好地注意而酿成的。如果从小就了解一些生理卫生知识，及时发现并治疗可能会引起不孕症的疾病,可以大大减少不孕症的发生率。其具体的预防措施主要有如下几点。

(1)及早了解生理卫生知识:女孩到了12～14周岁就会开始来月经,这是一种正常的生理现象,象征着女性生殖系统已逐步发育成熟。但是有些缺乏生理知识的少女对此感到恐惧害羞,每到经期即忧心忡忡,忐忑不安,这样日子久了就会导致月经不调,月经不调正是造成婚后不孕的主要因素。因此,月经初潮前后,老师及家长应及时正确地向女孩子们讲述生理卫生知识,并教会她们如何讲究经期卫生,消除不必要的恐惧和忧虑,对于预防婚后不孕有着十分重要的意义。

(2)积极防治各种疾病:女孩子讲究经期卫生是预防妇科疾病的关键。常见的妇科病如月经不调、痛经、阴道炎、宫颈炎、子宫内膜炎、盆腔炎、输卵管炎、功能性子宫出血等,这些疾病均有可能导致婚后不孕,如能积极预防以上病症的发生,则可大大降低婚后不孕症的发生率。

(3)愉快接受必要的妇科检查:大多数未婚女青年认为,婚前就到妇科去做一些检查是丢人现眼的事,就是患了某些妇科疾病,也不好意思去妇科检查治疗。如果患了妇科疾病不及时加以诊治,使病情继续发展,有些女青年的后果是不堪设想的。编者邻里一位女孩在18岁时患上了盆腔炎,因羞于去医院检查治疗,而是自己偷偷地去请游医治疗,结果不仅没能医好病,而且婚后两年多仍不怀孕,经检查是双侧输卵管阻塞,这位女青年如果能及早去医院检查治疗的话,很可能就能避免输卵管阻塞的发生。因此,力劝未婚女青年,只要发现自己有妇科方面的疾病,就要及时去医院检查治疗,以备不虞。

8. 怎样理解"欲种子,贵当其时"

《万氏妇人科·种子》中说:"种子者,男则清心寡欲以养其精,女则平心定气以养其血……欲种子,贵当其时。""种子"一词,是中医的一个术语,指的就是受孕。这段话所强调的是在准备受孕以前要节制房事,男积其精,女养其血,选好受孕时机乘时交合,则就会一举成功。

什么时候交合才算是适逢其时呢?《大生要旨》一书中讲得比较清楚。说道:"妇人一月行经一度,必有一日氤氲之候,于一时辰间,气闷而热,昏而闷有欲交接不可忍之状,此的候也。于此时顺而施之,则成胎矣。"妇女的这种"昏而闷有欲交接不可忍之状""氤氲之候"的出现,便正好是两次月经中间的排卵期,选择在这个时候交合当然也就容易怀孕。"但此机在瞬息之间,若未辟而投(也就是还未排卵而交合),施之太早;辟已而投,施之太迟。当此之际,自别有影响情状,可以默会,不可以言得也。惟有心人能觉之。"(《景岳全书·子嗣类·十机篇》)由此可见,适宜种子的交合时间很短,往往稍纵即逝,即不可过早,又不宜太迟,掌握好时机则一举成功,非时而合则徒劳无功。那些已选好受孕时间的年轻夫妇们细心体察,力争心想事成,怡情遂愿。

为了确实把握住女方的"氤氲之候",布种适逢其时,女方可进行基础体温测量,以便及时发现排卵期。基础体温测量的方法前文已详细介绍,正常的基础体温是经后期稍低,排卵期一般最低,排卵期以后则由于黄体形成并分泌黄体酮,作用于丘脑下部的体温中枢,使体温升高摄氏 0.3℃～0.5℃,直至下次月经来潮前 1～2 天才下降。形成月经周期前半期基础体温偏低,后半期偏高的双相温度。在温度最低的时候,正是排卵的时间,把握住这一时期乘时交合,其受孕的可能性就大。以上所述,也正是"贵当其时"的本意所在。

9. 如何理解"寡欲者,延龄广嗣之第一要紧"

明代医家万全曾说:"寡欲者,延龄广嗣之第一要紧也。""寡"就是少的意思,"延龄广嗣"乃指自身健康长寿与后代精明强壮。这句话的大体意思是说,想要健康长寿并想获得高质量的后代,第一要紧的就是要节制性事生活。但从优生角度讲,只要是交合的频度得到了适当的控制,相对地说男精女血也就增加了储备,这样不仅可以提高女性的受孕能力,同时还能提高所怀胎孕的质量。反之,如果像万全在《养生四要》一书中批评的那样,"不知宗祀为重,交接以时,情欲之感,形于戏谑,燕婉之私,朝暮阳台,故半百早衰,生子多夭且不肖也"。充分表明放纵情欲,既可使夫妇双方体质虚损,未老先衰,倘若在这种情况下受孕,又会导致所生育的子女寿命短促,质量低劣。所以,很有必要提醒年轻夫妇务须做到节制情欲,以确保自身与所生子女的聪慧强壮。

这里有必要再做一点解释,寡欲积精固然十分重要,但并不是说只有在女方的"氤氲"(即排卵)之时才能交合。正如万全所解释的"寡之者,节之也,非若佛老之徒,弃人伦,灭生理也"。关键是要求人们的性生活要施之有度,不可恣纵。如果男女双方健康状况都比较好的话,按每周行房1～2次的频度,一般不会因此而影响健康和正常的孕育。

10. 夫妻生活和谐与否对优生有什么影响

夫妻生活包罗的内容十分广泛,单就生育问题来讲其夫妻生活和谐除去感情因素外,更重要的是指夫妻性生活,只有男女双方共同愉悦才有利于优生。能否使得夫妻性生活和谐美满,这是关系到能否如期怀孕与所怀胎孕质量问题的大事。

男女在性生理方面有较大的悬殊,一般男性交接欲来的多数比较快,女方则相对慢一些;男方性的要求多数比较强,而女方相对弱一些;男方在性生活当中多数比较主动,而女性则表现的被动一些等。夫妻性生活处理得好则不仅有利于身心健康,也有利于优生种子,如若不然,则会有损于夫妻感情,也不利于优生种子。

可以断言,在体质、智力和经济、文化等条件相同或大体相同的情况下,夫妻感情浓笃深厚,性生活和谐者所生子女的质量,肯定优于夫妻不和,房事生活失谐者所生的子女。有人说私生子大多数比较聪明,如果承认这种说法是事实的话,并非有什么特殊的奥秘,那就是私生子之生身父母感情非常浓烈与性事和谐的缘故。由此看来,夫妻生活和谐与否,对胎孕质量有着重大的影响,这一点年轻夫妇务必高度重视,尽量让夫妻生活更加和谐。

11. 醉酒后入房交合都有哪些害处

醉酒后入房交合所带来的危害很大,既害己,又伤人,还会影响子女后代,实属危及家庭幸福美满与社会繁荣富强之大敌。下面分三点谈一下醉酒后入房交合对自己、妻室及子嗣所产生的危害。

(1)对自己的害处:前文已经将饮酒对生育的影响作了简单介绍。在司马迁《史记·仓公列传》里提到了酒的药用价值,曾用药酒治好济北王之"风蹶胸满"和菑川美人之难产,但同时也强调了酒后入房交合所造成的严重危害。《传》中记载,齐侍御史成患病,头痛且生痈疽"成之病得知饮酒且内",也就是醉酒入房所引起,仓公预言他"后八日呕脓死",果真"成即如期死"。淳于意所珍此案岂不令那些经常醉酒入房的人们引以为戒吗?

(2)对妻室的害处:有不少的人酗酒以后失其常态。由于酒的淫热之性而助动了欲火,此刻酗酒者犹如洪水猛兽,极情逞欲,及时行乐,女性强忍其怒而委屈从之。这种兽性的粗暴强行交合,与其强奸行为岂不类同?如此不只有害于男方,而对女方也是为害莫测。我们注意观察到的一些男性长期酗酒者,其女方的月经失调、盆腔炎、子宫肌瘤等妇科疾病的发病率都特别高,难怪《三元延寿参赞书》中告诫人们:"大醉入房,气竭肝肠,丈夫则精液衰少,阴痿不起;女子则月事衰微,恶血淹留生恶疮。"

（3）对子女的害处：酒后入房不仅是养生之一大忌，更是种子之不可为，在中医学里特别注重这一点。《玉房秘诀》中提出的"合阴阳指性事有七忌"之三忌就是"新饮酒……以合阴阳，腹部彭亨，小便白浊，以是生子，子必癫狂"。说明了酒后入房布种不利于优生。明代医家张介宾在《妇人规·子嗣类》中说："凡饮食之类，则人之脏器各有所宜，似不必过为拘执，惟酒多着为不宜。盖胎种先天之气，极宜清楚，极宜充实。而酒性淫热，非唯乱性，亦且乱精。精为酒乱，则湿热其半，真精其半耳。精不充实，则胎元不固……故凡择期布种者，必宜先有所慎，与其多饮，不如少饮，与其少饮，不如不饮，此也胎元之一大机也。欲为子嗣之计者，勿以此为后着。"张氏这段精辟的阐述主要讲了求子者进食不必于拘执，不宜挑精选肥，关键是要求子者戒酒，切莫精为酒乱，有害胎孕子嗣。的确，素多嗜酒且有滥饮者，每可有低智儿或畸形儿的诞生，所以奉劝年轻的育龄男女，为了下一代的聪明智慧，还是以戒酒为宜。

醉之为害，不可胜言，仅以上三者即足以警告嗜酒者醉后最忌入房交合。

五、辅助生殖技术

1. 主要的辅助生殖技术包括什么

近些年来，人类辅助生殖技术的飞速发展，使得既往许多较难治疗的不孕症疾病得到了治愈。人类辅助生殖技术也成为不孕症治疗中的重要补充与手段。辅助生殖技术指通过对卵子、精子和（或）胚胎进行特殊的人工干预，最终达到治疗不孕或不育的系列技术。主要包括以下几项内容。①人工授精。人工授精包括供精者人工授精与丈夫精子人工授精。②体外受精-胚胎移植。体外受精-胚胎移植技术包括常规体外受精-胚胎移植、卵泡浆内单精子注射、植入前遗传学诊断等。③体外受精。此为胚胎移植的衍生技术。以下选择辅助生殖技术的通识内容做简单介绍。

2. 什么是人工授精

人工授精是目前国内外广泛采用治疗男性不育的措施之一，指用非性交的手段，将精子置入女性生殖道内，使精子与卵子自然结合，以达到妊娠目的的一种治疗措施。人工授精根据精液的主要来源不同分为夫精人工授精和供精人工授精两种。夫精人工授精指授精用的精子来源于授精者的丈夫,精子是经过了一定的体外处理后置入女性生殖道内的。供精人工授精指授精用的精子来源于非授精者丈夫的健康志愿者。

3. 夫精人工授精和供精人工授精的适应证有哪些

(1)夫精人工授精适应证

①精液质量异常。一是少精子症,如丈夫的精子密度在不少于 2 次连续检查均 $<20\times10^6$/毫升,且 $\geqslant5\times10^6$/毫升;二是弱精子症,精子活动力低下,a 级精子 $<25\%$,或 a+b 级精子 $<50\%$;三是精子密度过高症,精子密度在不少于 2 次连续检查 $>100\times10^6$/毫升;四是精液迟缓液化症或不液化;五是精液量过少症,精液量不足 1 毫升使精液无法接触宫颈口与宫颈黏液;六是精子冷冻保存,在患者需接受影响生育的治疗,如细胞毒素治疗、涉及腹股沟区的放射治疗、长期使用影响精子质量的药物、输精管结扎术前。

②精子无法进入女性生殖道的病症。一是男性精液质量正常但生殖器官解剖异常,如严重尿道下裂、逆行射精、梗阻性无精子症,以及女性阴道与宫颈狭窄、子宫高度移位;二是精神神经因素,如阳痿、早泄、不射精及阴道痉挛。

③阻碍精子在女性生殖道内运行的病症或因素。一是女方的生殖道解剖结构和生理功能异常,如阴道或宫颈管狭窄、子宫高度屈曲、宫颈(腺体)发育不良、阴道痉挛、宫颈黏液过度黏稠或过少、精子-宫颈黏液不相容、宫颈炎症、宫颈

锥形切除后、宫颈息肉、宫颈肌瘤、电烫或冷冻治疗后等,二是某些免疫性不育症,如抗体阳性和性交后试验或精子-宫颈黏液试验异常等。

（2）供精人工授精适应证

①无精子症、严重的少精子症、弱精子症和死精子症。

②男方患有某些不便生育的遗传病。

③夫妇双方血型 Rh 不合而不能生育健康后代等。

4. 人工授精前需要做的检查与准备有哪些

（1）接受人工授精前女性应做的准备工作：①接受人工授精的女性年龄应该小于 45 岁,不孕时间在 2 年以上。②应确定生殖器官无任何影响受孕的疾病,激素水平正常,有正常生长发育成熟的卵泡,并能够将卵子正常排出。可通过测定基础体温及做 B 超检查进行判定,预先掌握好排卵的时间。③生殖道（阴道、宫颈、子宫、输卵管）经腹腔镜或子宫输卵管造影证实通畅,无慢性生殖道炎症,无支原体和衣原体感染,输卵管通畅,这是保证精子和卵子顺利结合并完成受精的前提。④确定子宫腔内环境具备适合受精卵种植和发育的条件,如子宫患有器质性病变或子宫内膜功能异常等都将影响受孕。⑤身体健康,无全身性疾病,无严重脏器病变、传染病、遗传性疾病和智能障碍。

（2）接受人工授精前男方应行精液检查,精液检查精子密度小于 20×10^6/毫升但不少于 5×10^6/毫升,处理后活精子数不低于 1×10^6/毫升。

（3）接受供精人工授精时，应对供精者排除遗传性疾病、传染性疾病，建立严格的供精制度。当供精人工授精有1~2次成功妊娠分娩者应予取消其供精的资格。

5. 人工授精前怎样诱发女性排卵

人工授精可在女性自然周期内进行，也可使用药物刺激诱发多个卵泡发育成熟并排卵后进行，以增加妊娠概率，这对于因疾病切除一侧输卵管的患者非常重要。所以，在人工授精过程中，诱发排卵是常用的方法。常用的刺激排卵的药物有：氯米芬（CC）、人绝经期尿促性腺激素，纯卵泡刺激素及人绒毛膜促性腺激素等。这些药物可以组成不同的方案，根据患者实际情况适当选用。常用药物诱发女性排卵的方案有以下几种。

（1）氯米芬/人绒毛膜促性腺激素方案：从月经周期第五天开始，每天口服氯米芬100毫克，连服5天；从周期第10或11天开始行B超监测排卵，根据卵泡发育情况，必要时可延长氯米芬的使用。当优势卵泡平均直径大于20毫米时，肌内注射人绒毛膜促性腺激素10 000单位。

（2）氯米芬＋人绝经期尿促性腺激素/人绒毛膜促性腺激素方案：从周期第三天开始，每天口服氯米芬100毫克，连服5天；从周期第五天开始，每天使用人绝经期尿促性腺激素2支肌内注射；从周期第七天开始，每日B超监测卵泡的数目、大小，当优势卵泡直径达到18毫米或2个以上卵泡大于16毫米时，停用人绝经期尿促性腺激素。由于不同患者对药物敏感性不同,反应差的患者可适量增加用量,每日可用到 2 支或 3 支;停用人绝经期尿促性腺激素 24 小时后,肌内注射人绒毛膜促性腺激素 10 000 单位。

6. 人工授精时间应如何选择

排卵后 24 小时内是最佳受孕时机,在应用药物促排卵周期中,一般于注射人绒毛膜促性腺激素 36 小时后会发生排卵,选择此时进行人工授精可提高受孕率。若在日常月经周期中监测排卵,可采用以下方法推测排卵日,选择人工授精的时机。

(1)根据月经周期推测排卵日:月经周期规律,平均周期在 28～32 天的患者,排卵一般发生在下次月经的前 14 天左右,人工授精可在此期间进行(排卵前 2～3 天和 24 小时内)。但是,由于卵泡发育受精神心理、环境等多种因素影响,故此方法仅能作为粗略推算排卵日的参考,还需参考更为准确的方法。

(2)根据基础体温推测排卵日:基础体温(BBT)是机体处于静息状态下的体温,具有正常卵巢功能的育龄妇女基础体温呈特征性双相曲线变化,在月经后及卵泡期基础体温比较低,特别是排卵日体温最低,排卵后体温上升 0.3℃～0.5℃,高温相一直持续到经前 1～2 天或月经第一天。人工授精时间应该选择在体温下降或上升前一天最为适宜(或基础体温升高前后 2～3 天)。

(3)根据宫颈黏液的变化推测排卵日:有正常卵巢功能

的育龄妇女,在卵巢性激素的影响下,宫颈黏液的物理化学性状有周期性变化。排卵期时,宫颈黏液的分泌量增多,含水量增加,宫颈黏液变得稀薄透明,黏液丝可拉长达10厘米以上。排卵后,在孕激素作用下,宫颈黏液分泌量减少,黏液变得混浊、黏稠,黏液拉丝度降低,仅能拉至1～2厘米。此外,一般在正常月经周期的第8～10天,取宫颈黏液涂片在低倍镜下可观察到结晶,至排卵期时,可在涂片上观察到典型的羊齿状结晶。当镜下观察见到典型羊齿状结晶,预示排卵即将发生,应在24～48小时行人工授精,此法可与基础体温测定相结合使用。

(4)尿黄体生成素测定:在月经周期第七天测定黄体生成素基础值,当B超显示卵泡达18毫米时,每6～8小时测尿黄体生成素含量。当黄体生成素＞40单位/升或较基础值升高1.5倍,为出现黄体生成素排卵分泌峰,在出现后的24～48小时将排卵,人工授精可选择在这段时间进行。

(5)B超监测:于自然周期的第10～11天开始或超促排卵周期的第九天开始行B超检查,连续每日或隔日观测优势卵泡的生长发育及排卵消失过程。在自然周期,成熟卵泡的征象为:卵泡平均直径＞18毫米,部分卵泡内壁可见半月形的突起线,卵泡周径线清晰可见,看似卵泡张力大,提示24小时内将发生排卵。在超排周期于卵泡达18～20毫米时注射人绒毛膜促性腺激素,注药后32～36小时将发生排卵,在此时之前行人工授精。

目前认为以上各种指标中,阴道B超监测及尿黄体生成素测定是预测排卵时间的最好指标,许多医院常将B超监测作为依据,依此推算授精时机。

7. 人工授精的操作方法有哪些

人工授精前需对精液进行适当的处理,目的是选择具有正常形态和生理特征的精子,去除死的、不活动的和凝集的精子及白细胞和精浆等成分,同时培养液中的一些物质(如白蛋白等)能适当提高精子活力和促进精子获能。去除白细胞分泌的一些细胞毒素和精浆中一些影响精子的获能、顶体反应,以及能干扰精卵识别和融合的成分。人工授精的操作方法有以下几种。

(1)阴道内及宫颈管人工授精:将液化后精液用一次性注射器接洁净导管注入阴道内及宫颈管内即可。这种方法成功率较低,目前已较少采用。

(2)宫腔内人工授精:需要用特制的导管,亦可用较细的塑料导管,注意导管的消毒。用0.9%生理盐水棉球擦拭外阴、阴道及宫颈管黏液,选用专用的人工授精管,吸取0.3~0.5毫升优质精子,置于宫颈管口内1~2厘米,缓慢地将精子注入宫腔内,若导管插入困难,必要时可用探针扩张宫颈管。人工授精后患者平卧休息30分钟即可起床活动。

(3)输卵管内人工授精

①宫腔镜下插管法。在宫腔镜下行输卵管插管,插管成功后直接通过导管将精子悬液50微升(含10 000~50 000条精子)注入输卵管壶腹部-峡部交界处。

②导管插入法。用特制可侧曲的导管凭施术者感觉或

在超声引导下行输卵管插管,注入精子悬液 50～100 微升。

③宫腔精液灌注法。将一根预先注满精子悬液的导管放入宫腔,在导管气囊内注入 1～1.5 毫升生理盐水膨胀后向外轻拉,封闭宫颈内口。然后在 1～2 分钟向导管缓慢注入 3～4 毫升精液悬液,当宫腔压力升高至输卵管内口张开,精液进入输卵管。此方法关键在于使水囊有效封闭宫颈内口,宫腔压力才会升高,升高后输卵管内口才能开放。

④腹腔内人工授精。消毒阴道后,用碟形无菌针穿过阴道后穹,将精子悬液 1～2 毫升注入直肠子宫陷凹内。刺针点应达腹腔液体积存处,试着吸出部分液体(抽取液体不能超过 5 毫升),若不能抽入液体,可见液体从针尾孔流出,以确定针尖确实位于腹腔内。

⑤卵泡内人工授精。该方法是在阴道 B 超引导下,在排卵前将处理好的精子直接注入已成熟的卵泡内使之授精,用 19 号针穿刺卵泡,注入精子悬液 50 微升(含 200 000 个精子)。注入时应缓慢,液体不能外流,卵泡体积需保持不变,超声检查直肠子宫陷凹内无液体。该法虽然能提高女性受孕率,但相对其他授精技术难度大,不利于临床的推广。

8. 人工授精妊娠率的相关因素有哪些

由于人工授精方法的不同及病因的差异,导致各方法的成功率有较大的差别,据资料统计,使用人工授精的妊娠率在 15%～20%。人工授精成功率的关键,除了有较高质量的精液和掌握授精时机外,还与患者夫妇年龄及所患疾病、治疗周期、不孕的年限等有关。

(1)适应证的掌握:对于宫颈因素不孕、男性因素不育(精子数量,活力轻中度降低)使用人工授精方法可提高妊娠率。对不孕不育史较长、年龄较大、有盆腔因素、输卵管通畅但功能不良等的患者,行人工授精则妊娠率较低。

(2)年龄因素:年龄大于 30 岁的女性人工授精后妊娠率逐渐降低,超过 35 岁者易发生胎儿畸形,故年龄越大疗效越不满意。

(3)精子的质量:宫腔内人工授精时,精子数量、动力与精子畸形程度均会影响妊娠率。新鲜精液人工授精比冷冻精液的妊娠率高,但存在感染某些疾病的危险性。

(4)注射人绒毛膜促性腺激素的时间和授精的时间:授精的时机在排卵前 48 小时至排卵后 12 小时内最易成功。宫颈管内人工授精应在黄体生成素排卵峰出现当天进行,而宫腔内人工授精可以稍后 1～2 天。用氯米芬促排卵可使卵泡达 20 毫米,或注射人绝经期促性腺激素促排卵时卵泡平均直径达 18 毫米,注射人绒毛膜促性腺激素(HCG),此后 24～36 小时行人工授精。若已排卵则立即行授精,如达到排卵时间未发生排卵可在 24 小时内补做一次,这均有助于提高人工授精的妊娠率。

(5)治疗的周期数:宫腔内人工授精的妊娠多发生在第一、第二个周期,第三个周期以后妊娠机会减少,故认为宜进行 3～6 个周期的治疗,连续 3 个周期失败后,应重新检查内分泌水平。

9. 什么是体外受精-胚胎移植技术

人们常说的试管婴儿,学术的称谓是体外受精-胚胎移植(IVF-ET),是指从妇女体内取出卵细胞,在试管中培养与精子受精后,待发育成早期胚泡(8～16 个细胞)时,移植到妇女子宫内使其种植,达到妊娠目的。

以下是体外受精-胚胎移植技术的适应证。

(1)输卵管性不孕症:这是体外受精-胚胎移植技术的主要适应证。主要包括:①严重的输卵管疾病不适合手术修复或手术修复后效果不良,如输卵管梗阻、积水等。②输卵管整形术后不孕,如女性绝育术后输卵管吻合术或输卵管伞端成形术后不孕。③输卵管通畅但功能异常,如部分非特异性输卵管炎及结核性输卵管炎,常见输卵管增粗、管壁增厚变硬,虽输卵管通畅,但黏膜功能及蠕动功能异常,影响拾卵及精卵的输送和受精。④盆腔粘连影响输卵管功能,子宫、卵巢及输卵管间形成广泛的粘连,影响输卵管拾卵及输送精卵。⑤因疾病切除输卵管或先天性输卵管缺如。

(2)男性生育力低下:如精子过少、精子活力差或精液量少等,是体外受精-胚胎移植的另一个主要适应证。由于体外培养时所需精子数量较少,故体外受精有益于提高受精的概率。

(3)宫颈性不育、原因不明性不孕症及子宫内膜异位症:这类患者常见经过人工授精等方法的治疗,或经药物治疗及其他助孕技术治疗后仍不能孕育者。

（4）缺乏正常卵细胞，需他人供卵者：如卵巢缺如、卵巢早衰、遗传性疾病等。

（5）排卵异常：如卵泡未破裂黄素化综合征、难治性多囊卵巢综合征的患者。

（6）女性癌症的治疗：因放疗和化疗药物对生育有较大的影响，所以很多女性在化疗或放疗前选择胚胎冻存。

（7）子宫先天性缺如或因疾病切除子宫的患者：此类患者在体外受精后，需找代理母亲移植才可。这种方法有悖于人们的伦理观念，遂尚不被法律许可。

10. 体外受精-胚胎移植前女方应做哪些准备

（1）了解月经情况及内分泌状况：在体外受精-胚胎移植前，女方应该详细记录月经周期行经时间，有无闭经、痛经，同时还应于月经周期的第2~4天上午空腹抽血检测卵泡刺激素、黄体生成素、雌二醇、睾酮和垂体泌乳素的水平。若有异常应及时采取相应的治疗措施，如卵泡刺激素、黄体生成素＞10单位/升，可先用药物治疗，以降低卵泡刺激素、黄体生成素的水平；有高泌乳素血症则用溴隐亭降至正常；对闭经患者，应先给予人工周期治疗。

（2）了解盆腔情况：常规妇科检查，取宫颈管分泌物检查有无衣原体，取阴道分泌物检查有无滴虫、真菌等病原微生物，若有异常应先行治疗。阴道B超检查双侧卵巢，了解子宫位置、大小、子宫内膜的厚度，排除不能耐受促排卵及妊娠的内、外、妇科疾病及肿瘤等。必要时可以行腹腔镜检查，了解卵巢、输卵管、子宫及盆腔腹膜有无炎症、粘连及其他病灶,明确不孕的盆腔因素,有时还要做子宫输卵管造影等。

(3)宫腔镜检查:①B超发现宫腔内异常回声,如子宫内膜息肉或黏膜下肌瘤,须行宫腔镜检查并行相应的治疗。②有反复宫腔操作史如多次诊刮、清宫、人工流产术者,须在必要时行宫腔镜检查;反复体外受精-胚胎移植失败及不孕症病史较长者,也要行宫腔镜检查。

(4)传染病检查:以确定患者是否感染有乙肝病毒、丙肝病毒、HIV(人体免疫缺陷病毒)、梅毒螺旋体等。

(5)预移植试验:即先用移植管或探针测探宫腔深度,宫颈内口的方向、松紧,以便移植时顺利插入导管。

(6)全身重要器官功能检查:包括血、尿常规,肝、肾功能,甲状腺功能,胸部 X 线检查等。

(7)遗传学检查:必要时行血型染色体检查。

(8)免疫学检查:对反复流产、胚胎停育或多次胚胎移植失败者,需行相关的检查,如抗精子抗体、抗心磷脂抗体、抗核抗体等。

(9)心理学准备:让不孕夫妇了解体外受精-胚胎移植技术的大致过程以便配合治疗,告知其治疗过程中可能出现的不良反应、并发症,以及治疗方案和妊娠率等,并让夫妻双方签署知情同意书。另外,夫妇双方须提供结婚证、身份证、计划生育证明等。若需用供者精液或他人赠卵,须特别说明,并签署同意书。

11. 体外受精-胚胎移植前男方应做哪些准备

(1)精液分析:在体外受精-胚胎移植前至少做精液分析检查1次,少精、弱精者至少检查2次。必要时行睾丸内分泌功能检查,还应查血清内分泌等。

(2)精子功能检查:可进行精子的穿透试验等,主要针对原发性不孕不育及反复体外受精-胚胎移植失败者。

(3)病原体检查:应进行相关检查,以排除有乙肝、丙肝、艾滋病、梅毒等疾病。

(4)无精症者:应行附睾或睾丸穿刺,如有活动精子,可行单精子卵泡浆内注射。

12. 体外受精-胚胎移植过程中如何诱发排卵

在体外受精-胚胎移植的过程中,提高妊娠率的首要问题是选择恰当的诱导排卵方案。取卵的过程中可在自然周期中取卵,也可在控制性促排卵周期中取卵。

(1)自然周期:即指不需用任何药物刺激卵巢诱导排卵,但必须在临近排卵期反复多次测定黄体生成素、排卵分泌峰来估计排卵的准确时间,以便获得成熟卵子进行体外受精。

此方法的优点:①能获得自然成熟度较好的卵子,同时具有自然激素诱导的子宫内膜环境,更有利于胚胎种植。②不会出现卵巢过度刺激和多胎妊娠的风险。③较使用药物促排卵节省经费。

此方法的缺点:①必须通过临近排卵期反复监测黄体生成素、排卵分泌峰来估计排卵的准确时间,操作繁琐,取卵时间被动。②一次仅能获得一个卵子,若取卵失败则不能获取卵子,同时在其他操作环节可能出现问题,以致无胚胎可移植,妊娠率较促排卵方案低。

要提高自然周期体外受精-胚胎移植技术的成功率应注意:①明确患者自然周期排卵的时间范围。②寻找更加精确而简便的预测排卵方法。③改进采卵与培养技术,将卵子取出后立即授精。

适应证:①年龄小于30岁,因输卵管因素导致不孕的女性。②月经周期规律,内分泌正常并有明确排卵的患者。

(2)控制性促排卵:控制促排卵(COH)或控制卵巢过度刺激,是指在药物的作用下使一个周期可以同时有数个卵泡发育成熟,获取多个健康的卵子,从而使体外受精之后有多个胚胎发育,有足够数量的胚胎移植,同时尽可能使卵巢和子宫内膜的功能处于良好状态,以便移植后胚胎能够正常着床和发育。

此方法的优点:①能人为地控制卵泡发育,促使多个卵泡发育,主动决定取卵时间。②能一次采集数个卵子,使受精卵数增加,可供移植胚胎增多,累积妊娠率提高。③将过多的胚胎冷冻保存,在以后的自然周期移植以增加妊娠率。

此方法的缺点:①治疗周期的激素环境异常,如卵泡期雌二醇水平过高,内源性黄体生成素排卵峰过早发生,导致卵泡发育异常,卵泡和卵母细胞过早黄素化,可能获取的是过熟老化的卵母细胞,从而影响精、卵的结合及胚胎的种植。

②卵细胞发育不同步,即所收集的卵细胞包括成熟卵细胞、未成熟卵细胞、不正常卵细胞等,从而影响妊娠率。

13. 体外受精-胚胎移植过程怎样取卵

通过上文的论述,我们已经了解如何监测卵泡发育至成熟,并且如何使用药物促排卵。在确定有优势卵泡时,如何顺利取出卵细胞是决定能否完成体外受精的关键之一。目前,临床广泛应用阴道B超引导下取卵,具体操作步骤如下。

(1)术前准备:取卵前2天以碘伏擦拭外阴、阴道及宫颈,并用生理盐水冲洗,取卵当日患者注意空腹并排空膀胱。

(2)手术操作:患者取膀胱截石位,常规冲洗外阴、阴道,用窥阴器暴露子宫颈,生理盐水冲洗,铺消毒巾,阴道B超探头涂耦合剂后套上乳胶套并装上穿刺架后置入阴道,检查双卵巢情况。在B超显示屏上调出穿刺诱导线,并使其稳定在阴道穹隆组织与将要穿刺侧卵巢间最近的距离上,尽量避开子宫肌层及内膜、子宫颈、宫旁血管,进针快而准确,B超探头保持固定。当穿刺针进入卵泡时,启动负压抽吸,尽量显示出每个卵泡的最大平面,轻轻捻动穿刺针,尽可能将每个卵泡液抽吸干净,直至目标卵泡完全塌陷。操作时,应尽量将直径10毫米以上的所有卵泡全部进行穿刺抽吸;位于同一穿刺线上的卵泡可自浅至深1次进针完成,对不同穿刺线上的卵泡,可将针退至卵巢表面,改变穿刺方向再行穿刺,尽量减少穿刺阴道壁的次数。进针前或出针后以缓冲液冲洗针管,所有卵泡液和冲针液及时送实验室。在手术中要经常与实验室交流,注意获卵数与抽吸卵泡数是否一致,若差异较大要及时寻找原因。同时术中要观察患者的一般情况,监测生命体征,注意有无内出血的情况。若遇到取卵困难,必须过子宫肌层时,要尽量避免穿刺内膜,以免影响胚胎移植。

一般情况下以穿刺直径 10 毫米以上卵泡数计,获卵率可达80％以上。

14. 取卵术中常见的并发症有什么

(1)偶有交感神经兴奋引起的反应(类似人流综合征):表现为晕厥、出汗,面色苍白及脉搏减慢,血压下降。应让患者平卧,肌内注射阿托品 0.3 毫克,必要时静脉输液。

(2)过敏反应:常由于组胺释放引起,表现为血压急速下降和皮疹,须即刻皮下注射 1∶1 000 肾上腺素 1 支(1 毫克),必要时可重复。

(3)手术后盆腔感染:只要严格无菌操作,手术后服用抗生素,一般可以避免。如发生术后感染,可在生殖医学科医师指导下选用抗生素。

15. 胚胎移植的操作过程是怎样的

(1)移植胚胎前准备和消毒。可用聚四氟乙烯导管和聚乙烯导管,用环氧乙烷消毒。将导管接至一个高质量的 1 毫升注射器上。用 10％血清 Earle 液冲洗套上注射器的移植管 3 次,检查抽吸系统是否完好。

(2)患者取膀胱截石位,用生理盐水棉球擦洗外阴、阴道及宫颈,窥阴器暴露宫颈,用浸湿培养液的棉签擦净宫颈外口分泌物,再将移植管的外管轻轻地放入宫腔,通过宫颈内口。

(3)核对患者夫妇的姓名。

(4)将导管用培养液冲洗 4 次后,先吸取培养液约长 1 厘米,气体长 0.5 厘米,再吸入含胚胎的培养液,然后吸取气体长 0.5 厘米,培养液长 1 厘米,空气泡的目的在于保护胚胎不丢失。

(5)将导管送入宫腔后,于距宫底 0.5 厘米处将胚胎和移植液注入宫腔内,等待 1 分钟后,将导管转动 90°以确保带有胚胎的液滴附在子宫壁上,然后将导管缓缓撤出。每次移植 2～4 个胚胎。

(6)导管取出后应将导管送回培养室,显微镜下检查有无胚胎存留,特别注意导管边上的黏液,检查胚胎是否被带出。

(7)注意在吸入胚胎之前,要调整导管前方的弯度以适应子宫颈和子宫体间的角度。

16. 胚胎移植后需要做哪些处理

(1)移植后患者应卧床休息 30～60 分钟,静卧 20 分钟后可以排尿,避免尿滞留。

(2)移植当日需肌内注射黄体酮 40 毫克,可注射 2 次;以后每日常规注射黄体酮 20～40 毫克,连用 14 天。

(3)禁性生活。

（4）于移植后 28 天做阴道 B 超检查,可见子宫内有胎囊,囊内有胚芽及原始心脏搏动,此时为临床妊娠成功。B超检查时,应当注意胎囊的数目及有无异位妊娠,若发现超过 2 个活胎,应行减胎术。B 超检查时间应尽量短,并注意手法要轻柔。

17. 影响胚胎移植成功率的因素有哪些

（1）年龄:年龄大,特别是 35 周岁以上的女性,卵细胞的质量会逐步变差,子宫接受胚胎能力也差,从而导致妊娠率较低。

（2）卵巢年龄:卵巢年龄和生物学年龄可以不一致,如月经第三天基础血清卵泡刺激素＞15 单位/升,表明卵巢的储备能力低;如果基础血清卵泡刺激素＞25 单位/升,提示预后不良。

（3）胚胎的质量与数量:有学者分析,胚胎移植妊娠率与精卵质量的成熟度、体外受精时间、培养液质量等有关。

（4）子宫内膜的容受性:胚胎植入与子宫内膜是否协调同步化、内膜对胚胎的接受能力有关。

（5）激素环境:雌激素过高对着床不利,通常黄体酮/雌二醇＞300 才有利于胚胎着床;血清泌乳素在 60～100 纳克/毫升时也对妊娠有利。所以,有时在胚胎移植后应额外补充黄体酮。

（6）免疫因素:多数资料显示,血中诸多抗体的存在影响胚胎着床及着床后的胚胎发育。

六、男性因素导致的不孕不育

1. 男性的生殖系统是怎样构成的

男性生殖系统由外生殖器和内生殖器两部分组成。外生殖器包括阴茎、阴囊，内生殖器包括生殖腺(睾丸)、输送管道(附睾、输精管、射精管)和附属腺体(前列腺、精囊腺等)。其中，睾丸的主要功能是产生精子和分泌雄激素；附睾、输精管、射精管和尿道是运输精子的主要通道，附睾还有暂时储存和促进精子成熟的作用；附属腺体的分泌物称为精浆，可以供给精子营养，并帮助精子完成受精。

(1)男性的外生殖器：包括阴茎和阴囊。

①阴茎是男性主要性器官之一，呈圆柱状，成年男子的阴茎在常态下长5~9厘米，勃起时长度可增加1倍。在无性冲动时阴茎呈疲软状态，自然下垂在阴囊前面，有排尿的作用；在性兴奋下可以勃起完成性交和排出精液。阴茎由前到后的顺序可以分为阴茎头、阴茎体和阴茎根三部分。前端略膨大部为阴茎头部，又称龟头，最尖端有矢状位的尿道外口，是尿液和精液排出体外的共同出口。阴茎头部后较细处为冠状沟，近冠状沟能翻转上去的皮肤叫包皮，除阴茎头以外的阴茎可视部分称为阴茎体，阴茎的外观大小、阴茎勃起

的主要变化都在此部,故也称可动部。阴茎根是指阴茎腹部皮肤内不可视的固定部分,也称为固定部。

②阴囊为阴茎根部与会阴间的皮肤囊袋,内藏睾丸、附睾和精索的下部。阴囊位于耻骨联合下方,两侧股上部的前内侧。阴囊皮肤皱纹有很强的弹性,薄而柔软,有少量阴毛和明显的色素沉着。阴囊壁由皮肤和肉膜组成,所谓阴囊肉膜即是阴囊的浅筋膜,阴茎的浅筋膜也会移行于此,含平滑肌,可以在神经调节下随外界温度变化舒缩阴囊,调节阴囊内温度。阴囊的结构便于散热,使阴囊内温度低于体温,利于精子的发育。肉膜在正中线发出阴囊中隔,将阴囊腔分为左右两部分,分别容纳左右两侧的睾丸、附睾和精索。

(2)睾丸的解剖结构:睾丸是男性重要的内生殖器官,有生成精子和分泌男性激素的生理作用。睾丸左右各一,位于阴囊内,呈略扁的卵圆形。成年男性的单个睾丸重量为10～20克,在青春期后会迅速发育增大,是男性性成熟的标志之一。

睾丸表面的致密结缔组织称为白膜,白膜之外还有鞘膜。睾丸上半部白膜增厚成睾丸系膜并向睾丸内延伸,形成放射状的睾丸纵隔,将睾丸分成数百个睾丸小叶,每个睾丸小叶内有2～3条曲细精管。曲细精管的长度较长,在睾丸小叶中盘曲存在,成年男性睾丸内的曲细精管总长约有260米。每个睾丸小叶内的曲细精管能汇集形成精直小管,精直小管交织构成了睾丸网。睾丸网发出十数条睾丸输出小管穿出睾丸进入附睾。

睾丸可以分为内外两侧、前后两缘及上下两端。睾丸后缘较平直,与附睾和精索下部相邻,血管、淋巴管及神经由此出入。上端后部被附睾头遮盖,下端则游离。睾丸与附睾表面有睾丸固有鞘膜,分为两层,且两层之间形成的鞘膜腔内有少量浆液,适宜睾丸在阴囊内活动。

(3)曲细精管:曲细精管又被称为生精小管,管内的生精上皮是产生精子的地方。生精上皮主要由支持细胞和5～8层生精细胞组成,生精上皮的下方有一层基膜,基膜外侧有胶原纤维和一些梭形的肌样细胞。生精细胞包括了精原细胞、初级精母细胞、次级精母细胞、精子细胞和精子,以上5个部分也是精原细胞发育成成熟精子的5个渐进的发展阶段,不同发育阶段的生精细胞同时存在于曲细精管,下文将会较为详细的介绍精液形成的过程。支持细胞基底部紧贴曲细精管基膜,顶部可以伸达曲细精管管腔,该类细胞不能分裂,参与构成曲细精管的管壁,而且各级生精细胞也镶嵌在支持细胞之间。相邻的支持细胞侧面近基部胞膜紧密相接,将生精上皮分为基底区和近腔区两个部分,并可阻止淋巴液中的大分子物质进入近腔区和管腔内,起到屏障的作用,称为血生精小管屏障。曲细精管的肌样细胞有收缩功能,可以使曲细精管收缩蠕动,从而将精子送至附睾。

曲细精管之间的疏松结缔组织构成的间质组织,除了含有丰富的血管和淋巴管,还含有分泌雄激素的间质细胞。雄激素直接进入曲细精管促进生精过程,也通过血液循环运送到全身,使男性性征处于正常状态。

成年男性睾丸的生精能力很强,每天可产生几亿个精子。一般到40岁以后,生殖能力逐渐减弱。在男性的成长发育过程中,睾丸须从腹腔下降至阴囊,否则将会形成隐睾症,这是因为阴囊的温度较腹腔低,更适宜睾丸生成精子与分泌雄激素的作用。

(4)附睾的解剖结构:附睾为一对细长呈扁圆形的器官,紧贴在睾丸的上端和后缘,附睾主要由附睾管构成,附睾管为不规则的迂曲小管,有6厘米长,直径约有0.5毫米。附睾上端较为膨大,呈钝圆状,位于睾丸上端,借睾丸输出小管与睾丸相连。附睾头下行变圆,无明显膨大,称附睾体;至睾丸后下缘逐渐尖细,借疏松结缔组织与睾丸后缘相连,称为附睾尾;附睾尾末端自后方急转直上,移行于输精管。附睾管壁上皮可以分泌某些激素、酶、特异物质,为精子生长提供营养,促进精子的成熟。附睾也具备储存精子的作用,同时附睾管会有节律地收缩,将精子输送到输精管。

(5)输精管与射精管

①输精管是附睾管的延续,呈紧硬圆索状,起自附睾尾部,沿睾丸内侧上行,进入腹腔后转向盆腔,再向内跨过输尿管的前上方,至膀胱底后方的精囊腺附近膨大,形成输精管壶腹部。输精管末端与精囊腺的排泄管合并成射精管,穿过前列腺实质,开口于尿道的前列腺部。

由于输精管管壁有较厚的肌肉层,故而输精管具有很强的蠕动能力,这是完成输精管运输和排泄精子的结构基础。在射精时,交感神经末梢释放大量类肾上腺素物质,使输精管发生协调而有力的收缩,将精子迅速输往精液排泄管、射精管和尿道中。输精管发生炎症或堵塞时会影响精子的排出,从而引起男性不育症。

②射精管很短，仅2厘米长，左右各1根，由输精管的末端与精囊出口融合而成，开口于尿道，主要功能是射精。射精管壁肌肉较丰富，具有较强的收缩力，能够帮助精液射出。射精管位于尿道上的开口小且狭窄，一方面保证了射精时应有的压力另一方面精液通过狭小开口似乎有一种"挤出"感，通过神经反射引发射精的欣快感，从而达到性高潮。

2. 睾丸是如何产生精子的

男性睾丸内的曲细精管是产生精子的地方。曲细精管管壁上皮由生精细胞和支持细胞构成。男性自青春期开始，精原细胞能够逐渐发育成精子，精子从曲细精管管壁的上皮细胞脱落进入曲细精管管腔内。在曲细精管上皮内排布有不同发育阶段的生精细胞，可以分为精原细胞、初级精母细胞、次级精母细胞、精子细胞、精子，这也是精原细胞发育到精子的先后顺序，而且是一个连续不断的过程。精原细胞来源于胚胎期的原始干细胞迁移，青春期后精原细胞开始分裂增殖，这些细胞为A型精原细胞，通过4～5次的分裂，A型精原细胞会变为中间型细胞和B型精原细胞，B型精原细胞能够形成初级精母细胞。初级精母细胞通过减数分裂而形成次级精母细胞，所谓的减数分裂是指细胞内的染色体复制一遍，但进行两次分裂，形成的每个新细胞都保持有原细胞一半的遗传基因，女性的卵细胞也通过减数分裂形成。在形成次级精母细胞后较短的时间内，次级精母细胞即可分裂成为早期的精子细胞，精子细胞再通过复杂的形态变化而形成精子。曲细精管内的不同部位生精细胞的发育阶段是不同步的,所以曲细精管可以一批接一批的产生精子。从精原细胞发育为精子大概需要 64±4.5 天,而且这一过程需要较低的温度。

新生成的精子通过曲细精管,再经睾丸网和睾丸输出小管进入附睾,在附睾发育成成熟的精子,并暂时储存在附睾的尾部。性交射精时,成熟的精子进入女性阴道,通常在输卵管壶腹部完成受精的过程。受精的过程及受精卵的着床请参考上文介绍。

3. 正常精子的形态是怎样的

当精原细胞逐渐发育到精子细胞时,细胞不再分裂,而是经过一个较为复杂的过程由圆形的精子细胞变化为形似蝌蚪状的精子,这一过程称为精子形成。这一过程中,精子细胞的细胞核逐渐浓缩变长并移向细胞的一侧,构成精子的头部;精子细胞内的高尔基复合体形成顶体泡,并逐渐增大覆盖在细胞核的头部,形成精子的顶体;精子细胞内的中心粒迁移到顶体的对侧,发出轴丝,而且轴丝逐渐拉长,成为细长的精子尾部;线粒体汇聚在轴丝的附近,为精子的运动提供动力;细胞质也逐渐汇集到精子的尾部。

由精子细胞变化而来的精子形似蝌蚪,长约 60 微米,可以分为头、尾两个部分。精子的头部呈卵圆形,内含一个高度浓缩的细胞核,细胞核的前 2/3 有顶体覆盖。顶体内含有多种水解酶,如顶体蛋白酶、透明质酸酶、酸性磷酸酶等,在受精时,精子释放的顶体酶能够分解卵子外周的放射冠和透明带,此即为上文提到的顶体反应。精子尾部是精子的动力装置,可以分为颈段、中段、主段和末段 4 个部分。颈段较短,内为由中心粒构成的轴丝;中段的轴丝外侧有致密纤维和线粒体鞘,能为精子的运动提供能量;主段最长,轴丝外周没有线粒体鞘,代之为纤维鞘;末段较短且仅有轴丝。

4. 什么是精囊

精囊也被称作精囊腺,是一对呈前后略扁的囊状器官,位于膀胱后面前列腺的后上方,前贴膀胱,后壁紧邻直肠,在肛诊时可在前列腺上方触及。精囊上端膨大,下端逐渐变细进入前列腺延续为排泄管,并与输精管末端汇合形成射精管。精囊内的黏膜向腔内突起而形成高大的皱襞,这些皱襞将囊腔分隔为许多彼此连通的小腔。精囊的主要生理作用是在雄激素的作用下分泌一种弱碱性的液体,并没有产生精子和储存精子的作用。精囊分泌的弱碱性淡黄色胶性蛋白液体主要包含柠檬酸和果糖,是精液的重要组成部分,果糖在射精后是精子活动的主要动力来源。同时,精囊还分泌凝固酶,保证精液在刚刚射入女性阴道内能保持短暂的凝固状态,防止精液的溢出,增加受孕概率。

5. 前列腺的结构与生理作用如何

前列腺是男性生殖附属腺中最大的实质性器官,位于膀胱颈与尿生殖隔之间,似"板栗"样,底朝上,尖端向下,色淡红且稍带灰白色。前列腺近端宽大,称为前列腺底,因靠近膀胱也被称为前列腺膀胱面,此为前列腺最为宽大的部分,尿道、射精管均穿行此部。前列腺前面突出,后面平坦,沿后部正中线有一浅沟,称为前列腺沟或中央沟。前列腺背面紧贴直肠前壁,所以在直肠触诊时可以触及前列腺,而且背面上方附着有两个精囊。成年男性的前列腺纵径约 3 厘米,横径约 4 厘米,前后径约 2 厘米,重为 10～30 克。前列腺的实质主要由 30～50 个复管泡腺组成,有 15～30 条导管开口于尿道精阜的两侧。

前列腺的主要功能是分泌前列腺液,前列腺液是精液的重要组成部分。前列腺液在精囊液之后射出,为碱性乳白色液体,每次射出量为 0.5～2 毫升。前列腺液中含有较多的钠、钾、钙等离子,大量的锌、镁等阳离子,以及氯、碳酸氢盐、磷酸盐、枸橼酸盐、氨基酸等阴离子,这些能为精子提供动力。更为重要的是前列腺液中含有大量的蛋白质水解酶,如纤溶酶和透明质酸酶,这些酶可以使精液液化,促进精子在精液中自由活动,并能溶解子宫颈管口内的黏液栓和卵子的透明带,从而促进精卵结合。前列腺液偏碱性,能中和女性阴道中的酸性分泌物,有利于精子在阴道内生存。前列腺中的液化因子与精囊液中的凝固因子的作用完全相反,这使得精液射出后先凝固后液化,既防止精液的外溢,也能适时地使精液液化,释放精子,并为精子的游动提供动力。

6. 正常的精液是怎样的

精液的常规检查在临床十分常用,即使是身体健康的新婚夫妇也应在安排怀孕前适时地检查精液常规。根据世界卫生组织所规定的正常精液标准(第四版),正常的精液应该符合以下的标准。

(1)精液量正常为 2~6 毫升,平均为 3.5 毫升。精液量大于 7 毫升时即为精液量过多,这会使得精子密度降低,而且易从阴道中流出,以致精子总数降低,常见于精囊炎。当精液量小于 2 毫升时即为精液量过少,精液量过少时精液与女性生殖道接触面积小,或因黏稠不利于精子进入女性宫颈口而导致不育,常见于严重的副性腺炎症、睾酮水平低下、射精管梗阻、逆行射精等情况。

(2)精液的正常颜色是灰白色或略带黄色。乳白色或黄绿色精液提示生殖道或副性腺存在炎症;粉色、红色,且精液显微镜下见红细胞者为血性精液,常见于副性腺、后尿道的炎症,偶可见于结核或肿瘤。

(3)精液正常的 pH 值为 7.2~7.8。当附属性腺或者附睾发生急性炎症时,pH 值可以大于 8.0;当发生射精管梗阻、尿液污染、慢性炎症疾病时,pH 值可以小于 7.2。

(4)正常精液射出后,在精囊凝固酶的作用下成为胶冻状,在前列腺液的作用下精液会在 15~30 分钟变为液体状态,此为精液液化。实验室检查时,射出精液 60 分钟后,精液仍不能变成液体状态则属于异常。

(5)精液在液化之前呈胶冻状存在,有较高的黏稠度,液化后的精液黏稠度会降低。实验室检查中,将玻璃棒接触已经液化的精液,轻轻提棒,可形成精液丝,正常时精液丝的长度不长于2厘米。

(6)液化后的精液应该分析精子密度来计数精子数量。一般以每毫升精液中的精子数表示精子密度,正常精液的精子密度应该$\geqslant 20 \times 10^6$/毫升,低于此数值即为少精子症。如果精子密度在$(5 \sim 10) \times 10^6$/毫升称为中度少精子症,如果精子密度$< 5 \times 10^6$/毫升则被称为重度少精子症,如果精液中没有观察到精子则被称为无精子症。少精子症患者可因精子进入子宫腔及输卵管的机会减少而致生育力低下或不育。如精子密度大于250×10^6/毫升则为精子过多,可因精子活动力受影响而导致不育。

(7)正常的精子应该具备运动能力,目前精子依据活动力可以分为a、b、c、d 4级。a级精子指快速向前运动精子,b级精子为慢速或呆滞向前运动精子,c级精子为非向前运动精子,d级精子为无明显运动的精子。精子的活力即是指a、b、c 3级精子占全部精子的百分率。正常男性a级精子$\geqslant 25\%$,a+b级精子$\geqslant 50\%$,精子活力$\geqslant 60\%$。当小于上述数值时,即为精子活力降低,称为弱精子症。

(8)正常精子应该具备正常的形态。目前,临床上常将精子染色后,在显微镜下观察精子的形态,分析形态正常与形态缺陷的精子。正常生育年龄的男性,精液中正常形态的精子应该在15%以上。

此外,精液中的活精子应该在75%以上。

以上的标准为 WHO 制定的第四版精液常规检查的标准。目前，许多医院的精液常规检查执行 WHO 于近年公布的第五版精液常规检查参考标准，具体参考项目与参考数值变化较大。WHO 第五版精液常规检查各项的最低标准为：精液量$\geq$1.5 毫升；pH$>$7.2；总精子数$\geq$39$\times$10^6/一次射精；精子密度$\geq$15$\times$10^6；前向运动精子$>$32%；总动力（前向运动精子＋非前向运动精子）$>$40%；正常精子形态$>$4%。

7. 中医怎样认识男性的生殖系统

中医理论中对男性生殖系统有特有的结构名词，这些名词不仅概括了男性生殖系统各个器官的生理功能，也富含中国传统文化。中医对阴茎有"茎""玉茎""玉荚""阳物""宗筋"等数个不同的称谓。因为阴茎状如树干或者长豆荚，所以被称为"茎""玉茎""玉荚"等；"阳物"指男性专有；中医理论认为阴茎是众"筋"的聚合，所以也有"宗筋"之称。男性尿道口古称"溺窍""精窍"，这准确地说明了男性的尿道口具有射精的作用。古代的中医学家已经认识到阴茎是男性的性交器官，并有排泄尿液的作用。《素女经》用"怒大坚热"来形容阴茎的充血勃起温热和持久等变化，后世更有用"三至"来描述阴茎活动，所谓"三至"，《广嗣纪要》解释为"男女未交合之时，男有三至……三至者，谓阳道奋昂而振者，肝气至也。壮大而热者，心气至也，坚劲持久者，肾气至也。三至俱足，女心之所悦也"。可见中医理论认为心肝肾三脏功能的正常与否是阴茎能否完成性交功能的关键所在。中医理论中阴囊之名基本上等同于西医上的阴囊,此名词首见于晋代医家葛洪所撰写的《肘后备急方》,阴囊也常被称为肾囊、睾囊等。

中医基础理论很早就对睾丸的生理功能有了较为深刻地认识,早在汉代成书的《五十二病方》中称睾丸为"卵",《黄帝内经》也沿用这个称谓,也以睾、丸、卵等名之。睾丸之名为金元时期的著名医家张子和所创,见于张氏所著的《儒门事亲》一书。古代医家也认识到睾丸与肾有着密切的关系,故也将睾丸称为外肾。

8. 什么是男性性成熟及性行为

男性进入青春期后,10 岁左右曲细精管开始出现有丝分裂活动,12～13 岁开始有生精作用,14～15 岁已能产生正常的精液,并开始有生育能力。此时生殖器官逐渐向成熟方向发展,如睾丸体积增大,附睾及副性腺器官也随之发育,并开始有遗精现象。随着睾酮的大量分泌,阴茎逐渐增大,阴囊皮肤逐渐出现皱褶。在生殖器官发育的同时,男性第二性征也随之发育,如外阴部逐渐长出阴毛,17～18 岁时出现腋毛和胡须,喉结隆起,嗓音变低沉,身高和体重也快速增长。在此阶段,男性在性格上也逐步独立。

男性性活动受个体心理状况、身体素质、周围环境及社会因素的影响。婴幼儿时期,阴茎受刺激即能勃起,最初是无意识的,至青春期阴茎勃起频次增加,伴有性欲高潮和射精,具有了性行为的能力。男性性行为的全过程可按性反应周期分为兴奋期、持续期、高潮期及消退期 4 期。兴奋期的标志是阴茎勃起,性兴奋由肉体和精神两方面的性刺激引起,前者因外生殖器、膀胱的感受器受到刺激,通过阴部神经经骶部的副交感神经支配勃起组织;后者通过大脑皮质经脊髓胸腰段勃起中枢的交感神经传出,或经脊髓骶段勃起中枢的副交感神经传出,支配勃起组织,两者具有协同作用,引起阴茎勃起。关于勃起的机制,过去认为是血流动力学因素,即由海绵体静脉阻塞或动脉扩张所致。目前认为,引发勃起的主要机制是一氧化氮作为神经递质调控阴茎海绵体平滑肌和螺旋动脉的张力所引起的。持续期是兴奋期的延续和发展,性兴奋和性紧张仍保持高水平,但在性高潮的阈值以下。持续期的时间长短因人而异,有的阴茎刚插入阴道已射精,一般阴茎抽送可持续数分钟,有的长达 10 分钟以上。高潮期是性刺激的强度已超过性高潮的阈值水平,出现神经反射而发生性高潮,此时附睾、输精管、精囊和前列腺均有收缩,将精液推送至后尿道,同时膀胱颈部的尿道内括约肌和会阴部肌群收缩,使精液从尿道外口射出。消退期出现在射精后,阴茎勃起迅速消退、逐渐痿软。性交的频率与个体的年龄、健康状况等因素密切相关。进入老年期以后,睾丸体积逐渐缩小,曲细精管生精细胞减少,精子数目亦随之减少,此时间质细胞数目和分泌的睾酮量均降低,生育能力亦由强变弱,直至完全消失。

9. 导致男性不育的环境因素与不良习惯有哪些

(1)环境因素:①物理因素。某些高温环境,如锅炉房,有可能损害男子生育力,有报道证实,微波可以导致精子发生出现异常变化。②接触金属。甲基汞可诱发雄性动物不育;镉影响所有类型的精子细胞。③化学因素。对生育功能有不同程度损害的化学制剂,包括溴氯丙烷制剂、杀虫剂及二硫化碳等。

(2)不良生活习惯:①精神状态不佳。长期的精神压抑、沮丧、悲观、忧愁,往往可引起男性精子质量降低以致不育。②营养不良。营养不良或偏食影响精子的产生及质量。③长期穿紧身裤。这样做不仅使睾丸温度升高,而且阻碍阴囊部位的血液循环,造成睾丸瘀血,进而引起睾丸生精功能的异常。④嗜烟和酗酒。烟、酒均可损害男性的性功能,从而引起男性不育症,这在前文中有了较多的论述。⑤频繁的热水浴。阴囊的温度约比正常体温低1℃,以利于精子的生成和发育,频繁的热水浴使阴囊温度上升,影响精子的生成。⑥房事不当或过频。房事过频导致每次射出的精子数很少,可引起不育。另外,性交中断、手淫过度或房事不规则,也会导致性器官的不正常充血,均不利于精子生成。⑦经常长途骑车。骑自行车时,车座正好压迫尿道、阴囊、会阴部位,长途骑车容易使上述部位充血,可影响睾丸、附睾、前列腺和精囊腺的功能;骑车的颠簸震荡,还会直接损害睾丸的生精功能。

10. 常见的精子异常有什么

(1)无精子症:指射出的精液(禁欲1周以上)经离心沉

淀后,显微镜检查未见精子。主要是因睾丸生精功能障碍和输精管通道梗阻所致,因下丘脑和垂体病变所致的无精子症较少。药物、射线、微量元素、变态反应、内分泌疾病等全身因素,也可使睾丸丧失生精功能而导致无精子症。

(2)少精子症:指通过精液检查精子密度小于 10×10^6/毫升者。引起少精子症的原因较多,如精索静脉曲张、内分泌疾病、影响生精功能的理化因素及隐睾等。

(3)精子活力降低及死精子症:精子活动度<60%,死精子数>50%即可诊断。引起精子活力降低或死精子症的最常见原因是感染,它可改变精液成分,损害睾丸、附睾正常功能。

11. 哪些男性性功能障碍会引起不育

(1)阳痿:是指性交时阴茎不能有效地勃起致性交不满足。就诊时应详细询问病史、完善相关体检及进行血管、代谢、神经、内分泌等检查了解阳痿的原因。大部分的阳痿现象与心理因素有关,积极干预阳痿患者的心理障碍是治疗阳痿的关键。

(2)早泄:是指男子在性交时失去控制射精的能力,阴茎插入阴道之前或刚插入即射精,因射精所需的刺激阈太低所致,多数属于精神生理方面的疾病。

(3)不射精:是指患者可保持正常性欲和勃起功能,但是由于不能射精而造成性交时间过度延长,以致难以达到性高潮,甚至根本没有性高潮。多数是由于器质性原因引起,如神经或脊髓损伤、病变,生殖器官的先天性异常或感染等。

(4)逆行射精:是指射精时精液未射出尿道口外,却逆行射入膀胱。主要原因是膀胱颈括约肌在射精时不能紧闭,而使精液反流。

12. 血精会影响生育吗

正常精液呈灰白色或略带黄色,如射出的精液为浅红、红色或棕红,或有血丝、血块,或在显微镜下可见红细胞,统称为血精。

引起血精的主要原因是精囊炎。此病多继发于直肠、膀胱、尿道、前列腺等邻近器官的炎症,也可能是淋菌感染,出现精囊壁的水肿、充血、新生血管增多而壁薄,性交时的射精使精囊壁肌肉收缩,血管破裂出血,并出现性交后疼痛;严重的前列腺炎也可以引起血精,但程度较轻,持续时间较短,呈间歇性发作。另外,精囊及前列腺的结石、结核、损伤等均可引起血精;精索静脉曲张有时也可以出现血精;前列腺肥大、生殖系统的某些肿瘤引起的血精症状常长期存在并逐渐加重,但发生率比较低。有时一些全身疾病也会出现血精这一症状。

长期不能治愈的血精(有时还有脓)会使精子的质量和活力受损,从而引起男性不育症。

13. 哪些原因可造成高畸形率精子症

畸形精子是指头、体、尾的形态变异,头部畸形有巨大头、无定形、双头等；体部畸形有体部粗大、折裂、不完整等；尾部畸形有卷尾、双尾、缺尾等。

引起畸形精子症的原因有泌尿生殖道感染、腮腺炎并发的睾丸炎、附睾结核、精索静脉曲张等，它们均可影响精子的质量；使用激素或某些化学药物，如抗癌药、利舍平、白消安、呋喃类等，可使精子发育不成熟；生殖腺受到放射线照射，可引起精子的突变而导致畸形精子增多；阴囊局部长期高热、长期酗酒（特别是高浓度的烈性酒），也可使精子发生畸变。

畸形精子超过70%，应进行染色体检查，如有染色体病治疗则比较困难。当存在有支原体感染时，精子活力降低，精子密度减少，畸形精子也会增多。

14. 精液不液化为什么可以造成不育

正常射出的精液呈液体状态，但立即凝固成胶冻状，经10～30分钟就液化成水样液体，此一过程称为精液的液化，属正常的生理现象。如精液排出体外，超过30分钟仍呈胶冻状，则属于病理情况，称为精液不液化。

精液凝固成胶冻状是由于精囊腺分泌的凝固蛋白造成的，而精液中由前列腺分泌的蛋白水解酶和纤维蛋白溶酶，可以分解这种凝固蛋白，促使精液液化。因此，精液不液化多是凝固蛋白增多或蛋白水解酶、纤维蛋白溶酶减少造成的。在进行精液分析时，如精液呈不凝固状态，则可能是由于射精管缺陷或先天性精囊腺缺乏造成的。

不液化的精液在显微镜下可见精子凝集成团，不能活动或只能缓慢蠕动。此种精液中的精子在女性生殖道内的运动明显受到阻碍,精子不可能上行进入宫颈管、子宫腔及输卵管,不能与卵子相遇是造成男性不育症的常见病因。造成精液不液化的原因主要是由于前列腺或精囊腺的炎症引起的。

15. 导致男性不育的先天性疾病有哪些

(1)阴茎先天性发育异常:如隐匿阴茎、无阴茎、小阴茎、异位阴茎等。

(2)尿道先天性发育异常:如尿道上裂,尿道下裂,先天性尿道憩室、狭窄等。

(3)睾丸先天性发育异常:如无睾、隐睾、异位睾丸等。

(4)其他先天性生殖系统发育异常:如先天性附睾及输精管道梗阻、精囊发育不全或缺如、前列腺发育不良或憩室等,均能造成的附属性腺功能障碍。

16. 什么是先天性睾丸发育不全综合征

先天性睾丸发育不全综合征又叫克氏综合征,也被称作曲细精管纤维化综合征、X 染色体增多症、47,XXY 综合征等。先天性睾丸发育不全综合征是一种先天性遗传性疾病,是男性不育中最常见的染色体异常,染色体核型为 47,XXY,即在正常染色体上又多了一条性染色体 X,由于性染色体异常,导致睾丸发育障碍,引起不育,并伴有性内分泌功能异常和某些先天畸形。

患者在儿童期多无异常,青春期及成年后逐渐出现异常表现,常表现为睾丸很小,只有蚕豆或花生米大小,约半数左右乳房呈女性发育,男性第二性征发育不明显,身材较高,四肢细长,肩部较窄,骨盆类似女性,皮下脂肪多,肌肉不发达,有肥胖倾向,声音尖细,多无喉结,胡须及体毛不明显或稀疏,阴毛常呈女性分布,外生殖器呈男性型,阴茎正常或短小,多数患者阴茎能勃起,有些能射精,但精液中无精子,极少数病人有尿道下裂或隐睾。

本病患者多同时伴有性格和行为上的异常表现,约 1/4 患者智力发育迟缓、胆怯,生活不主动、有依赖性,感情不稳定、情绪多变。少数病人可有先天性眼部畸形,有的伴有腭裂,唇裂,气管、食管畸形或先天性心脏病。激素检查时可发现垂体促性腺激素,特别是促卵泡生成激素(FSH)在血浆和尿中的浓度均较高,血浆睾酮浓度则低于正常。睾丸活检显示曲细精管玻璃样变,精原细胞显著减少,间质细胞呈假性腺瘤样聚集。

患先天性睾丸发育不全的病人没有生育能力,任何治疗均无法恢复生育力,想要孩子的夫妇可实行用他人的精子人工授精或领养孩子。

17. 睾丸先天性发育异常有哪些类型

(1)多睾:多睾是一种极为罕见的先天性异常。多睾畸形大部分是在无意中发现阴囊或腹股沟处有一包块或因睾丸扭转就诊时被发现,多余的睾丸极少能正常发育,长期异位存在并萎缩的睾丸尚有恶变的可能。

(2)无睾:十分罕见,单侧无睾多发生于右侧,并常伴有对侧隐睾,双侧无睾常导致性别的异常,一般性功能也缺乏。病因可能是在胚胎时期睾丸被毒素抑制,或继发于血管的闭塞或外伤引起的睾丸萎缩。

(3)并睾:是指两侧睾丸合并为一体,非常罕见,可发生在阴囊内,也可在腹腔内,常伴有其他严重先天性畸形,发育至成人者甚少。

(4)睾丸发育不全:在胚胎时期由于血液供应障碍或在睾丸下降时发生精索扭转,而引起睾丸发育不全;在性幼稚及有垂体功能减退时,也可发生睾丸发育不全。

(5)隐睾症:指睾丸在下降过程中停留在任何不正常的部位,如腰部、腹部、腹股沟管或外环附近,统称为隐睾。

18. 阴茎的先天性发育异常有哪些类型

生殖器官先天性发育异常大多属于遗传性疾病,有时还伴有其他系统和脏器的畸形。由于生殖器官结构的异常和缺陷,可影响性生活,精液不能正常射入阴道内,从而可导致不育。

阴茎发育异常可见下列几种类型:①阴茎缺如。阴茎完全缺如又称无阴茎症,十分罕见,发生原因是胚胎期生殖结节发育不全所致。②包茎。是指包皮皮肤过长,紧缩不能翻转,在阴茎勃起时阴茎头不能外露,影响性交,并导致性交时疼痛。③隐匿型阴茎。指阴茎被埋没于包皮及耻骨联合区皮下脂肪内,成年后常不能性交。④阴茎阴囊后异位。非常罕见,阴茎位于两侧阴囊之后,两侧阴囊及睾丸等位于阴茎前方,致使阴囊易受损伤,也会妨碍性交。⑤双阴茎。有两类,一类是真正的双阴茎,每个阴茎各有自己的阴囊、尿道和膀胱,双阴茎的排列可以是一前一后,也可以是一左一右,甚至移位至其他部位;另一类是分裂阴茎,可在阴茎头部或完全分裂成分叉的双阴茎。⑥小阴茎。又称阴茎发育不全或称宦官症,常为其他先天性畸形中的一部分,如两性畸形、垂体功能减退、双侧隐睾或睾丸发育不全等。常表现为青春期或成年期阴茎小于 5 厘米,横径也小,阴茎外观大致正常,像儿童的阴茎,阴茎勃起无力或不能勃起,绝大部分不能性交,常伴有睾丸、阴囊、前列腺发育不全,第二性征不发育等,严重的小阴茎可影响排尿,出现排尿困难。⑦大阴茎。多发生在青春期早熟、先天性痴呆、侏儒症、垂体功能亢进及肾上腺皮质功能亢进症的患者。⑧蹼状阴茎。指阴茎皮肤与阴囊皮肤连在一起,阴茎不能勃起,患者常合并两性畸形和会阴型尿道下裂。

19. 什么是精索静脉曲张

精索静脉曲张是青年男子的一种常见病,精索里的静脉由于某种原因导致血液回流受阻,血液淤积,造成精索里的蔓状静脉丛迂曲、伸长和扩张,在阴囊里形成蚯蚓状的团块,这就是精索静脉曲张。

发生精索静脉曲张时，表现为阴囊胀大，有沉重及坠胀感，站立、行走、劳动时加重，平卧休息后减轻。坠胀的程度并不一定与静脉曲张的程度成正比，有时还可以伴有神经衰弱的表现。

精索静脉曲张以左侧居多，一般临床症状很轻甚至无症状，但因其可能影响精子的生成和发育，近年来比较受重视。精索静脉曲张是人类特有的疾病，动物罕见，这可能是因为人类直立生活，因重力原因使精索静脉曲张。根据精索静脉曲张发生的原因，可将本病分为特发性精索静脉曲张和继发性精索静脉曲张。特发性精索静脉曲张是由于精索静脉瓣膜缺如或功能不全所致，即通常所说的精索静脉曲张。继发性精索静脉曲张是由于其他疾病而导致的，如由腹后壁肿瘤或肾肿瘤压迫肾静脉或精索内静脉所引起。

20. 如何发现和诊断精索静脉曲张

精索静脉曲张症状一般较轻，多数仅感局部酸胀或坠痛，有时疼痛可放射至下腹部、腹股沟和腰部，行走和劳动后症状加重，休息、平卧后可缓解。青壮年男性如果出现上述症状，就应该想到是否患有此症。另外，有很多病例是在洗澡时无意中发现的，如果在阴囊内触摸到像蚯蚓样的"筋疙瘩"，可以提示已经存在精索静脉曲张，应及时到医院就诊。

明显的精索静脉曲张诊断并不困难，根据病人的自觉症状和站立时阴囊局部的变化即可以确诊。阴囊部曲张的静脉似成堆的蚯蚓，质地柔软，严重时阴囊皮肤也可以见到曲张的静脉。精索静脉曲张在平卧后可完全消失,如曲张的静脉在平卧时不消失或右侧精索静脉曲张时,应想到肾肿瘤或腹膜后肿瘤。

轻度的精索静脉曲张可采用如下方法检查:让病人站立,用力屏气使腹压增高,可发现曲张的静脉。临床上将精索静脉曲张分为3度:轻度指在一般情况下曲张静脉看不见也摸不到,只有在腹压增加时才出现;中度指可以用手摸到曲张的血管团块,但在外观上看不到曲张静脉,在腹压增加时才勉强看到;重度指不但能摸到也可以看到曲张的血管团块。近年来,有人用多普勒超声听诊器诊断轻度的精索静脉曲张,红外线测温器测定阴囊温度也可发现临床检查不明显的曲张静脉。

21. 精索静脉曲张对生育有影响吗

精索静脉曲张是引起男性不育症的重要原因。精索静脉曲张时,有 $50\%\sim80\%$ 的患者精液检查不正常,表现为精子数少,活动度低,形态不正常。精索静脉曲张引起不育的原因有:①精索静脉曲张使精索静脉内血液瘀滞,可以引起阴囊内温度增高,睾丸温度可升高 $1℃\sim2℃$,长时间的高温度可影响睾丸产生精子,导致无精子症和少精子症;附睾内的精子也不容易成熟。但精子生成障碍主要发生在初级精母细胞和精子细胞阶段。②精索静脉曲张可使得精索静脉内压力增高,氧和营养物质缺乏,影响代谢产物的清除,从而影响精子发生和成熟。③左侧精索静脉曲张时血液反流,将肾上腺和肾产生的物质如类固醇、儿茶酚胺、5-羟色胺、前列腺素等带到睾丸。5-羟色胺是毒素之一,对睾丸产生毒性作用,前列腺素使睾丸血液循环减少,增加附睾收缩,不利于精子成熟,并影响精子的活动力。④精索静脉曲张损害睾丸的间质细胞,减少了睾酮分泌,外周血睾酮含量也减少,而促性腺激素及间质细胞刺激素增高,内分泌紊乱,以致干扰了精子的发生和成熟。

以上几点是精索静脉曲张导致不育的可能原因,但仍有许多问题未搞清楚,有待于以后进一步研究。

22. 为什么流行性腮腺炎有可能导致男性不育

流行性腮腺炎,俗称"痄腮",是由腮腺炎病毒引起的急性呼吸道传染病,多发于冬春季节,通过空气中的飞沫传播,常见于儿童。感染上腮腺炎病毒后,潜伏期为 2~3 周,发病时全身发热,倦怠,头痛,食欲减退,随即出现腮腺肿大,先发生于一侧,1~2 天后波及对侧,典型表现是单侧或双侧耳垂的前、后及下方肿胀,疼痛,尤以咀嚼、张口或进酸食时明显,皮肤不红,局部质韧,有触痛,颌下腺及舌下腺也常肿大,经1~2 周后消退痊愈。

腮腺炎病毒对睾丸组织有特殊的亲和力,故易并发睾丸炎,青春期及其后的男子患腮腺炎并发睾丸炎者约占 20%,单侧睾丸受累者最为常见。睾丸炎常发生于腮腺肿胀 1 周后,也可同时发生。腮腺炎病毒主要侵犯睾丸的曲细精管和间质,引起曲细精管变性,生精细胞缺乏。单侧病变多导致精子计数减少,一般不会影响生育;双侧受损严重时造成少精子症或无精子症,可引起男性不育症。一般间质细胞受损不重,对内分泌功能及第二性征多无影响。

流行性腮腺炎伴发睾丸炎引起的男性不育治疗困难,重在预防。预防上应严格执行儿童计划免疫,有条件者按时接种腮腺炎疫苗,腮腺炎流行期间应注意隔离,尽量避免易感儿童到人群密集的场所。

23. 男性生殖系结核为什么可以引起不育

男性生殖系结核有附睾、睾丸、输精管结核及前列腺结核等,主要以附睾结核为主,往往是全身结核的一个部分,其原发病灶可能在肺、骨骼或者肠道,男性生殖系结核多继发于肾结核。

男性生殖系结核可以直接破坏睾丸,使其不能产生精子而影响生育;结核形成的病灶还可堵塞输精管道使精子排出减少,甚至造成梗阻性无精子症,这都会影响受孕。另外,因泌尿生殖系结核常是全身结核的一个部分,患者机体的整个功能都会下降,也是影响生育的一个因素。

另外,还有一些特殊类型的生殖系结核,如前列腺结核,因症状少,不易发现而容易被忽略;阴茎结核很罕见,产生原因一是宗教割礼时用口吮吸止血而感染结核,二是阴茎头与患结核的子宫颈接触感染了结核,三是尿道结核直接侵犯而来。

正因为生殖系结核与泌尿结核关系密切,有时症状类似于一般感染症状,所以容易被患者和医务人员所忽视。假如出现了尿频、尿急、尿痛,应用消炎药后症状仍无明显好转,就要考虑到泌尿生殖系结核的可能。如无意中发现附睾肿大,不痛不痒,输精管有串珠样增粗,也要警惕生殖系结核的存在;如果发现阴囊皮肤长"脓疮"且长期不愈,更应该警惕生殖系结核发生的可能。

24. 导致输精管堵塞的原因有哪些

(1)泌尿生殖系统的感染:如附睾炎、前列腺炎、精囊炎或附睾输精管结核等,造成输精管梗阻,以附睾与输精管连接部较多见。

(2)损伤:如疝修补术,精索静脉曲张、精索肿瘤手术等可伤及输精管;附睾精液囊肿、睾丸鞘膜积液手术,可伤及附睾;前列腺手术可引起射精管口闭塞;或虽无直接损伤,但术后感染粘连瘢痕形成等均可使输精管道受压、梗阻。

(3)肿瘤:如附睾肿瘤、精囊肿瘤、前列腺肿瘤等,均可造成输精管阻塞。

(4)先天性畸形:如附睾头、体、尾段缺如,输精管一段或完全缺如,输精管与附睾不连接,附睾、输精管或精囊发育不全等。

输精管道的阻塞可以造成阻塞性无精子症,临床上也称为假性无精子症,临床表现及特点是睾丸大小正常、无精子、促性腺激素及睾酮含量正常、睾丸活组织病理检查结果正常。造影检查可明确诊断。

25. 精索静脉曲张致不育症如何治疗

凡精索静脉曲张无明显症状并有正常生育者,一般不需手术治疗。手术适用于症状明显者,或久婚不育或精液异常者,无论症状轻重均需手术治疗。手术途径可经腹股沟管结扎曲张的精索内静脉,也可经腹股沟管内环以上结扎曲张的静脉。

26. 血精如何治疗

治疗血精,首先要治疗引起血精的原发病,精囊炎、前列腺炎可采用抗菌消炎治疗,急性期可静脉滴注广谱抗生素,待病情稳定后再口服抗生素,或用 1∶5 000 的高锰酸钾温液坐浴,经会阴或直肠进行局部透热疗法或用热水袋热敷等方法,均可改善局部微循环,促进炎症消退。每周进行精囊前列腺按摩 1 次,促使精囊内液体排出。精囊炎经积极治疗,痊愈后血精消失,对生育就不会产生明显的影响。在血精消失前应禁止性生活。

因结石、精索静脉曲张、肿瘤等引起的血精,应考虑手术等相应的治疗措施。全身性疾病引起的血精,应积极治疗原发病。

27. 精液不液化导致的不育症如何治疗

主要用 α-淀粉酶治疗。可以在性交前注入阴道深处，也可以用 α-淀粉酶处理精液后再行体外受精。同时也需要治疗常见的引起精液不液化的疾病，如前列腺炎。α-淀粉酶悬液有促进精液液化的效果，且不影响精子的活率和活动力。性交前用 α-淀粉酶混悬液冲洗阴道，或性交后立即阴道注入 5% α-淀粉酶 1 毫升，并垫高臀部 30 分钟，可使精液液化。

28. 少精子症所致的不育症如何治疗

(1)对内分泌功能异常引起的少精子症的治疗。部分患者服氯米芬可提高精子数，每日 25 毫克，每月连续口服 25 日，停 5 日，6～12 个月为 1 个疗程。有报道长期服用可降低形态正常精子的百分率，故目前推荐用低剂量疗法，即隔日口服 25 毫克。亦有采用人绒毛膜促性腺激素（HCG）1 000 单位，每周肌内注射 2 次，8～10 周为 1 个疗程；同时可每日口服维生素 E 100～200 毫克，连服 3～4 个月。

(2)精索静脉曲张是引起少精子症最常见的原因，应参考精索静脉曲张的治疗方法。

(3)急慢性睾丸炎、附睾炎、前列腺炎、精囊炎等生殖道炎症也是引起少精子症的常见原因。治疗可用羧苄西林，每日 4 克，分 4 次服，连续使用 1 个月。复方新诺明可穿入前列腺液，疗效也较好，每次 2 片，每日 2 次，连服 3 个月。

（4）补充微量元素。补锌对少精子症和死精子症有一定疗效,服药后精子数量明显增加。由于锌和铜的拮抗作用,补锌同时需治疗高铜。治疗方法是每次口服葡萄糖酸锌 50～100 毫克,每日 2 次,3 个月为 1 个疗程,也有采用硫酸锌治疗的。

（5）补充精氨酸。精氨酸是生成精子的必要成分,少精子症患者的精液中氨基酸含量明显低于正常男性。补充精氨酸,每日 4 克口服,连续 10 周,可以使精子计数提高。

29. 弱精子症所致的不育症如何治疗

治疗弱精子症,重点应查明发病原因,治疗引起弱精子症的生殖器病灶。通常用一些药物提高精子运动所必需的能量,参与精子的新陈代谢,以刺激精子的活动。常用药物有:①三磷腺苷（ATP）。20 毫克肌内注射,每日 1 次,对有慢性生殖器炎症的病例效果更好,可明显改善精子活力。②己酮可可碱。每次 200～600 毫克,每日 3 次,连服 3～6 个月,对精子的前向运动有明显改善。③维生素 A。鱼肝油丸,每次 2～3 丸,每日 3 次,连服 3 个月。维生素 A 是促进精子生成的必需物质。④维生素 E。50 毫克,每日 1 次,连服 3 个月。维生素 E 缺乏可使睾丸曲细精管变性,导致生精障碍;维生素 E 能抑制造成男性附属性腺炎症的前列腺素的氧化产物,因而可避免精子活动力低下。

七、滨州郑氏妇科对不孕症的治疗经验

山东(齐鲁医派)滨州郑氏妇科由中医妇科名家郑长松先生所开创,临床颇多建树,技术精湛,子孙传承,深受病家爱戴。郑长松先生后人更是创办了滨州中医妇科医院,成为传承与发扬郑氏妇科的临床基地,郑长松先生之子孙工作于此,坚守临床,力求大医精诚,成为鲁北地区人民交口称赞的一支医学家族。同时,郑氏妇科扎根基层,紧贴临床实际,完整的学术传承脉络与独特的诊疗风格越来越受到中医妇科学界专家的认可。在 2012 年,中华中医药学会妇科分会首次组织当代妇科专家对全国中医妇科流派进行整理,并且出版了《全国中医妇科流派研究》一书,滨州郑氏妇科作为齐鲁妇科流派的一支重要力量在书中做了重点介绍。现依据滨州郑氏妇科开山之师郑长松老先生治疗不孕症的临床经验,将郑氏妇科的相应学术观点与治验做一个简单的介绍。

1. 郑氏妇科对不孕症的治疗原则

通过多年临床实践,滨州郑氏妇科对不孕症的临床诊疗形成了如下原则,成为不孕症的临床备要:

(1)审月事以辨:《女科要旨·种子》中说:"种子之法,即在于调经之中。"据临证所见,不孕症患者多伴有经行违期,月水不利、经量失宜等月经不调证候。如王肯堂说:"妇人无子者,其经必或前或后或多或少,或经将行作痛,或经行后作痛,或紫或黑,或淡或凝而不调。不调则气血乖争,不能成孕矣。"郑老先生诊疗此证,首询月事如何,审其经行变化,先予调经,寓种子于调经之中。调经之法,无非为辨证求因,审因论治,虚则补之,郁则疏之,寒则温之,热则清之,瘀则化之。

(2)随病机而治:通过望、闻、问、切四诊收集了辨证资料以后,进行全面分析,找出导致不孕的症结所在,有的放矢。从郑老先生积累多年的临床资料来看,多按肾虚宫寒、肝郁气滞、瘀血留着、阳盛阴亏等型分而治之。凡肾虚者无不重用菟丝子,尝谓:"菟丝子温而不燥,滋而不腻,善补而不峻,益阴而固阳,为肾虚不孕之要药,不可不用。"对肝郁气滞者,郑老先生处方必冠以白芍为首,认为:妇女以血为本,婚后久不孕育,无不情怀郁悖,情志不遂则气运乖戾,血行失常,故摄精育胎愈难。白芍虽无疏肝之效,但能"收拾肝气,使归根返本,不至以有余肆暴,犯肺伤脾,乃养肝之圣药也"(引徐灵胎语)。对瘀血留着,阻遏胞脉者,量人虚实,度瘀轻重,斟酌投以活血祛瘀或攻逐破瘀之剂。

(3)重起居调摄:《医学心悟》中说:"子嗣者,极寻常事,而不得者,则极其艰难。皆由男女之标,调摄未得其方也。"女子不孕之起居调摄与治疗效果息息相关,既治之得法,不慎调摄,亦无痊望。仿《寿世保元》"求嗣"之意,授以"积精、养血、乘时"之法,令独宿自养,待精血充盈,乘时交合,两精相搏,则胎孕可望。

(4)善情遣开导:久婚不孕,盼子心切,意欲不遂,无不情怀郁悖。临证所见,久婚不孕者,多心理复杂,终日悲观失望。郑老先生治疗此证,每循循善诱,皆嘱患者要"抒情畅怀,以助药力之不逮"。实践证明,情遣开导有时确能补药力之不及。

2. 郑氏妇科对不孕症的辨证论治

滨州郑氏妇科临证近一个世纪,治愈婚久不孕之案例为数颇多。凡配偶健康,又无生理缺陷者,审月事以辨,随病机而治,多能于短期内使之摄精成孕。现将滨州郑氏妇科对不孕症的临床辨证论治经验加以整理,介绍如下。

(1)肾虚宫寒 温阳暖宫:肾为先天之本。禀赋不足,或早婚耗伤,致肾气虚惫,命门火衰,胞宫失于温煦,宫寒不能摄精。如傅山说:"寒冰之地,不生草木,重阴之渊,不长鱼龙,今胞宫既寒,何能受孕。"症见久婚不孕,月事延期,腰腿酸楚,白带淋沥,小腹冰凉,情欲淡漠,舌淡苔白,脉象沉弱。常用菟丝子、桑螵蛸、淫羊藿、熟地黄、巴戟天、补骨脂、鹿角霜、炮附子、肉桂等温肾助阳,暖煦胞宫。

病例:韩某,35岁。1952年11月6日初诊。结婚20年,未曾受孕。月事四旬一行,经行期1～4天,血量偏少。平素小腹冰凉,腰腿酸楚不堪,气短身疲,白带淋沥。舌淡红、苔薄白,脉象沉弱,尺肤清冷。证属肾虚宫寒,法当温阳暖宫。因肾虚积年,气血无不受累,故立法温肾助阳,暖煦胞宫为主,稍佐益气养血之品。处方:菟丝子 30 克,桑螵蛸 30 克,熟地黄 30 克,党参 30 克,黄芪 30 克,杜仲 12 克,当归 12 克,补骨脂 9 克,白芍 12 克,白术 12 克,沙苑子 12 克,茯苓 9 克,鹿角霜 9 克,川芎 6 克,炮附子 6 克,肉桂 15 克。每日 1 剂,水煎,早晚分服。连服四旬后,诸苦已去十七,皮肤转温,舌渐红润。按初诊方加桑寄生 18 克,山药 18 克,何首乌 12 克,巴戟天 9 克。更方未及两旬,遂已有孕。

(2)肝郁气滞　疏达解郁:肝为风木之脏,喜条达而恶抑郁。情志不遂,肝失条达,抑郁不伸,肝气郁结,气血失调,致冲任不能相资,久婚不得孕育。症见情志不舒,急躁多怒,月事愆期,经量失宜,经前胸乳胀痛,舌赤苔白,脉来弦细。治多用香附、白芍、合欢皮、橘核、橘叶、川楝子、青皮、王不留行、枳壳、柴胡等调达气机,疏肝解郁。

病例:周某,34 岁。1963 年 10 月 26 日初诊。结婚 15 载,未曾受孕。自 16 岁月经初潮以来,往往经前精神烦躁、两乳胀痛,经临则乳胀渐松、小腹疼痛且胀,血来量少,3 天即净。平素性情易怒,善太息,多噩梦。舌色赤,脉弦细。其肝郁气滞为患可知。处方:白芍 30 克,香附 30 克,益母草 30 克,当归 30 克,橘核、橘叶各 15 克,瓜蒌 15 克,王不留行 15 克,枳壳 12 克,川楝子 12 克,淮牛膝 12 克,青皮、陈皮各 9 克,通草 9 克,皂角刺 9 克,柴胡 9 克。嘱于每次经前服药 5 剂。患者遵嘱恪守 4 个月,共服药 20 剂,摄精成孕。

(3)瘀遏胞脉　祛瘀散结:血以运行不息为常,血行违和,瘀聚留着,阻遏胞脉,两精不能相搏,受孕则难。症见腹有癥块,临经腹痛,血来涩少。治宜根据体质壮衰,选投丹参、桃仁、红花、牡丹皮、益母草、当归、三棱、莪术、大黄等活血祛瘀，散结除积。

病例：董某，27 岁。1961 年 4 月 2 日初诊。结婚 6 年，未曾有孕。5 年前出现经行少腹剧痛，随即发现小腹有一硬块，迄今未消。月事按期，经来涩少，夹有黑紫血块，舌赤苔白，脉象沉实。此之不孕，非血癥消散则胎孕难成，视其年轻体壮，尚任克伐。处方：当归 30 克，牡丹皮 18 克，桂枝 15 克，桃仁 15 克，大黄 9 克，三棱 9 克，莪术 9 克，甘草 9 克。嘱经前服药 6 剂。药后大便稍稀，经来腹痛大减，小腹硬块渐消。既见显效，无须更张，守方经前继服。患者共进药 20 剂后，小腹硬块消失，继则受孕得子。

(4)阴亏热灼　益阴凉血：宫寒不孕者固然居多，但因血分热盛，胞宫被灼而致不孕者亦屡见不鲜。素体阳盛阴亏，或过食辛烈助阳之品，使血分热盛，灼伤胞宫，阴阳乖争，冲任失调，故难以重身。症见月经先期，血来量多，面热潮红，苔黄乏津，脉象略数。常用生地黄、墨旱莲、麦冬、白芍、牡丹皮、地骨皮、黄芩、胡黄连、阿胶等清内热，养阴血。俾得阴平阳秘，冲任和资，经脉调畅，则胎孕有期。

病例：宋某，28 岁。1974 年 9 月 26 日初诊。婚后 4 年，未曾有子。自 13 岁月经初潮起，即先期而下，血量偏多，经前面热潮红。近 3 年来，月经一月两行，血量益多。诊见形体羸瘦，面颊微红，舌赤乏津，苔白中黄，脉象弦滑稍数。脉证合参，其不孕者，乃阴亏热扰，胞宫被灼之故。处方：生地黄 30 克，藕节 30 克，白芍 15 克，麦冬 15 克，牡丹皮 12 克，茜根 12 克，地骨皮 12 克，阿胶（烊化）9 克，胡黄连 9 克，黄芩9克。嘱于经前连服6剂。药后月经周期延至21天,经前面热已解,血来依然量多,宗原意略事增损,去胡连、地骨皮,加生龙骨、生牡蛎各30克,墨旱莲30克,嘱每于经前连进5剂。又服药2次,月经周期恢复为27天,血量基本正常。再拟下方,清除余邪,以冀冲任相资,举之成孕。处方:生龙骨、生牡蛎各30克,熟地黄30克,墨旱莲30克,山药15克,莲子15克,白芍15克,女贞子15克,阿胶(烊化)12克,茺蔚子12克,黄芩12克,枸杞子12克。患者服药22剂后,诸恙蠲除,继即有孕。

3. 郑氏妇科治疗不孕症用药经验

(1)治输卵管不通善用猪蹄甲:输卵管不通是女性不孕症的常见病因,其治疗难度较大。郑老治不孕症,善在大队通经活络药中加入猪蹄甲,收效满意。尝谓:甲乃筋之余,咸平无毒,具有开破之性,既可消伏热痈毒,又能以破瘀通经,是味安全有效之药。

病例:杨某,29岁。1969年10月12日初诊。结婚7年,未孕。经妇科检查诊为"输卵管不通(双)"。近一年多来,又患有"肾盂肾炎"。屡经药疗,未收痊功。诊见舌质紫暗,苔黄薄腻,脉涩略数。处方:猪蹄甲、橘核、路路通各15克,牡丹皮、怀牛膝、香附各12克,地骨皮、木通、穿山甲、地龙、川草薢、红花、车前子、茯苓各9克,生甘草6克。每月经前经后各服药7剂,于翌年3月怀孕,及期分娩,母子安然。

(2)治肝郁不孕惯用生麦芽:麦芽一药,多用以消食、和中、下气。郑老治肝郁气滞型不孕症时,每每投入,却收效捷彰。张锡纯云:"麦芽……虽为脾胃之药,而实善舒肝气。夫肝主疏泄,为肾行气,为其力能舒肝,善助肝木疏泄以行肾气。"诚如《本草求原》中说:"(麦芽)凡怫郁致成膨隔等症用之甚妙,人知其消谷而不知其疏肝也。"麦芽是郑老治疗肝郁无子的惯用药,临床实践表明,凡在求本方中加入此药,便能明显提高疗效。麦芽用量不能过大,亦不宜久服,因有"久食消肾"(《食性木草》)之弊。

病例:秦某,31 岁。1982 年 3 月 21 日初诊。结婚 8 年未孕,一向经行后期,每经前全身紧楚,头晕目干,腰酸乏力。胸乳小腹胀痛,经来涩少,两天即净,舌质鲜红,苔白乏津,脉弦细数。证属肝郁气滞,肾阴亏虚。熟地黄 30 克,当归、赤芍、白芍各 20 克,麦芽、枸杞子、何首乌、香附、菟丝子、路路通、女贞子各 15 克,橘核、橘叶、柴胡各 12 克,川芎 10 克。守方服药 16 剂,遂孕。

(3)治不孕主张男女双方服药:不孕症男女俱病者为数颇多,医者往往多注重或男或女单方进行治疗。郑老认为,婚后不孕男女皆有责任,都必须进行检查,若非绝对单方因素造成者,宜男女双方同时用药,倘若因为女子不孕导致夫妻关系失谐者,愈要男女双方同时服药。经临床观察,这样可以明显提高治疗效果。其因可能有二:其一是药物作用。男女同时服药以后,男方可使精液质量提高,女方可使受孕能力增强。其二是心理作用。心理精神因素在不孕症临床上有着不可低估的作用,特别是女性患者表现尤为突出,其治疗效果在很大程度上取决于患者的心理状态。乍看起来,这样治疗是一种浪费,其实不然。这是对男女双方的精神安慰。此类验案,不胜枚举,兹不赘述。

(4)治久婚不孕每用活血化瘀药:不孕症的形成与诸多因素有关,如肾虚宫寒、肝郁气滞、痰湿留聚等,这都是不孕症的常见证型。郑老认为,无论任何一种类型的不孕症,多数都有导致气滞血瘀的病理转归。盖因久婚不孕,盼子心切,情怀郁勃不伸,气机难以畅通,"气为血帅,血随气行",气机不利,则血运不畅,久而久之每可形成瘀血内阻,故郑老治疗久婚不孕者,每每投入活血化瘀之药。实践证明,在求本方中加入活血化瘀药物,可明显提高治疗效果。郑老多选用四物、桃仁、红花、失笑散、益母草等,尤以益母草用之为多。《本草汇言》谓"益母草,行血养血,行血而不伤新血,养血而不滞瘀血",颇为适宜女子之用。尝治1例,结婚经年不孕,屡经诊疗,服药数百剂,观其前方,药证合拍,郑老在前医处方之基础上,增入益母、失笑散,计月即收痊功。

附录:滨州郑氏妇科治疗不孕症医案举隅

病案一:肾虚血亏 冲任不足

贾某,女,28 岁,已婚。

初诊时期:1979 年 4 月 4 日。

病史:结婚 3 年未曾受孕。月经周期 30～35 天,经期 5 天,每经前 4～6 天腰及小腹部隐隐作痛,经期腹痛加重,并觉寒凉,经尽则诸苦自失。素日常于劳累后腰痛。

检查:眼眶下及颊部有黑褐斑,舌淡红,苔白润,脉沉无力。

立法:温肾养血,调补冲任。

处方:益母草 30 克,当归 20 克,熟地黄 20 克,白芍 15 克,菟丝子 15 克,香附(捣)15 克,桑寄生 15 克,川断 15 克,炒桃仁(捣)10 克,元胡(捣)10 克,炒杜仲 10 克,川芎 6 克。每日 1 剂,水煎,早晚分服,嘱经前服。

二诊(5 月 10 日):药后今次经前与经期腰腹未痛,小腹寒凉依故。宗原意酌增温助肾阳,暖煦胞宫之品。前方去白芍、桃仁、川芎;加补骨脂 10 克,莲子 10 克,小茴香(后下)10 克,炒艾叶 5 克,肉桂(后下)3 克。煎药方法同上,改为经期服。

效果:两诊各服药 5 剂,病告痊愈,相继怀孕。

按:本案症见经前、经期及劳累后腰痛,此乃肾虚之候;肾虚精亏,则冲任不足,故婚后不孕;肾阳不足,胞宫失于温煦,则经期小腹寒凉而痛;其舌淡,苔润,脉沉无力为血虚之象;阳气不振,阴血亏虚,则血行无力而滞涩,故面颊见有黑褐斑。方中四物汤、益母草养血调经;菟丝子、桑寄生、川断、杜仲、莲子、补骨脂益肾添精,补养冲任;小茴香、艾叶、肉桂温肾阳,暖胞宫;加理气之香附与桃仁、元胡并用以行血中之瘀滞。

病案二:肝气郁结 脾胃阴虚

王某,女,29 岁,已婚。

初诊日期:1970 年 7 月 16 日。

病史:结婚 5 年,未曾怀孕。月经周期 25~35 天,经期 4~8 天,血量偏多。经前自寻烦恼,两乳发胀,经期纳少泛恶,小腹胀痛。平时口干咽燥,大便艰涩,情绪易于波动,经前诸症加重。妇科诊断为"经前期紧张症"。

检查:舌质色赤,苔白乏津,脉象弦细。

立法:疏肝理气,培土养阴。

处方:生龙骨 30 克,生牡蛎(捣)各 30 克,沙参 30 克,益母草 30 克,香附(捣)18 克,合欢皮 15 克,白芍 15 克,橘核、橘叶各 15 克,槟榔 12 克,炒枳壳 9 克,元胡(捣)9 克,青皮 6 克,陈皮 6 克,柴胡 6 克。每日 1 剂,水煎,早晚分服。嘱经前服。

二诊(8 月 3 日):连服 6 剂,经前及经期诸症减轻,口干咽燥依故。此脾胃之阴未复,津液不得上承之象,守原意增养阴生津之品。按前方去青皮、陈皮、柴胡；加石斛 12 克，寸冬 9 克。煎服法与投药时间同前。

效果：每经前乳胀之日起投药，恪守四月，诸苦若失，相继怀孕。

按：本案经前两乳发胀，自寻烦恼，经期小腹阵痛，平时情绪不稳，均肝气郁结之候；肝司血海而主疏泄，肝气郁结则疏泄失常，故经候不准，血量偏多；疏泄失常，气血不和，则冲任不能相资，故不能受精成孕；其口干咽燥，纳少泛恶，大便艰涩，舌质色赤，苔白乏津皆脾胃阴虚之象。方中香附、合欢皮、橘核、橘叶、槟榔、枳壳、青皮、陈皮、柴胡舒肝解郁，宽胸快气；沙参、石斛、白芍、寸冬上滋脾胃，下润大肠；龙骨、牡蛎收涩固血；益母草、元胡调经助孕。

病案三：阴虚血热 冲任失摄

宋某，女，28 岁，已婚。

初诊日期：1974 年 9 月 26 日。

病史：结婚 4 年，从未受孕。经候提前，常一月两行，经期 5～7 天，血来量多，经期面热潮红。自 13 岁月事初至起，即月经量多，先期而下，近 3 年来更甚于前。

检查：形体瘦弱，面色微红，苔薄白中微黄，脉弦滑而稍数。

立法：养阴凉血，摄固冲任。

处方：生地黄 30 克，藕节（切）30 克，白芍 15 克，寸冬 15 克，牡丹皮 12 克，茜根 12 克，地骨皮 12 克，阿胶（烊化）9 克，胡黄连 9 克，黄芩 9 克。每日 1 剂，水煎，早晚分服。嘱经期停药。

二诊(10月16日)：经前服药6剂，今次月经周期延至21天，带经7天，经行面热已解，经来依然量多。宗原意酌增敛营止血之品。按前方去地骨皮、胡黄连。加生龙骨30克，生牡蛎(捣)30克，旱莲草30克。煎服法同前。

三、四诊(11月12日、12月10日)：两次经前共服药11剂，今次月经周期27天，带经7天，血量基本正常。既得效机，仍宗原意出入，更拟下方，以冀冲任相资，举之成孕。生龙骨30克，生牡蛎(捣)30克，熟地黄30克，旱莲草30克，山药15克，莲子15克，白芍15克，女贞子15克，阿胶(烊化)12克，茺蔚子12克，黄芩12克，枸杞子12克。煎药方法同前。嘱经前服。

效果：共服药22剂，诸症蠲除，相继怀孕。

按：本案自月事初至即经行先期，血量偏多，结婚之后，更甚于前，知为素体阳盛，血热妄行；热邪久羁，阴血暗耗，则形体瘦弱，舌苔微黄，经前面热潮红，脉象弦滑稍数。方中生地、藕节、黄芩、地骨皮、胡黄连清热益阴，凉血固经；熟地、白芍、旱莲草、女贞子、阿胶、山药、枸杞子、莲子、寸冬养血益阴，调补冲任；茺蔚子、丹皮、茜根祛瘀生新；龙骨、牡蛎固涩精气。

病案四：脾肾阳虚 气血双亏

吴某，女，26岁，已婚。

初诊日期：1963年4月10日。

病史：结婚4年，同居未孕。自15岁月期初潮后，一向1～2月一行，带经5～7天，血少色淡，经期少腹寒凉，素日带下清稀，腰骶酸痛，每逢经期腰痛加重，并伴神疲乏力，畏寒肢冷,纳呆食少。

检查:面色苍白,唇舌淡红,苔薄白润,脉沉细弱,皮肤寒凉。

立法:健脾温肾,补气养血。

处方:熟地黄 30 克,莲肉 30 克,桑寄生 30 克,黄芪 30 克,生龙骨 30 克,生牡蛎(捣)15 克,丹参 15 克,肉苁蓉 15 克,党参 15 克,何首乌 15 克,山药 15 克,白芍 15 克,当归 15 克,炒白术 15 克,川芎 9 克。每日 1 剂,水煎,早晚分服。嘱经期停药。

二诊(5 月 3 日):经前服药 15 剂,今次月经周期 35 天,经期 7 天,血量见增,纳谷渐馨,仍带下不减,腰痛依故。知为脾气渐振,肾阳不复,宗原意出入,酌增温肾填精之品。按前方去白芍、丹参、川芎;倍龙骨、牡蛎,加淫羊藿 30 克,菟丝子 18 克,鹿角胶(烊化)12 克,官桂(后下)6 克。煎服方法同前。

三诊(6 月 5 日):又服药 15 剂,今次月经周期 32 天,经期 7 天,血量又增,腰痛大减,带下渐止,食纳又进,体力日复。既药证合拍,仍从二诊原方继进,改为每晚服药 1 次,2 日 1 剂。

效果:共服药 42 剂,遂孕。

按:本案一向经来日迟而少,素日带下清稀,腰骶酸痛,畏寒肢冷,纳呆食少,显系脾肾阳虚之候;脾阳不振,食纳不佳,化源匮乏,不能助长体力,故神疲乏力;肾阳不足则不能温煦胞宫,故经期小腹寒凉,婚后久不孕育;其面苍白,唇舌色淡,苔薄白润,经淡量少,脉沉细弱,皆气血亏虚之象。方中淫羊藿、肉苁蓉、莲肉、桑寄生、山药、菟丝子、鹿角胶、肉桂健脾温肾,调补冲任;黄芪、党参、白术、何首乌、熟地黄、当归、丹参、白芍、川芎益气健脾,滋阴养血;龙骨、牡蛎收涩固下。全面俾虚者得补,寒者得温,月事调畅,冲任相资,自能受妊矣。